历代医家智慧结晶　名方奇效古今传用
大病小病书中求解　疑难杂症奇方妙治
TuJie MingYiMingFang DaQuan

图解
名医名方 大全

编著 ◉ 李敏

錢乙

孫思邈

李時珍

華佗

張仲景

扁鵲

胖大海	白芥子	苏木	莪术
清肺化痰·利咽开音 润肠通便	温肺化痰·利气 散结消肿	活血疗伤·祛瘀通经	破血行气·消积止痛

从春秋战国到明清年间的名医名方，
既具有实用价值又极具收藏价值。
在世界医学史上，中医是惟一历经2000余年仍能焕发生命力的医学技术。

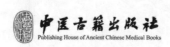

中医古籍出版社
Publishing House of Ancient Chinese Medical Books

U0320414

图书在版编目（CIP）数据

图解名医名方大全 / 李敏编著 . -- 北京 ：中医古籍出版社，2017.8

ISBN 978-7-5152-1633-1

Ⅰ．①图… Ⅱ．①李… Ⅲ．①验方－汇编 Ⅳ.① R289.5

中国版本图书馆 CIP 数据核字（2017）第 278721 号

图解名医名方大全

编　　著：	李敏
责任编辑：	于峥
出版发行：	中医古籍出版社
社　　址：	北京市东直门内南小街 16 号（100700）
印　　刷：	北京彩虹伟业印刷有限公司
发　　行：	全国新华书店发行
开　　本：	710mm×1000mm　1/16
印　　张：	15
字　　数：	290 千字
版　　次：	2018年1月第1版　2018年1月第1次印刷
书　　号：	ISBN 978-7-5152-1633-1
定　　价：	48.00 元

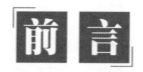

前　言

　　中医方剂是历代著名的医家，通过学习得到的知识加上临床实践所制定出的有可靠疗效的药方。随着一代一代的传承和发展，药方的数量已经不计其数，而现在大多数中医大夫在开药的时候也都是在原方上灵活加减的。所以，中医学认为，中医传统方剂是连接基础研究和临床实践的桥梁。

　　在中医药文化和临床诊疗实践中，名方是重要的实体，可以说名方是方剂海洋中的明珠。名方因其独特的文献价值、理论价值、应用价值、开发价值而成为临床、实验、科研的重要内容之一。

　　随着时代的变迁和疾病谱的变化，医学理论和实践经验日益丰富，大量的名方在应用中产生，也有一些名方在散佚消亡，有些普通方剂一跃而成为名方。为了让更多的读者能够了解历代名医、学习应用名方，我们经过精心的调研和策划，聘请相关专业人士编写了本书。

　　本书集历代名医的各类名方300余首，以功用主治为纲，方剂为目，每方单独成篇，下设方名、来源、组成、用法、功效、主治等项，条理清楚，文字通俗易懂，其中功效是本书的重点，涵盖了千百年来众多医家的临证经验与现代研究进展。其次，书中所配大量高品质的彩色饮片照片和药用植物照片，便于人们在日常生活中快速识别中药和正确应用，这是本书最大的特色。

　　为保持名方原有特色，我们对名方的组成、剂量、用法都保持不变，少数名方的剂量偏大，药性过猛，读者使用时一定要有医生的指导，以免耽误治疗。此外，在本书所收录的名方中，尤其是古方，方剂成分中涉及虎骨、犀角等药材，为国家明令禁止的保护动物部分，现临床或已不用，或用其他药物替代，如用水牛角替代犀牛角等，此类药方未作删除处理者，旨在保留药方的历史原貌，这点用药者当明辨。

全书文字简练、通俗易懂、内容丰富、图片清晰、版式新颖、印刷精美，具有很强的普及性和实用性。适合中医药院校的师生、临床医生、科研人员、药业界专业人士以及广大中医文化爱好者学习时参考使用，更可作为广大家庭的保健、治疗用书。

需要特别提醒的是：广大读者朋友在阅读和应用本书时，如果需要应用书中所列的方剂，必须要在专业医师的指导下使用！

希望本书的出版能够起到抛砖引玉的作用，希望有更多的有识之士加入我们的行列，为我国中医药文化的传承和传播、为保障人类的健康出谋献策。另外，由于编者知识水平所限，书中的不足之处希望读者批评指正。

编　者

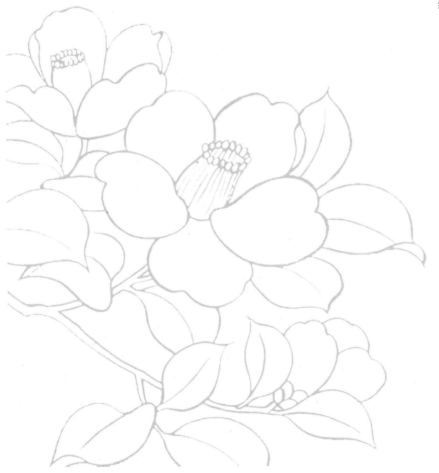

目录

第六章　温里剂

第七章　补益剂

第八章　固涩剂

第一章

解表剂

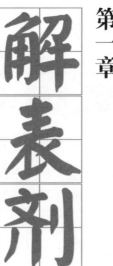

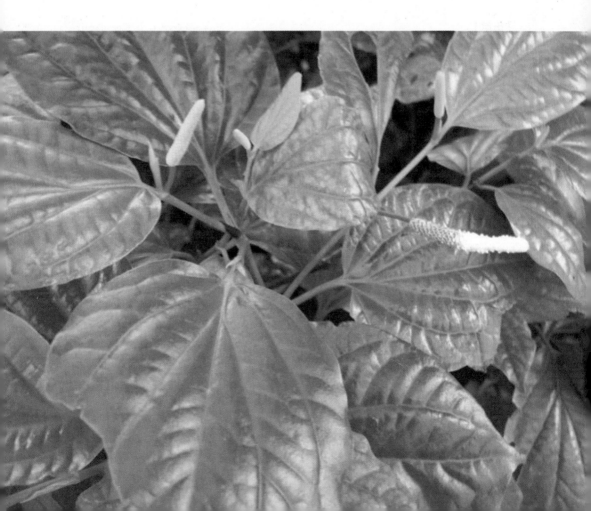

第一节　辛温解表

麻黄汤

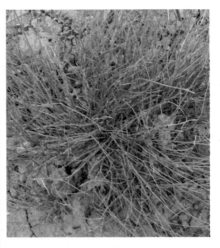

麻黄

◆张仲景 《伤寒论》

【组成】麻黄（去节）三两（9克），桂枝（去皮）二两（6克），杏仁（去皮尖）七十个（6克），甘草（炙）一两（3克）。

【用法】上四味，以水九升，先煮麻黄，减二升，去上沫，内诸药，煮取二升半，去滓，温服八合。覆取微似汗，不须啜粥，余如桂枝法将息。现代用法：水煎服，温覆取微汗。

【功效】发汗解表，宣肺平喘。

【主治】外感风寒表实证。恶寒发热，头身疼痛，无汗而喘，舌苔薄白，脉浮紧。

【运用】

1. 辨证要点　本方是治疗外感风寒表实证的基础方。临床应用以恶寒发热、无汗而喘、脉浮紧为辨证要点。

2. 加减变化　鼻塞、流涕重者，加辛夷、苍耳子以宣通鼻窍；喘急胸闷、咳嗽痰多、表证不甚者，去桂枝，加苏子、半夏以化痰止咳平喘；兼里热之烦躁、口干，酌加石膏、黄芩以清泻郁热；夹湿邪而兼见骨节酸痛，加薏苡仁、苍术以祛风除湿。

3. 现代运用　本方常用于感冒、流行性感冒、急性支气管炎、支气管哮喘等属风寒表实证者。

4. 使用注意　本方为辛温发汗之峻剂，故《伤寒论》对"疮家""淋家""衄家""亡血家"，以及外感表虚自汗、血虚而脉兼"尺中迟"、误下而见"身重心悸"等，虽有表寒证，亦皆禁用。麻黄汤药味虽少，但发汗力强，不可过服，否则，汗出过多必伤人正气。

正如柯琴指出："此乃纯阳之剂，过于发散，如单刀直入之将，投之恰当，一战成功。不当则不戢而召祸。故用之发表，可一而不可再。"（《伤寒来苏集·伤寒附翼》卷上）

【附方】

1. 麻黄加术汤（东汉，张仲景，《金匮要略》）　麻黄汤原方加白术12克，水煎服。功用：发汗解表，散寒祛湿。主治：风寒湿痹，身体烦痛，无汗等。

2. 麻黄杏仁薏苡甘草汤（《金匮要略》）　麻黄（去节，汤泡）半两（6克），杏仁（去皮尖，炒）十个（6克），薏苡仁半两（12克），甘草（炙）一两（3克）。上锉麻豆大，每服四钱匕（12克）。水盏半，煮八分，去滓，温服。有微汗，避风。功用：发汗解表，祛风除湿。主治：风湿在表，湿郁化热证。一身尽痛，发热，日晡所剧者。

3. 麻黄羌活汤（《医宗金鉴》）麻黄、羌活、防风、甘草各15克（原方未著用量）。上为粗末，每服15克，用水230毫升，煎至160毫升，温服。功用：辛温解表散寒，补中益气。主治：处暑前疟病，头痛颈强，脉浮，恶风有汗。

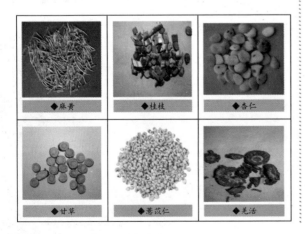

◆麻黄　　◆桂枝　　◆杏仁
◆甘草　　◆薏苡仁　　◆羌活

大青龙汤

◆ 张仲景 《伤寒论》

【组成】麻黄（去节）六两（12克），桂枝（去皮）、甘草（炙）各二两（6克），杏仁（去皮尖）四十枚（6克），生姜（切）三两（9克），大枣（擘）十二枚（4枚），石膏（碎）如鸡子大（18克）。

【用法】上七味，以水九升，先煮麻黄，减二升，去上沫，内诸药，煮取三升，去滓。温服一升，取微似汗。汗出多者，温粉扑之。一服汗者，停后服。若复服，汗多亡阳，遂虚，恶风烦躁不得眠也。现代用法：水煎服。

【功效】发汗解表，兼清里热。

【主治】

1. 外感风寒，内有郁热证。恶寒发热，头身疼痛，不汗出而烦躁，脉浮紧。

2. 溢饮。身体痛重，或四肢浮肿，恶寒身热，无汗，烦躁，脉浮紧。

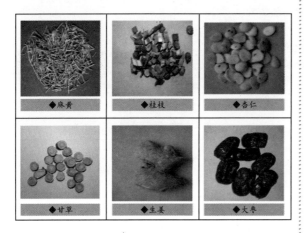

◆麻黄　◆桂枝　◆杏仁

◆甘草　◆生姜　◆大枣

【运用】

1. 辨证要点　本方为治疗风寒表实兼有里热证的常用方。以恶寒发热、无汗烦躁、脉浮紧为辨证要点。

2. 加减变化　兼咳喘痰多者，加苏子、半夏以化痰止咳平喘；兼小便不利、浮肿者，加葶苈子、茯苓以泻肺利水。

3. 现代运用　本方常用于感冒、流行性感冒、过敏性鼻炎、支气管炎、支气管哮喘、急性肾炎水肿、急性风湿性关节炎等证属外寒里热者。

4. 使用注意　本方发汗之力极强，故一服得汗者，应停后服，以防过剂，"汗出多者，温粉扑之"。脉

微弱而汗出恶风者禁用；高血压、心脏病患者慎用。

【附方】

1. 三拗汤（《太平惠民和剂局方》）甘草（不炙）、麻黄（不去根节）、杏仁（不去皮尖）各等份（各30克）。上为粗末，每服五钱（15克），水一盏半，姜五片，同煎至一盏，去滓，通口服。以衣被盖覆睡，取微汗为度。功用：宣肺解表。主治：外感风寒，肺气不宣证。鼻塞声重，语音不出，咳嗽胸闷。

2. 华盖散（《博济方》）紫苏子（炒）、麻黄（去根节）、杏仁（去皮尖）、陈皮（去白）、桑白皮、赤茯苓（去皮）各一两（30克），甘草半两（15克）。上为末，每服二钱（6克），水一盏，煎至六分，食后温服。功用：宣肺解表，祛痰止咳。主治：素体痰多，肺感风寒证。咳嗽上气，呀呷有声，吐痰色白，胸膈痞满，鼻塞声重，恶寒发热，苔白润，脉浮紧。

葛根汤

◆ 张仲景 《伤寒论》

【组成】葛根12克，麻黄、生姜各9克，桂枝、炙甘草、芍药各6克，大枣十二枚。

【用法】水煎服。

【功效】发汗解表，升津舒经。

【主治】外感风寒表实，恶寒发热，

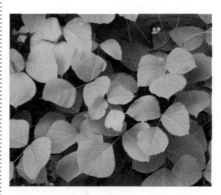

葛根

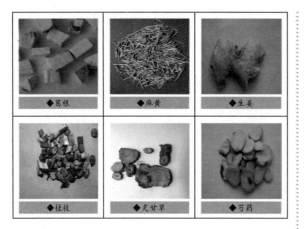

◆葛根　　◆麻黄　　◆生姜

◆桂枝　　◆炙甘草　　◆芍药

头痛，无汗身痛，项背拘急疼痛，或下利，或呕吐，舌苔薄白，脉浮紧；刚痉，无汗而小便反少，气上冲胸，口噤不得语，恶寒发热，身体强。

【运用】

1. 辨证要点　本方以恶寒发热无汗、项背拘急不舒为辨证要点。

2. 加减变化　身热烦渴，加石膏；表邪犯胃呕逆者，加半夏；咽痛痰黏，加桔梗；头痛剧者，加藁本、蔓荆子；口眼㖞斜，加地龙、川芎、木瓜；伴风疹者，加防风、川芎、蝉蜕。

3. 现代运用　本方常用于治疗感冒、流感、急性肠炎、菌痢早期、流脑、乙脑初起、内耳眩晕症、小儿秋季腹泻及发热、三叉神经痛、腓总神经痛、面神经瘫痪、重症肌无力、肩颈肌痉挛、肩凝症、荨麻疹、麦粒肿、过敏性鼻炎、眼睑脓肿等。

4. 使用注意　产后有疾以及自汗、盗汗者慎用。

【附方】

新加汤（《伤寒论》）　桂枝三两（9克），芍药四两（12克），生姜四两（10克），炙甘草二两（6克），人参三两（3克），大枣十二枚。水煎服。功用：补气阴，散表邪。主治：桂枝汤证发汗后气阴两伤，时而汗出恶风，时而无汗形寒，微发热，身疼痛，四肢拘挛，心下痞硬，脉沉迟者。

葛根加半夏汤

◆张仲景　《伤寒论》

【组成】葛根四两（12克），麻黄（去节）三两（9克），甘草（炙）、芍药、桂枝（去皮）、生姜（切）各二两（6克），半夏（洗）半升（12克），大枣（擘）十二枚。

【用法】上八味，以水一斗，先煮葛根、麻黄，减二升，去白沫。内诸药，煮取三升，去滓。温服一升。覆取微似汗。

【功效】解表散邪，和胃降逆。

【主治】发热，恶风寒，无汗，头痛，胃脘疼痛绵绵不止或拘急疼痛，呕吐或吐清水，舌淡，苔薄白，脉紧或浮。

【运用】

1. 辨证要点　本方以发热、恶风寒、头痛、无汗、呕吐、胃脘疼痛、苔薄白、舌淡、脉紧或浮为辨证要点。

2. 加减变化　大便溏者，加茯苓、白术以健脾渗湿止泻等；呕吐明显者，加吴茱萸、陈皮以温胃降逆止呕。

3. 现代运用　本方可用于治疗西医临床中的急、慢性肠胃炎，肠胃型感冒，慢性非特异性溃疡性结肠炎等。只要符合其主治病变证机，也可加减运用，辅助治疗慢性支气管炎等。

4. 使用注意　太阳中风证与胃寒证相兼慎用本方。

桂枝汤

◆张仲景　《伤寒论》

【组成】桂枝、芍药、生姜各9克，炙甘草6克，大枣四枚。

【用法】水煎服，服后饮少量热粥，以助药力，覆被取微汗。

【功效】解肌发表，调和营卫。

【主治】外感风寒表虚证。发热头痛，汗出恶风，鼻鸣干呕，舌苔薄白，脉浮缓或浮弱。

【运用】

1. 辨证要点　本方为治疗外感风寒表虚证的常用方剂。以发热、恶风、汗出、脉浮缓为辨证要点。

2. 加减变化　冻疮、冬季皮炎，加丹参、当归、细辛、鸡血藤；风寒湿痹痛，可加重桂枝用量或再加细辛、姜黄、威灵仙。

3. 现代运用　本方常用于加减治疗

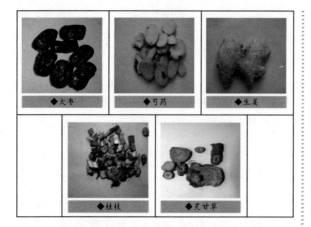

◆大枣　　◆芍药　　◆生姜

◆桂枝　　◆炙甘草

感冒、流行性感冒、原因不明的低热或多型红斑、荨麻疹、湿疹、皮肤瘙痒等见上述症状者。

4. 使用注意　本方适用于外感风寒表虚证。凡表实无汗或发热不恶寒、汗多而烦渴或内有湿热者，皆不宜使用。

【附方】桂枝加葛根汤（《伤寒论》）桂枝（去皮）、芍药、甘草（炙）各二两（6克），生姜（切）三两（9克），葛根四两（12克），大枣（擘）十二枚。上六味，以水一斗，先煮麻黄、葛根，减二升，去上沫；内诸药，煮取三升，去滓，温服一升。覆取微似汗，不需啜粥，余如桂枝法将息及禁忌。功用：解肌发表，升津舒经。主治：风寒客于太阳经输，营卫不和证。桂枝汤证兼项背强而不舒者。

桂枝二麻黄一汤

◆张仲景　《伤寒论》

【组成】桂枝（去皮）一两十七铢（5.4克），芍药、生姜（切）各一两六铢（3.7克），麻黄（去节）十六铢（2.1克），杏仁（去皮尖）十六个（2.5克），甘草（炙）一两二铢（3.2克），大枣（擘）五枚。

【用法】上七味，以水五升，先煮麻黄一二沸，去上沫，内诸药，煮取二升，去滓。温服一升，日再。本云：桂枝汤二分，麻黄汤一分，合为二升，分再服。今合为一方，将息如前法。

【功效】解肌散邪，小和营卫。

【主治】发热，恶风寒，形似疟状，一日再发，汗出，头痛，舌淡，苔薄，脉浮。

【运用】

1. 辨证要点　本方以发热、头痛、汗出、恶寒、苔

薄白、脉浮为辨证要点。

2. 加减变化　咳嗽者，加款冬花、紫菀以宣降肺气；咽痛者，加牛蒡子、桔梗以利咽止痛；项强者，加羌活、葛根以舒筋活络；胸闷者，加枳实、柴胡以行气宽胸解郁。

3. 现代运用　本方可用于治疗西医临床中的感冒、流行性感冒、支气管肺炎、支气管炎、皮肤病、过敏性疾病等。只要符合其主治病变证机，加减运用，辅助治疗如风湿性关节炎、骨质增生、类风湿关节炎、慢性支气管哮喘、过敏性鼻炎等。

4. 使用注意　太阳伤寒证、太阳温病证慎用本方。

【附方】桂枝加厚朴杏子汤（《伤寒论》）　桂枝（去皮）、芍药、生姜（切）各三两（9克），甘草（炙）、厚朴（炙，去皮）各二两（6克），大枣（擘）十二枚，杏仁（去皮尖）五十枚（6克）。上七味，以水七升，微火煮取三升，去滓。温服一升，覆取微似汗。功用：解肌发表，降气平喘。主治：宿有喘病，又感风寒而见桂枝汤证者；或风寒表证误用下剂后，表证未解而微喘者。

桂枝二越婢一汤

◆张仲景　《伤寒论》

【组成】桂枝（去皮）、芍药、麻黄、甘草（炙）各十八铢（2.3克），大枣（擘）四枚，生姜（切）一两二铢（3.3克），石膏（碎，绵裹）一两（3克）。

【用法】上七味，以水五升，煮麻黄一二沸，去上沫，内诸药，煮取二升，去滓。温服一升。本云：当裁为越婢汤，桂枝汤合之，饮一升。今合为一方，桂枝汤二分，越婢汤一分。

【功效】解表散邪，燮理营卫。

【主治】发热，恶风寒，头痛，或咽干，或咽痛，口渴，舌质偏红，苔薄黄，脉浮数。

【运用】

1. 辨证要点　本方以恶寒、发热、口渴、头痛、舌红、苔薄黄、脉浮或数为辨证要点。

2. 加减变化　项肿咽痛者，加玄参、马勃以清热解毒利咽；渴甚者，加生地黄、天花粉以清热生津止渴；咳者，加紫菀、杏仁以宣降肺气；衄者，加侧柏叶、白茅根、栀子以清热凉血止血；麻疹透发不畅，加蝉蜕、牛蒡子、薄荷以清热透疹；胸膈闷者，加郁金、藿香以理气化湿解郁；麻疹初起，加赤芍、生地黄、升麻以凉血解毒透疹；疮疡者，加大青叶、蒲公英、紫花地丁以清热解毒消痈。

3. 现代运用　本方可用于治疗西医临床中的感冒、流行性感冒。只要符合其主治病变证机，也可加减运用，辅助治疗如肌肉及关节疼痛、神经性疼痛等。

4. 使用注意　太阳伤寒证、太阳中风证慎用本方。

【附方】桂枝加桂汤（东汉，张仲景，《伤寒论》）桂枝15克，芍药、生姜各9克，炙甘草6克，大枣三枚。水煎服。功用：温通心阳，平冲降逆。主治：太阳病误用温针或因发汗过多而发奔豚，气从少腹上冲心胸，起卧不安，有发作性者。

桂枝新加汤

◆张仲景　《伤寒论》

【组成】桂枝（去皮）、人参各三两（9克），芍药、生姜（切）各四两（12克），甘草（炙）二两（6克），大枣（擘）十二枚。

【用法】上六味，以水一斗二升，煮取三升，去滓。温服一升。本云：桂枝汤，今加芍药、生姜、人参。

【功效】益气生血，调和营卫。

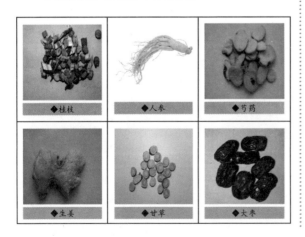

◆桂枝　　◆人参　　◆芍药

◆生姜　　◆甘草　　◆大枣

【主治】发热，头痛，身疼痛，恶风寒，汗出，或关节活动不利，或肌肉酸痛，舌淡，苔薄，脉沉迟。

【运用】

1. 辨证要点　本方以发热、恶寒、汗出、身疼痛、舌质淡、苔薄白、脉浮或弱为辨证要点。

2. 加减变化　气虚明显者，加山药、黄芪以益气荣脉；血虚身痛者，加川芎、当归以补血行血，调理经脉；汗出多者，加牡蛎、五味子以益阴敛阴止汗。

3. 现代运用　本方可用于治疗西医临床中的感冒、流行性感冒、风湿性关节炎、肌肉风湿等。只要符合其主治病变证机，也可加减运用，辅助治疗如梅尼埃病、末梢神经炎、更年期综合征等。

4. 使用注意　湿热内蕴证慎用本方。

【附方】桂枝加芍药汤（东汉，张仲景，《伤寒论》）桂枝、生姜各9克，芍药18克，炙甘草6克，大枣三枚。水煎服。功用：调和气血，缓急止痛。主治：太阳病误下，邪陷太阴，腹满时痛者。

瓜蒌桂枝汤

◆张仲景　《金匮要略》

【组成】瓜蒌根、甘草各二两（6克），桂枝、芍药、生姜各三两（9克），大枣十二枚。

【用法】上六味，以水九升，煮取三升，分温三服，取微汗。汗不出，食顷，啜热粥发之。

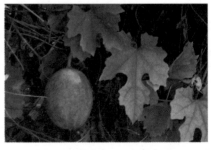

瓜蒌

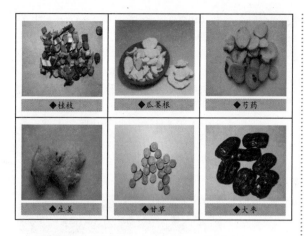

◆桂枝　　◆瓜蒌根　　◆芍药

◆生姜　　◆甘草　　◆大枣

【功效】解肌散邪，育阴生津。

【主治】发热，汗出，恶风寒，身体强，拘急不舒，肌肤不荣，舌淡少津，苔薄而干，脉沉迟。

【运用】

1. 辨证要点　本方以发热、恶寒、汗出、口淡不渴、筋脉拘急、舌淡、少津苔薄、脉浮或弱为辨证要点。

2. 加减变化　气虚者，加黄芪、白术以益气健脾；血虚者，加当归、阿胶以滋补阴血；项背强者，加葛根、羌活以舒筋和络通脉。

3. 现代运用　本方可用于治疗西医临床中的流行性感冒、腰肌劳损、落枕、颈椎骨质增生等。只要符合其主治病变证机，也可加减运用，辅助治疗如神经性耳鸣、慢性肾炎、肾病综合征等。

4. 使用注意　瘀血证慎用本方。

【附方】桂枝加龙骨牡蛎汤（《金匮要略》）桂枝、芍药、生姜、龙骨、牡蛎各三两（9克），甘草二两（6克），大枣（擘）十二枚（3克）。上七味，以水七升，煮取三升，分温三服。功用：调和阴阳，潜镇固涩。主治：虚劳病，阴阳两虚证。男子失精，女子梦交，少腹弦急，阴部寒冷，目眩发落，脉虚芤迟。

桂枝甘草汤

◆ 张仲景　《伤寒论》

【组成】桂枝（去皮）四两（12克），甘草（炙）二两（6克）。

【用法】上二味，以水三升，温服一升，去滓。顿服。

【功效】补心阳，益心气。

【主治】心悸欲得按，按之则舒，胸闷，汗出，面色萎白，形寒，舌淡，苔薄，脉虚无力。

【运用】

1. 辨证要点　本方以心悸或胸闷、汗出、胃中悸动、舌质淡、苔薄白、脉虚无力为辨证要点。

2. 加减变化　气虚短气者，加人参或西洋参、黄芪以益气补虚；阳虚恶寒者，加干姜、附子以温阳散寒；血虚头晕目眩者，加龙眼肉、当归以滋补阴血；怔忡者，加远志、酸枣仁以安神定志；夹郁热心烦者，加茯苓、知母以清心除烦安神。

3. 现代运用　本方可用于治疗西医临床中的心律失常、心动过缓、心肌缺血、风湿性心脏病、肺源性心脏病、冠心病等。只要符合其主治病变证机，也可加减运用，辅助治疗如慢性胃炎、结肠炎、胃及十二指肠溃疡等。

4. 使用注意　心阴虚证、胃阴虚证慎用本方。

【附方】桂枝去芍药加附子汤（《伤寒论》）　桂枝、附子、生姜各9克，炙甘草6克，大枣五枚。上五味，以水700毫升，煮取300毫升，去滓，温服100毫升。功用：解肌祛风，温经复阳。主治：恶寒发热，汗出，胸满，脉微。

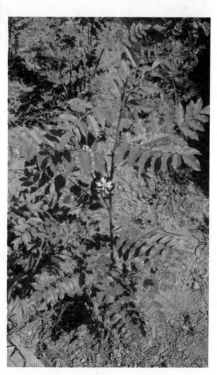

桂枝去芍药加蜀漆牡蛎龙骨救逆汤

◆ 张仲景 《伤寒论》

【组成】桂枝（去皮）、生姜（切）、蜀漆（洗去腥）各三两（9克），甘草（炙）二两（6克），牡蛎（熬）五两（15克），龙骨四两（12克），大枣（擘）十二枚。

【用法】上七味，以水一斗二升，先煮蜀漆减二升，内诸药，煮取三升，去滓。温服一升。本云：桂枝汤，去芍药，加蜀漆、牡蛎、龙骨。

【功效】补益心阳，镇惊安神。

【主治】心悸，心烦，胸闷，多梦，梦多险恶，身躁，易惊如狂，卧起不安，汗出，短气，舌淡，苔薄，脉虚弱。

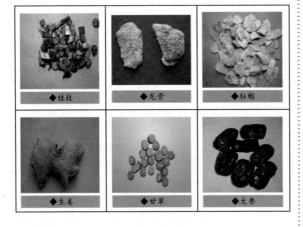

◆桂枝　◆龙骨　◆牡蛎
◆生姜　◆甘草　◆大枣

【运用】

1. 辨证要点　本方以心悸、胸闷、惊狂或失眠、舌质淡、苔薄白、脉虚弱为辨证要点。

2. 加减变化　咽中有痰者，加半夏、桔梗以利咽燥湿化痰；失眠者，加磁石、酸枣仁、生铁落以养血重镇安神；汗出明显者，加熟地黄、黄芪、五味子以滋补阴血，敛阴止汗；心烦急躁者，加知母、阿胶以养血清心除烦。

3. 现代运用　本方可用于治疗西医临床中的冠心病、神经官能症、风湿性心脏病、室性心动过速、心肌缺血、心律失常、室性早搏等。只要符合其主治病变证机，也可加减运用，辅助治疗如精神抑郁症、神经性头痛等。

4. 使用注意　心热证、心阴虚证慎用本方。

【附方】射干麻黄汤（《金匮要略》）射干十三枚（9克），麻黄四两（9克），生姜四两（6克），细辛、紫菀、款冬花各三两（6克），半夏（大者，洗）半升（9克），五味子半升（3克），大枣七枚。上九味，以水一斗二升，先煮麻黄两沸，去上沫，内诸药，煮取三升，分温三服。功用：宣肺祛痰，下气止咳。主治：痰饮郁结，气逆喘咳证。咳而上气，喉中有水鸡声者。

黄芪芍桂苦酒汤

◆ 张仲景 《金匮要略》

【组成】黄芪五两（15克），芍药、桂枝各三两（9克）。

【用法】上三味，以苦酒一升，水七升，相和，煮取三升，温服一升。当心烦，服至六七日乃解。若心烦不止者，以苦酒阻故也。

【功效】温阳益气，清化湿邪。

【主治】身体重，四肢头面肿，胸满，发热，汗出而渴，状如风水；汗沾衣，色正黄如柏汁，若汗出已，久久其身必甲错，发热不止者，必生恶疮，或生痈脓；舌红，苔黄腻，脉沉迟。

【运用】

1. 辨证要点　本方以汗出色黄、或四肢头面肿、舌红苔薄、脉浮为辨证要点。

2. 加减变化　心烦者，加知母、栀子以清心除烦；湿热明显者，加黄柏、苦参以清热燥湿；瘙痒者，加蛇床子、地肤子以除湿止痒。

3. 现代运用　本方可用于治疗西医临床中的内分泌紊乱引起的多汗症。只要符合其主治病变证机，也可加减运用，辅助治疗如末梢神经炎、皮肤过敏引起的瘙痒症等。

4. 使用注意　阴虚火旺证慎用本方。

【附方】香苏葱豉汤（《重订通俗伤寒论》）制香附、新会皮各一钱半至二钱（4.5～6克），紫苏一钱半至三钱（4.5～9克），清炙草六分至八

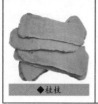

◆桂枝

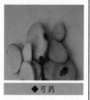

◆芍药

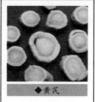

◆黄芪

分（2～2.5克），淡香豉三钱至四钱（9～12克），鲜葱白二三枚（3枚）。水煎服。功用：发汗解表，调气安胎。主治：妊娠伤寒。恶寒发热，无汗，头身痛，胸脘痞闷，苔薄白，脉浮。

九味羌活汤

◆ 王好古 《此事难知》引张元素方

【组成】羌活、防风、苍术各6克，细辛2克，川芎、白芷、生地黄、黄芩、甘草各3克。

【用法】水煎服。

【功效】发汗祛湿，兼清里热。

【主治】外感风寒湿邪，兼有里热证。恶寒发热，无汗头痛，肢体酸楚疼痛，口苦微渴，舌苔白，脉浮。

【运用】

1. 辨证要点　本方为治疗四时感冒风寒湿邪的常用方剂。以恶寒发热、头痛无汗、肢体酸楚疼痛、口苦

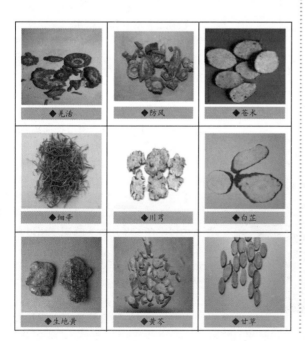

◆羌活　　◆防风　　◆苍术

◆细辛　　◆川芎　　◆白芷

◆生地黄　　◆黄芩　　◆甘草

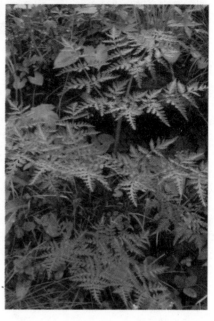

羌活

微渴为辨证要点。

2. 加减变化　肢体酸楚疼痛剧者，则可倍用羌活以加强通痹止痛的功效；无口苦微渴，黄芩、生地黄又当裁减；湿邪较轻、肢体疼痛不甚者，可去细辛、苍术以减温燥之性；湿重胸满，则可去滋腻之生地黄，加厚朴、枳壳以行气化湿宽胸。

3. 现代运用　本方常用于加减治疗感冒、偏头痛、急性肌炎、风湿性关节炎等病属风寒湿邪在表而里有蕴热者。

4. 使用注意　本方虽有黄芩、生地黄之寒，但总属辛温燥烈之剂，故风热表证及阴虚内热者不宜使用。

【附方】大羌活汤（《此事难知》卷上）防风、羌活、独活、防己、黄芩、黄连、苍术、甘草（炙）、白术、细辛各三钱（9克），知母、川芎、地黄各一两（50克）。上件㕮咀，每服半两（15克），水二盏，煎至一盏半，去滓，得清药一大盏，热饮之；不解，再服三四盏解之亦可，病愈则止。若有余证，并依仲景随经法治之。功用：发散风寒，祛湿清热。主治：外感风寒湿邪兼有里热证。头痛身重，发热恶寒，口干烦满而渴，舌苔白腻，脉浮数。

香苏散

◆太平惠民和剂局《太平惠民和剂局方》

【组成】香附子（炒香，去毛）、紫苏叶各四两（120克），甘草（炙）一两（30克），陈皮（不去白）二两（60克）。

【用法】上为粗末。每服三钱（9克），水一盏，煎七分，去滓，热服，不拘时候，日三服；若作细末，只服二钱（6克），入盐点服。现代用法：作汤剂，水煎服，用量按原方比例酌减。

【功效】疏散风寒，理气和中。

【主治】外感风寒，气郁不舒证。恶寒身热，头痛无汗，胸脘痞闷，不思饮食，舌苔薄白，脉浮。

【运用】

1. 辨证要点 本方为治疗外感风寒而兼气滞的常用方。临床应用以恶寒发热、头痛无汗、胸脘痞闷、苔薄白、脉浮为辨证要点。

2. 加减变化 气郁较甚、胸胁胀痛、脘腹胀满者，加厚朴、柴胡、大腹皮等以加强行气解郁的功效；兼

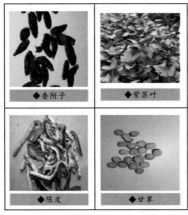

◆香附子　　◆紫苏叶

◆陈皮　　◆甘草

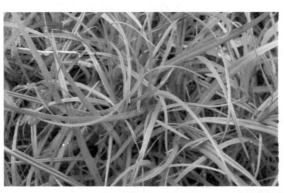

香附子

见咳嗽有痰者，加桔梗、苏子、半夏等以降气化痰止咳；风寒表证较重，加生姜、葱白、荆芥等以加强发汗解表的作用；湿浊较重、胸闷、不思饮食、苔白腻者，加厚朴、藿香、半夏等以化湿运脾。

3. 现代运用 本方多用于胃肠型感冒属感受风寒兼气机郁滞者。

【附方】加味香苏散（《医学心悟》）紫苏叶一钱五分（5克），陈皮、香附各一钱二分（4克），甘草（炙）七分（2.5克），荆芥、秦艽、防风、蔓荆子各一钱（3克），川芎五分（1.5克），生姜三片。上为一剂，水煎温服，微覆似汗。功用：发汗解表，理气解郁。主治：外感风寒，兼有气滞证。头痛项强，鼻塞流涕，身体疼痛，发热恶寒或恶风，无汗，胸脘痞闷，苔薄白，脉浮。

小青龙汤

◆张仲景 《伤寒论》

【组成】麻黄（去节）、芍药、桂枝（去皮）各三两（9克），细辛、干姜、甘草（炙）各三两（6克），五味子半升（6克），半夏（洗）半升（9克）。

【用法】上八味，以水一斗，先煮麻黄，减二升，去上沫，内诸药，煮取三升，去滓，温服一升。现代用法：水煎温服。

【功效】解表散寒，温肺化饮。

【主治】外寒里饮证。恶寒发热，头身疼痛，无汗，喘咳，痰涎清稀而量多，胸痞，或干呕，或痰饮喘咳，不得平卧，或身体疼重，头面四肢浮肿，舌苔白滑，脉浮。

【运用】

1. 辨证要点 本方是治疗外感风寒、寒饮内停喘咳的常用方。临床应用以恶寒发热、无汗、喘咳、痰多而稀、舌苔白滑、脉浮为辨证要点。因本方辛散温化之力较强，应以确属水寒相搏于肺者，方宜使用，且视病人体质强弱酌定剂量。

2. 加减变化 兼有热象而出现烦躁

者，加黄芩、生石膏以清郁热；外寒证轻者，可去桂枝，麻黄改用炙麻黄；鼻塞、清涕多者，加苍耳子、辛夷以宣通鼻窍；兼喉中痰鸣，加射干、杏仁、款冬花以化痰降气平喘；兼水肿者，加猪苓、茯苓以利水消肿。

3. 现代运用　本方常用于支气管炎、支气管哮喘、百日咳、肺炎、肺心病、卡他性眼炎、过敏性鼻炎、卡他性中耳炎等属于外寒里饮证者。

4. 使用注意　因本方多温燥之品，故阴虚干咳无痰或痰热证者，不宜使用。

【附方】

1. 从龙汤（《医学衷中参西录》）　生龙骨、生牡蛎各30克，生杭芍15克，清半夏、苏子各12克，牛蒡子9克，水煎服。主治：外感痰喘咳嗽服小青龙汤病未痊愈，或愈而复发；或为防止复发者。

2. 小青龙加石膏汤（《金匮要略》）　麻黄（去节）、芍药、干姜、桂枝（去皮）各三两（9克），细辛、甘草（炙）各三两（6克），半夏（汤洗）半升（9克），五味子半升（6克），石膏二两（9克）。水一斗，先煮麻黄，去上沫，内诸药，煮取三升，强人服一升，羸者减之，日三服。小儿服四合。功用：解表化饮，清热除烦。主治：肺胀。心下有水气，咳而上气，烦躁而喘，脉浮。

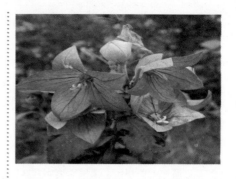

燥气焚金、干咳无痰者，加贝母、瓜蒌、知母以润燥化痰。

3. 现代运用　本方常用于上呼吸道感染、支气管炎、百日咳等属表邪未尽、肺气失宣者。

4. 使用注意　阴虚劳嗽或肺热咳嗽者，不宜使用。

【附方】金沸草散（《博济方》）旋覆花、麻黄（去节）、前胡各三两（90克），荆芥穗四两（120克），甘草（炙）、半夏（洗净，姜汁浸）、赤芍药各一两（30克）。上为末，每服二钱（6克），水一盏，加生姜、大枣，同煎至六分，热服。如汗出并三服。功用：发散风寒，降气化痰。主治：伤风咳嗽。恶寒发热，咳嗽痰多，鼻塞流涕，舌苔白腻，脉浮。

止嗽散

◆ 程国彭　《医学心悟》

【组成】桔梗（炒）、荆芥、紫菀（蒸）、百部（蒸）、白前（蒸）各二斤（1000克），甘草（炒）十二两（375克），陈皮（水洗去白）一斤（500克）。

【用法】上为末。每服三钱（9克），食后、临卧开水调下；初感风寒，生姜汤调下。现代用法：共为末，每服6~9克，温开水或姜汤送下。亦可作汤剂，水煎服，用量按原方比例酌减。

【功效】宣利肺气，疏风止咳。

【主治】风邪犯肺证。咳嗽咽痒，咳痰不爽，或微有恶风发热，舌苔薄白，脉浮缓。

【运用】

1. 辨证要点　本方为治疗表邪未尽、肺气失宣而致咳嗽的常用方。临床应用以咳嗽咽痒、微恶风发热、苔薄白为辨证要点。

2. 加减变化　湿聚生痰、痰涎黏稠者，加茯苓、半夏、桑白皮以除湿化痰；外感风寒初起、头痛鼻塞、恶寒发热等表证较重者，加紫苏、防风、生姜以解表散邪；

正柴胡饮

◆ 张景岳　《景岳全书》

【组成】柴胡一至三钱（9克），防风、甘草一钱（3克），陈皮一钱半（4.5克），芍药二钱（6克），生姜三五片。

【用法】水一盅半，煎七八分，热服。现代用法：水煎温服。

【功效】解表散寒。

【主治】外感风寒轻证。微恶风寒，发热，无汗，头痛身痛，舌苔白，脉浮。

【运用】

1. 辨证要点　本方为张介宾所创平散风寒治法的代表方。临床应用以微发热恶寒、头痛身痛、苔白脉浮为辨证要点。

2.加减变化　热而烦渴者，加葛根以透热生津；头痛甚者，加川芎以祛风止痛；呕恶者，加半夏以和胃降逆；寒盛而邪不易解者，加麻黄或苏叶发散风寒；湿盛者，加苍术以化湿运脾。

3.现代运用　本方常用于感冒、流行性感冒、疟疾初起以及妇女经期、妊娠、产后感冒等属外感风寒而气血不虚者。

4.使用注意

【附方】

1.通变大柴胡汤（《医学衷中参西录》）　柴胡、薄荷各三钱（9克），知母、大黄各四钱（12克）。水煎服。主治：伤寒温病，表证未罢，大便已实者。

2.加味越婢加半夏汤（《医学衷中参西录》）　麻黄二钱（6克），石膏（煅，捣）、清半夏、牛蒡子（炒，捣）、玄参各三钱（9克），生山药五钱（15克），寸麦冬（带心）四钱（12克），甘草一钱五分（4.5克），大枣（擘开）三枚，生姜三片。主治：素患劳嗽，因外感袭肺，而劳嗽益甚，或兼喘逆，痰涎壅滞者。

3.乌桂汤（《医宗金鉴》）　川乌、蜂蜜、肉桂、白芍、炙甘草、生姜、大枣。功用：祛风除湿，逐寒止痛，缓急和营。主治：寒疝。

第二节　辛凉解表

银翘散

◆ 吴瑭　《温病条辨》

【组成】金银花、连翘各 15 克，荆芥穗、淡竹叶

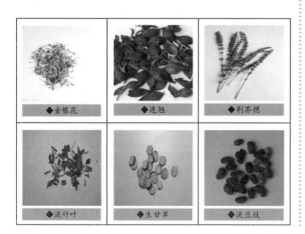

◆金银花　　◆连翘　　◆荆芥穗

◆淡竹叶　　◆生甘草　　◆淡豆豉

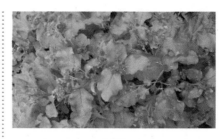

牛蒡子

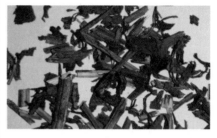

薄荷

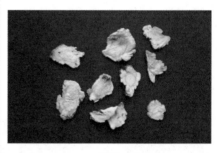

桔梗

各 4 克，淡豆豉、生甘草各 5 克，牛蒡子、薄荷、桔梗各 6 克。

【用法】共为粗末，每服 18 克，以鲜芦根汤送服。

【功效】辛凉透表，清热解毒。

【主治】温病初起。发热，微恶风寒，无汗或有汗不畅，头痛口渴，咳嗽咽痛，舌尖红，苔薄白或薄黄，脉浮数。

【运用】

1.辨证要点　《温病条辨》称本方为"辛凉平剂"，适用于温病初起的风热表证。以发热、微恶风寒、口渴、咽痛为辨证要点。

2.加减变化　原书方后列有加减法："渴甚者，加天花粉；项肿咽痛者，加马勃、玄参；衄者，去芥穗、豆豉，加白茅根、侧柏炭、栀子炭；咳者，加杏仁，利肺气；二三日病犹在肺，热渐入里，加细生地黄、麦冬保津液；再不解，

或小便短赤者，加知母、黄芩、栀子之苦寒，与麦、地之甘寒，合化阴气，而治热淫所胜。"此皆银翘散证常见兼证之治法，临证当领会其精神而灵活运用。本方亦可用于痈疮初起而有风热表证者，其时可酌加大青叶、蒲公英、紫花地丁等以加强清热解毒、散结消痈的作用。

3. 现代运用 本方常用于麻疹初起、流行性感冒、急性扁桃体炎以及"乙脑"、"流脑"、腮腺炎等属温病初起、热郁肺卫见上述症状者。

4. 使用注意 凡外感风寒及湿热病初起者禁用。因方中药物多为芳香轻宣之品，不宜久煎。

【附方】银翘汤（《温病条辨》） 金银花五钱（15克），连翘三钱（9克），竹叶二钱（5克），生甘草一钱（3克），麦冬、细生地黄各四钱（12克），水煎服。功用：滋阴透表。主治：阳明温病，下后无汗，脉浮者。

桑菊饮

◆吴瑭 《温病条辨》

【组成】桑叶二钱五分（7.5克），菊花一钱（3克），杏仁、苦桔梗、苇根各二钱（6克），连翘一钱五分（5克），薄荷、生甘草各八分（2.5克）。

【用法】水二杯，煮取一杯，日二服。现代用法：水煎温服。

【功效】疏风清热，宣肺止咳。

【主治】风温初起，表热轻证。咳嗽，身热不甚，口微渴，脉浮数。

【运用】

1. 辨证要点 本方是主治风热犯肺之咳嗽证的常用方剂。临床应用以咳嗽、发热不甚、微渴、脉浮数为辨证要点。

2. 加减变化 二三日后，气粗似喘，是气分热势渐盛，加知母、石膏以清解气分之热；咳痰黄稠，咯吐不爽，加黄芩、瓜蒌、桑白皮、贝母以清热化痰；咳嗽较频，是肺热甚，可加黄芩清肺热；咳嗽咯血者，可加茜草根、白茅根、丹皮凉血止血；兼咽喉红肿疼痛，加板蓝根、玄参清热利咽；口渴甚者，加天花粉生津止渴。

3. 现代运用 本方常用于感冒、急性支气管炎、上呼吸道感染、急性结膜炎、肺炎、角膜炎等属风热犯肺或肝经风热者。

4. 使用注意 本方为"辛凉轻剂"，故肺热甚者，当予加味后运用，否则病重药轻，药不胜病；若系风寒咳嗽，不宜使用。由于方中药物均系轻清之品，故不宜久煎。

【附方】竹叶柳蒡汤（《先醒斋医学广笔记》） 西河柳五钱（15克），荆芥穗、蝉蜕、薄荷叶、知母（蜜炙）、甘草各一钱（3克），干葛、鼠粘子（炒，研）各一钱五分（4.5克），玄参二钱（6克），麦冬（去心）三钱（9克），竹叶三十片（3克）（甚者加石膏五钱、冬米一撮）。水煎服。功用：透疹解表，清热生津。主治：痧疹初起，透发不出。喘嗽，鼻塞流涕，恶寒轻，发热重，烦闷躁乱，咽喉肿痛，唇干口渴，苔薄黄而干，脉浮数。

麻黄杏仁甘草石膏汤

◆张仲景 《伤寒论》

【组成】麻黄、杏仁各9克，石膏18克，炙甘草6克。

【用法】水煎服。

【功效】辛凉宣肺，清热平喘。

【主治】表邪未解，肺热咳喘证。身热不解，咳逆气急，甚或鼻翕，口渴，有汗或无汗，舌苔薄白或黄，脉滑而数。

【运用】

1. 辨证要点 本方清宣肺热，为治疗肺热咳喘的主要方剂。本方以身热喘急、口渴脉数为辨证要点。

2. 加减变化 无汗而见恶寒，当酌加解表之品，如薄荷、牛蒡子、淡豆豉等以增强解表清肺的功效；肺中热盛，可加重石膏用量或加炙桑皮、芦根、黄芩之属。

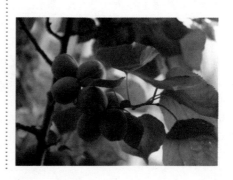

3. 现代运用 本方常用于加减治疗急性支气管炎、肺炎、支气管哮喘等属外感风邪、肺热壅闭者。

4. 使用注意 本方与麻黄汤同治身热而喘，但麻黄汤治风寒实喘，本方治肺热实喘，寒温不同，不可混淆。

【附方】加味麻杏石甘汤（《重订通俗伤寒论》）麻黄（蜜炙）、生石膏、瓜蒌仁各12克，光杏仁6克，生甘草1.2克，竹沥半夏4.5克，广皮红、小枳实各3克。水煎服。功用：宣肺清热，化痰止咳。主治：外感寒邪，郁而化火，咳嗽气喘，热盛痰壅。

文蛤散

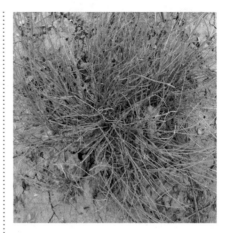

麻黄

◆ 张仲景 《伤寒论》

【组成】文蛤五两（15克）。

【用法】上一味，为散，以沸汤和方寸匕服。汤用五合。

【功效】清热利湿，调和营卫。

【主治】皮肤、肌肉上粟起（即鸡皮疙瘩症），或皮肤瘙痒。

【运用】

1. 辨证要点 本方以皮肤、肌肉瘙痒或溃烂、舌淡红、苔薄、脉浮为辨证要点。

2. 加减变化 热郁者，加知母、石膏以清解郁热；口渴者，加芦根、天花粉以清热生津；肌肤疹者，加升麻、玄参以凉血透疹；湿疮者，加甘草、滑石以利湿清热解毒。

3. 现代运用 本方可用于治疗西医临床中的皮肤过敏症、淋浴后肌肤凸起症、过敏性风团疹以及皮肤结核、结疠等。只要符合其主治病变证机，也可加减运用，辅助治疗如慢性胃炎、甲状腺功能亢进症、糖尿病等。

4. 使用注意 寒湿证慎用本方。

【附方】柴葛桂枝汤（《幼幼集成》）北柴胡、粉干葛、桂枝各3克，杭白芍4.5克，炙甘草2.4克。上药加老生姜3克、大红枣五枚，净水浓煎，热服。功用：调和营卫，解肌清热。主治：小儿伤风，自汗发热。

越婢汤

◆ 张仲景 《金匮要略》

【组成】麻黄六两（18克），石膏半斤（24克），生姜三两（9克），甘草二两（6克），大枣十五枚。

【用法】上五味，以水六升，先煮麻黄，去上沫，内诸药，煮取三升，分温三服。恶风者，加附子（炮）一枚；风水，加术四两。

【功效】发表通阳，清热散水。

【主治】发热，恶风寒，一身悉肿，口微渴，骨节疼痛，或身体反重而酸，汗自出，或目窠上微拥即眼睑水肿，如蚕新卧起状，其颈脉动，按手足肿上陷而不起，脉浮或寸口脉沉滑。

【运用】

1. 辨证要点 本方以眼睑水肿、口渴、舌红、苔薄黄、脉浮为辨证要点。

2. 加减变化 咽喉肿痛者，加薄荷、牛蒡子、连翘以清热解毒，利咽消肿；阳郁恶寒明显者，加泽泻、附子以温阳利水；水气明显者，加茯苓、白术以健脾燥湿，利湿制水；大便干结者，加芒硝、大黄以泻热通便等。

3. 现代运用 本方可用于治疗西医临床中的急性肾盂肾炎、急性肾小球肾炎、慢性肾炎急性发作等。只要符合其主治病变证机，也可加减运用，辅助治疗如内分泌失调引起的眼睑水肿或颜面水肿、过敏性皮炎等。

4. 使用注意 阴虚证慎用本方。

【附方】越婢加半夏汤（《金匮要略》）麻黄12克，石膏25克，生姜、半夏各9克，甘草6克，大枣十五枚。

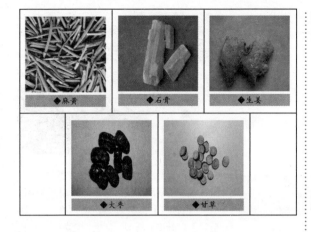

◆麻黄　◆石膏　◆生姜
◆大枣　◆甘草

上药六味，以水 1.2 升，先煮麻黄，去上沫，纳诸药，煮取 600 毫升，分三次温服。功用：宣肺泻热，降逆平喘。主治：肺胀。咳嗽上气，胸满气喘，目如脱状，脉浮大。

越婢加术汤

◆ 张仲景　《金匮要略》

【组成】麻黄六两（18 克），石膏半斤（24 克），生姜三两（9 克），甘草二两（6 克），白术四两（12 克），大枣十五枚。

【用法】上六味，以水六升，先煮麻黄去沫，内诸药，煮取三升，分温三服恶风加附子一枚，炮。

【功效】调理脾胃，行水清热。

【主治】腹大，身重，四肢倦怠烦热，心烦，小便难，一身面目水肿，或口渴，舌红，苔薄黄，脉沉。

【运用】

1. 辨证要点　本方以腹大、身重或一身面目水肿、舌质红、苔薄黄、脉沉为辨证要点。

2. 加减变化　眼睑水肿者，加茯苓、桂枝以化气行水；小便不利者，加车前子、滑石、瞿麦以利水通小便；阳虚明显者，加附子以温阳固表；气虚者，加苍术、黄芪以补气燥湿化水。

3. 现代运用　本方可用于治疗西医临床中的急慢性胃炎、慢性胆囊炎等。只要符合其主治病变证机，也可加减运用，辅助治疗如流行性感冒、支气管炎、支气管肺炎等。

4. 使用注意　脾胃气虚证慎用本方。

柴葛解肌汤

◆陶华　《伤寒六书》

【组成】柴胡、黄芩、芍药各 6 克，干葛 9 克，甘草、羌活、白芷、桔梗各 3 克（原书未著用量）。

【用法】水二盅，加生姜三片，大枣二枚，槌法加石膏末一钱（3 克），煎之热服。现代用法：加石膏 12 克，生姜三片，大枣二枚，水煎温服。

【功效】解肌清热。

【主治】外感风寒，郁而化热证。恶寒渐轻，身热增盛，无汗头痛，目疼鼻干，心烦不眠，咽干耳聋，眼眶痛，舌苔薄黄，脉浮微洪。

【运用】

1. 辨证要点　本方是治疗太阳风寒未解、入里化热、初犯阳明或三阳合病的常用方。临床应用以发热重、恶寒轻、头痛、眼眶痛、鼻干、脉浮微洪为辨证要点。

2. 加减变化　热邪伤津而见口渴者，宜加知母、天花粉以清热生津；无汗而恶寒甚者，可去黄芩，加麻黄增强发散表寒的功效，值夏秋可以苏叶代之；恶寒不明显而里热较甚，见发热重、烦躁、舌质偏红者，宜加连翘、金银花并重用石膏以加强清热的功效。

3. 现代运用　本方常用于感冒、流行性感冒、急性结膜炎、牙龈炎等属外感风寒、邪郁化热者。

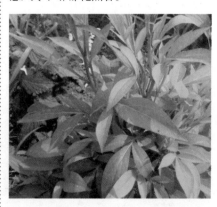

白术

4.使用注意 若太阳表邪未入里者,不宜使用本方,恐其引邪入里;若里热而见阳明腑实(大便秘结不通)者,亦不宜使用。

【附方】柴胡葛根汤(《外科正宗》) 柴胡、天花粉、葛根、黄芩、桔梗、连翘、牛蒡子、石膏各3克,甘草1.5克,升麻0.9克。用水400毫升,煎至320毫升,不拘时服。功用:解肌散邪,清热解毒。主治:颐毒表散未尽,热毒内蕴,身热不解,红肿坚硬作痛者。

升麻葛根汤

◆太平惠民和剂局 《太平惠民和剂局方》

【组成】升麻、芍药、甘草(炙)各十两(300克),葛根十五两(450克)。

【用法】上为粗末。每服三钱(9克),用水一盏半,煎取一中盏,去滓,稍热服,不拘时候,一日二三次。以病气去,身清凉为度。现代用法:作汤剂,水煎服,用量按原方比例酌减。

【功效】解肌透疹。

【主治】麻疹初起。疹发不出,身热头痛,咳嗽,目赤流泪,口渴,舌红,苔薄而干,脉浮数。

【运用】

1.辨证要点 本方为麻疹未发或发而不透的基础方。临床应用以疹发不出或出而不畅、舌红、脉数为辨证要点。

2.加减变化 麻疹其邪属热,初起治宜透邪外出为主,清热解毒为辅。本方清疏之力皆弱,临证时可选加荆芥、薄荷、牛蒡子、蝉蜕、金银花等以增强透疹清热之功。麻疹未透、色深红者,宜加丹皮、紫草、大青叶以凉血解毒;因风寒袭表不能透发,兼见恶寒、鼻塞、无汗、流清涕、苔薄白等症,宜加荆芥、防风、柽柳以发表透疹。

3.现代运用 本方除用于治疗麻疹外,亦治带状疱疹、单纯性疱疹、腹泻、水痘、急性细菌性痢疾等属邪郁肌表、肺胃有热者。

4.使用注意 若麻疹已透,或疹毒内陷而见气急而

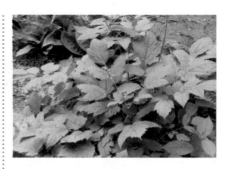

升麻

粗、喘息抬肩、鼻翼煽动者,则当禁用。

【附方】宣毒发表汤(《痘疹活幼至宝》)升麻、葛根、前胡、枳壳(麸炒)、木通、连翘、牛蒡子、杏仁、竹叶各八分(2.5克),荆芥、防风各五分(1.5克),薄荷、甘草、桔梗各二分(0.6克)。水煎服。功用:透疹解毒,宣肺止咳。主治:麻疹透发不出,发热咳嗽,烦躁口渴,小便赤。

葱豉汤

◆葛洪 《肘后备急方》

【组成】葱白一虎口(5条),豉一升(15克)。

【用法】原方以水三升,煮取一升,顿服取汗。不汗,复更作,加葛根二两、升麻三两,五升水,煎取二升,分再服,必得汗。若不汗,更加麻黄二两,又用葱汤研米二合,水一升煮之,少时下1盐豉,后内葱白四物,令火煮取三升,分服取汗也。现代用法:水煎服。

【功效】发汗散寒。

【主治】外感风寒轻证,微恶风寒,或发微热,头痛无汗,鼻塞流涕,喷嚏,舌苔薄白,脉浮。

【运用】

1.加减变化 服药后未出汗,加葛根6克,升麻9克,如仍不汗,更加麻黄6克。

【附方】葱豉桔梗汤(《重订通俗伤寒论》) 鲜葱白三枚至五枚(6~9克),苦桔梗、苏薄荷各一钱至钱半

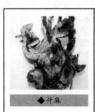

◆升麻

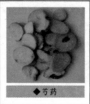

◆芍药

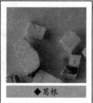

◆葛根

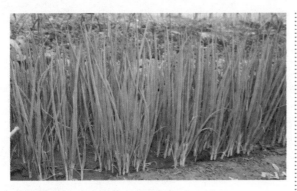

葱白

（3～4.5克），焦山栀二钱至三钱（6～9克），淡豆豉三钱至五钱（9～15克），青连翘钱半至二钱（4.5～6克），生甘草六分至八分（2～2.5克），鲜淡竹叶三十片（3克）。水煎服。功用：辛凉解表，清热泻火。主治：风温初起。头痛身热，微恶风寒，咳嗽咽痛，心烦口渴，舌尖红，苔薄白，脉浮数。

解肌汤

◆孙思邈 《备急千金要方》

【组成】葛根12克，黄芩、芍药、甘草各6克，麻黄3克，大枣四枚。

【用法】水煎服。

【功效】解表散邪，兼清里热。

【主治】伤寒温病初起，邪在卫表，发热恶寒，头痛，无汗，或有汗不多，口干口苦，项背不舒，苔薄白，或黄白相兼，脉浮数。

【运用】

1.辨证要点 本方以发热恶寒、头痛、口干、口苦、项背不舒、脉浮数为辨证要点。

2.加减变化 咽痛，加桔梗、山豆根、玄参；咳嗽，加前胡、杏仁；里热重，加知母、石膏；表热重，加连翘、金银花。

3.现代运用 本方常用于治疗感冒、流感等。

【附方】

1.六物解肌汤（《备急千金要方》）葛根四两（60克），茯苓三两（45克），麻黄、牡蛎、生姜各二两（30克），甘草一两（15克）。上（口父）咀。以水八升，煮取三升，分三次服。再服后得汗，汗通即止。功用：发汗解表祛湿。主治：外感风寒夹湿，恶寒发热，无汗头痛，身体困重疼痛。

2.解肌升麻汤（《备急千金要方》）升麻、芍药、石膏、麻黄、甘草各一两（15克），杏仁三十枚，贝齿二枚（一作贝母十八铢）。上（口父）咀。以水三升，煮取一升，尽服。温覆发汗便愈。功用：解肌发表，宣肺清热。主治：伤寒温病初起，三四日表证未解，恶寒发热，头痛，口渴，烦躁，无汗，咳嗽气逆，苔薄脉浮。

第三节　扶正解表

败毒散

◆太平惠民和剂局 《太平惠民和剂局方》

【组成】柴胡（去苗）、前胡（去苗，洗）、川芎、枳壳（去瓤，麸炒）、羌活（去苗）、独活（去苗）、茯苓（去皮）、桔梗、人参（去芦）、甘草各三十两（900克）。

【用法】上为粗末。每服二钱（6克），水一盏，加生姜、薄荷各少许，同煎七分，去滓，不拘时服，寒多则热服，热多则温服。现代用法：作汤剂煎服，用量按原方比例酌减。

【功效】散寒祛湿，益气解表。

【主治】气虚，外感风寒湿表证。憎寒壮热，头项强痛，肢体酸痛，无汗，鼻塞声重，咳嗽有痰，胸膈痞满，舌淡苔白，脉浮而按之无力。

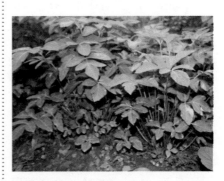

前胡

【运用】

1. 辨证要点 本方是一首益气解表的常用方。临床应用以恶寒发热、肢体酸痛、无汗、脉浮按之无力为辨证要点。

2. 加减变化 气虚明显者，可重用人参或加黄芪以益气补虚；正气未虚而表寒较甚者，去人参，加防风、荆芥以祛风散寒；咳嗽重者，加白前、杏仁止咳化痰；湿滞肌表经络、肢体酸楚疼痛甚者，可酌加桑枝、威灵仙、秦艽、防己等祛风除湿，通络止痛；痢疾之腹痛、便脓血、里急后重甚者，可加木香、白芍以行气和血止痛。

3. 现代运用 本方常用于感冒、流行性感冒、风湿性关节炎、支气管炎、痢疾、过敏性皮炎、湿疹等属外感风寒湿邪兼气虚者。

4. 使用注意 方中药物多为辛温香燥之品，外感风热及阴虚外感者，均忌用。若时疫、湿温、湿热蕴结肠中而成之痢疾，切不可用。

【附方】

1. 荆防败毒散（明，张时，《摄生众妙方》）羌活、独活、柴胡、前胡、枳壳、茯苓、防风、荆芥、桔梗、川芎各4.5克，甘草15克。上药用水300毫升，煎至240毫升，温服。功用：发汗解表，散风祛湿。主治：外感风寒湿邪，以及时疫疟疾、痢疾、疮疡而具风寒湿表证者。

2. 连翘败毒散（《医方集解》）即败毒散去人参，加连翘、金银花。水煎服。功用：疏通肌表，清热解毒。主治：疮毒初起，红肿疼痛，并见恶寒发热，无汗等风寒湿表证者。

参苏饮

◆太平惠民和剂局 《太平惠民和剂局方》

【组成】人参、紫苏叶、干葛（洗）、半夏（汤洗七次，姜汁制炒）、前胡（去苗）、茯苓（去皮）各三分（6克），枳壳（去瓤，麸炒）、桔梗（去芦）、木香、陈皮（去白）、甘草（炙）各半两（4克）。

【用法】上（口父）咀。每服四钱（12克），水一盏半，姜七片，枣一枚，煎六分，去滓，微热服。不拘时候。现代用法：加生姜七片，大枣一枚，水煎温服。

【功效】益气解表，理气化痰。

【主治】气虚外感风寒，内有痰湿证。恶寒发热，无汗，头痛，鼻塞，咳嗽痰白，胸脘满闷，倦怠无力，

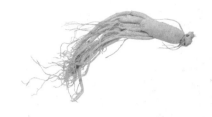

人参

气短懒言，苔白脉弱。

【运用】

1. 辨证要点 本方为治疗气虚外感风寒、内有痰湿证的常用方。临床应用以恶寒发热、无汗头痛、咳痰色白、胸脘满闷、倦怠乏力、苔白、脉弱为辨证要点。

2. 加减变化 头痛甚者，可加白芷、川芎、藁本以增强解表止痛作用；恶寒发热、无汗等表寒证重者，宜将防风、荆芥易葛根；气滞较轻者，可去木香以减其行气的功效。

3. 现代运用 本方常用于感冒、上呼吸道感染等属气虚外感风寒兼有痰湿者。

【附方】芎苏饮（《医宗金鉴》）柴胡、苏叶各二钱（6克），川芎、葛根、枳壳、桔梗、陈皮、姜半夏、茯苓各一钱（3克），炙甘草七分（0.21克），生姜三片，大枣一枚。以上十二味药，研为末，每服五钱清水煎，去渣热服。主治：体虚感冒，风寒伤肺，咳嗽，打喷嚏，发热，恶寒，头痛。

再造散

◆陶华 《伤寒六书》

【组成】黄芪、人参、桂枝、熟附子、羌活、防风各6克，甘草、细辛、川芎、煨生姜各3克（原著本方无用量）。

【用法】水二盅，枣二枚，煎至一盅，槌法再加炒白芍一撮，煎三沸，温服。现代用法：水煎服。

【功效】助阳益气，解表散寒。

【主治】阳气虚弱，外感风寒证。恶寒发热，热轻寒重，头痛项强，无汗

肢冷，倦怠嗜卧，面色苍白，语声低微，舌淡苔白，脉沉无力，或浮大无力。

【运用】

1. 辨证要点 本方为益气助阳解表的代表方。以恶寒重、发热轻、无汗肢冷、舌淡苔白、脉无力为辨证要点。

2. 加减变化 里阳虚明显者，加干姜、炙甘草以温里助阳；表证轻者，去羌活、防风，用炙甘草以防辛散太过。

3. 现代运用 本方常用于感冒、风湿性关节炎等证属阳气虚弱、外感风寒者。

4. 使用注意 血虚感寒或湿温初起均不可使用本方。

【附方】仙露汤（《医学衷中参西录》） 生石膏（捣细）三两（90克），玄参一两（30克），粳米五钱（15克），连翘三钱（9克）。上四味，用水五盅，煎至米熟，其汤即成。约可得清汁三盅，先温服一盅。若服完一剂，病犹在者，可仍煎一剂，服之如前。使药力昼夜相继，以病愈为度。然每次临服药，必详细问询病人。若腹中微觉凉，或欲大便者，即停药勿服。候两三点钟，若仍发热未大便者，可少少与服之。若已大便，即非溏泻而热犹在者，亦可少少与服。主治：寒温阳明证，表里俱热，心中热懊凉水而不至燥渴。脉象洪滑，而不至甚实。舌苔白厚，或白而微黄，或有时背微恶寒者。

桂枝加附子汤

◆张仲景 《伤寒论》

【组成】桂枝（去皮）、芍药、生姜（切）各三两（9克），甘草（炙）二两（6克），大枣（擘）十二枚，附子（炮，去皮，破八片）一枚（5克）。

【用法】上六味，以水七升，煮取三升，去滓。

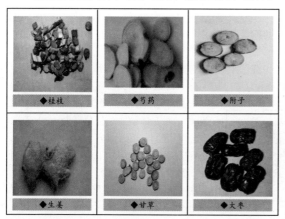

◆桂枝　　◆芍药　　◆附子

◆生姜　　◆甘草　　◆大枣

温服一升。本云：桂枝汤，今加附子，将息如前法。

【功效】温补心阳。

【主治】心悸，或怔忡，或烦躁，手足不温，汗出，胸闷或胸满，气短，口淡不渴，舌质淡，苔薄白，脉弱。

【运用】

1. 辨证要点 本方以心悸、胸闷、手足不温、舌质淡、苔薄白、脉弱或迟为辨证要点。

2. 加减变化 胸闷者，加薤白、香附以开胸理气；胸痛者，加川芎、郁金以活血行血；营血虚者，加白芍、当归以和营补血；气虚者，加黄芪、人参以益气温阳。

3. 现代运用 本方可用于治疗西医临床中的肠胃型感冒、风湿性心脏病、冠心病、心律失常、心绞痛、心肌梗死、室性早搏等。只要符合其主治病变证机，也可加减运用，辅助治疗如溃疡性结肠炎、神经性皮炎等。

4. 使用注意 心阴虚证、心热证慎用本方。

【附方】镇逆白虎汤（《医学衷中参西录》）生石膏（捣细）三两（90克），知母两半（45克），清半夏八钱（24克），竹茹粉六钱（18克）。用水五盅，煎汁三盅，先温服一盅，病已愈者，停后服，若未全愈者，过两点钟再温服一盅。主治：伤寒温病，邪传胃腑，燥渴身热，白虎证俱，其人胃气上逆，心下满闷者。

文蛤汤

◆张仲景 《金匮要略》

【组成】文蛤、石膏各五两（15克），麻黄、甘草、生姜各三两（9克），杏仁五十个（8.5克），大枣十二枚。

【用法】上七味，以水六升，煮取二升。温服一升，汗出即愈。

【功效】解表散邪，清胃止渴。

【主治】渴欲饮水而贪饮，发热，恶风寒，无汗，头痛，苔薄，脉紧或数。

【运用】

1. 辨证要点 本方以渴欲饮水而贪饮、发热、恶风寒、无汗、脉紧或数为辨证要点。

2. 加减变化 胃热明显者，加黄芩、黄连以清泻胃热；口渴明显者，加麦冬、知母以生津止渴；腹胀者，加莱菔子、厚朴以行气消胀；恶寒明显者，加桂枝以温中散寒。

3. 现代运用 本方可用于治疗西医临床中的肠胃型感冒，流行性感冒，急、慢性肠胃炎等。只要符合其主治病变证机，也可加减运用，辅助治疗如支气管哮喘、风疹等。

4. 使用注意 太阳中风证与胃热证相兼者慎用本方。

【附方】宁嗽定喘饮（《医学衷中参西录》） 生怀山药两半（45克），甘蔗自然汁一两（30克），酸石榴自然汁六钱（18克），生鸡子黄四个。先将山药煎取清汤一大碗，再将余三味调入碗中。分三次温饮下，约两点钟服一次。若药亦凉，再服时需将药碗置开水中温之，然不可过热，恐鸡子黄熟，服之即无效。主治：伤寒温病，阳明大热已退，其人或素虚或在老年，至此益形怯弱，或喘或嗽或痰涎壅盛，气息似甚不足者。

麻黄细辛附子汤

◆ 张仲景 《伤寒论》

【组成】麻黄（去节）二两（6克），附子（炮，去皮，破八片）一枚（9克），细辛二两（3克）。

【用法】上三味，以水一斗，先煮麻黄，减二升，去上沫，内诸药，煮取三升，去滓。温服一升，日三服。现代用法：水煎温服。

【功效】助阳解表。

【主治】

1. 素体阳虚，外感风寒证。发热，恶寒甚剧，虽厚衣重被，其寒不解，神疲欲寐，脉沉微。

2. 暴哑。突发声音嘶哑，甚至失音不语，或咽喉疼痛，恶寒发热，神疲欲寐，舌淡苔白，脉沉无力。

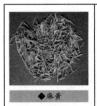

◆麻黄

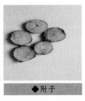

◆附子

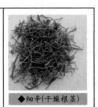

◆细辛（干燥根茎）

細辛

【运用】

1. 辨证要点 本方既是主治少阴阳虚，外感风寒的代表方、基础方，又是治疗大寒客犯肺肾所致咽痛声哑的常用方。临床应用以恶寒重、发热轻、神疲欲寐、脉沉为辨证要点。

2. 加减变化 兼咳喘吐痰者，宜加杏仁、半夏以化痰止咳平喘；兼湿滞经络之肢体酸痛，加独活、苍术以祛湿通络止痛；证为阳气虚弱而见面色苍白、语声低微、肢冷等，宜加黄芪、人参、附子以助阳益气。

3. 现代运用 本方常用于感冒、流行性感冒、支气管炎、风湿性关节炎、病窦综合征、过敏性鼻炎、暴哑、暴盲、喉痹、皮肤瘙痒等属阳虚感寒者。

4. 使用注意 若少阴阳虚而见下利清谷、四肢厥逆、脉微欲绝等症，则应遵仲景"先温其里，乃攻其表"的原则，否则误发其汗，必致亡阳危候。

【附方】

1. 麻黄附子甘草汤（《伤寒论》）麻黄（去节）、甘草（炙）各二两（6克），附子（炮，去皮，破八片）一枚（9克）。上三味，以水七升，先煮麻黄一两沸，去上沫，内诸药，煮取三升，去滓。温服一升，日三服。功用：助阳解表。主治：少阴阳虚，外感风寒。恶寒身疼，无汗，微发热，脉沉微者；或水病身面浮肿，气短，小便不利，脉沉而小。

2. 麻黄附子汤（《金匮要略》）麻黄三两（45克），甘草二两（30克），附子（炮）一枚。原方三味，以水七升，先煮麻黄，去上沫，内诸药，煮取二升半，温服八分，日三服。功用：发汗利水，温补脾肾。主治：水气病，浮肿，其脉沉小者。

加减葳蕤汤

◆俞根 《重订通俗伤寒论》

【组成】生葳蕤（玉竹）、淡豆豉各9克，薄荷、桔梗各5克，生葱白6克，白薇3克，红枣2枚，炙甘草1.5克。

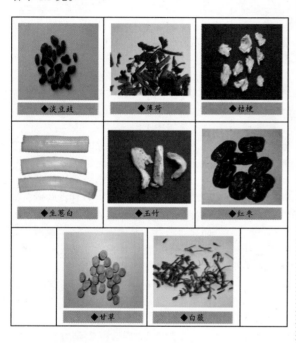

◆淡豆豉　◆薄荷　◆桔梗
◆生葱白　◆玉竹　◆红枣
◆甘草　◆白薇

【用法】水煎服。

【功效】滋阴解表。

【主治】阴虚外感风热证。头痛身热，微恶风寒，无汗或有汗不多，咳嗽心烦，口渴，咽干，舌红，脉数。

【运用】

1. 辨证要点　本方专为素体阴虚、感受风热患者而设。以身热、微恶风寒、咳嗽咽干、舌苔薄白、脉数为辨证要点。

2. 加减变化　咳嗽咳痰不爽，可加川贝母、杏仁、瓜蒌皮以止咳化痰；心烦口渴较甚，加芦根、竹叶、天花粉以清热生津；表证较重，酌加葛根、防风以祛风解表。

3. 现代运用　本方常用于加减治疗老年人及妇女产后感冒、咽炎、急性扁桃体炎及肺结核等属阴虚外感者。

4. 使用注意　本方是滋阴解表之剂，外感初起，兼见阴虚者宜用，若无阴虚证候则不宜使用，否则表邪难去。

【附方】乌头栀子汤（《杏苑》）川乌头（炮）、栀子仁（炒）各三钱。水二钟，煎一钟，空心服（本书用水酒、盐煮药）。功用：清热泻火，凉血解毒。主治：素有湿热，外因寒邪，发作疝症，疼痛不已者。

葱白七味饮

◆王焘 《外台秘要》引许仁则方

【组成】葱白（连须切）一升（9克），干葛（切）、生麦冬（去心）、干地黄各六合（9克），新豉（绵裹）一合（6克），生姜（切）二合（6克）。

【用法】劳水八升，以杓扬之一千过。上药用劳水煎之三分减二，去滓，分温三服。相去行八九里，如觉欲汗，渐渐覆之。现代用法：水煎服。

【功效】养血解表。

【主治】血虚外感风寒证。阴血亏虚，感受外邪，或失血之后，感受风寒致头痛身热，微恶风寒无汗。

【运用】

1. 辨证要点　本方为养血解表的代表方。以头痛身热、微恶风寒无汗、舌淡苔白、脉虚缓兼见血虚或失血病史为辨证要点。

2. 加减变化　出血未止，加白茅根、阿胶、白及以止血；恶寒较重，酌加荆芥、紫苏叶以解表散寒；胃纳不佳者，加砂仁、陈皮以醒脾和胃。

3. 现代运用　本方常用于妇女经期、产后或病后血虚或失血之后感冒、流行性感冒等证属血虚感寒者。

4. 使用注意　服药期间，忌食芜荑。

【附方】人参芎附汤（《医宗金鉴》）人参、川芎、川附子。水煎服。功用：补中益气，扶正补阳。主治：虚寒性头痛。

竹叶汤

◆张仲景 《金匮要略》

【组成】竹叶一把（10克），防风、

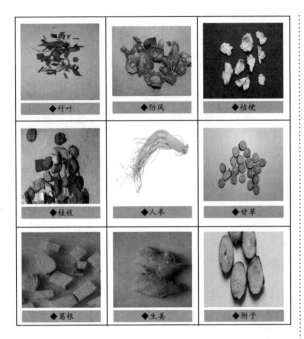

◆竹叶　◆防风　◆桔梗

◆桂枝　◆人参　◆甘草

◆葛根　◆生姜　◆附子

桔梗、桂枝、人参、甘草各一两（3克），葛根三两（9克），生姜五两（15克），附子（炮）一枚（5克），大枣十五枚。

【用法】上十味，以水一斗，煮取二升半，分温三服，温覆使汗出。颈项强，用大附子一枚，破之如豆大，煎药扬去沫；呕者，加半夏半斤，洗。

【功效】解肌散邪，扶阳清热。

【主治】发热，恶风寒，汗出，头痛，面色赤，气喘，乏力，舌淡或红，苔薄或黄白相兼，脉弱或浮。

【运用】

1. 辨证要点　本方以发热、恶寒、汗出、口淡不渴、舌质淡或红、苔薄或黄、脉浮或弱为辨证要点。

2. 加减变化　血虚者，加阿胶、当归以补血生血；气虚者，加白术、黄芪以健脾益气和中；颈项强硬者，加大附子以温阳通经，散寒解凝，通达筋脉。

3. 现代运用　本方可用于治疗西医临床中的感冒、流行性感冒。只要符合其主治病变证机，也可加减运用，辅助治疗如产后发热、产后缺乳、慢性盆腔炎等。

4. 使用注意　瘀血内伤证慎用本方。

【附方】荡胸汤（《医学衷中参西录》）蒌仁（新炒者捣）二两（60克），生赭石（研细）二两（60克），苏子（炒捣）六钱（18克），芒硝（冲服）四钱（12克）。用水四盅，煎取清汁两盅，先温服一盅。结开，大便通行，停后服。若其胸中结犹未开，过两点钟，再温服一盅。若胸中之结已开，而大便犹未通下，且不觉转矢气者，仍可温服半盅。主治：寒实结胸，其证胸中痰饮，与外感之邪互相凝结，上塞咽喉，下滞胃口，呼吸不利，

满闷短气，饮水不能下行，或转吐出，兼治疫证结胸。

表实六合汤

◆王好古　《医垒元戎》

【组成】当归、川芎、白芍药、熟地黄各30克，细辛3克，麻黄6克。

【用法】水煎服。

【功效】和血解表。

【主治】妊娠伤寒，头痛身热，无汗，脉浮紧。

【运用】

1. 辨证要点　本方以妊娠感冒、发热无汗、脉浮紧为辨证要点。

2. 加减变化　发热较盛，加黄芩；胎动不安，加桑寄生、杜仲；咳嗽，加桔梗、杏仁；妊娠感冒，表实无汗，加防风、荆芥；血虚感冒，加旱莲草、女贞子；兼气虚，加白术、黄芪；头痛，加藁本、羌活。

3. 现代运用　本方常用于治疗妊娠期感冒、血虚感冒等。

4. 使用注意

【附方】仓廪散（《普济方》）人参、茯苓、甘草、前胡、川芎、羌活、独活、桔梗、枳壳、柴胡、陈仓米各等份（各9克）。上㕮咀。加生姜、薄荷煎，热服。功用：益气解表，祛湿和胃。主治：噤口痢。下痢，呕逆不食，食入则吐，恶寒发热，无汗，肢体酸痛，苔白腻，脉浮濡。

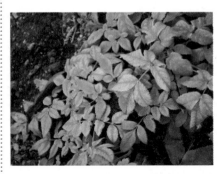

当归

第二章

泻下剂

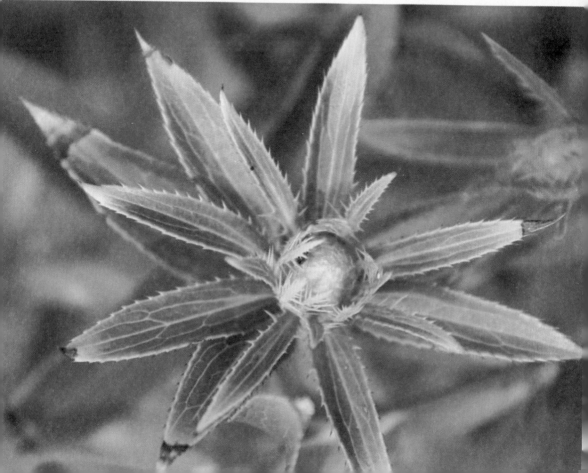

第一节　寒下

大承气汤

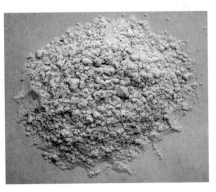

芒硝

◆ 张仲景　《伤寒论》

【组成】大黄（酒洗）四两（12克），厚朴（去皮，炙）半斤（24克），枳实（炙）五枚（12克），芒硝三合（9克）。

【用法】上四味，以水一斗，先煮二物，取五升，去滓，内大黄，更煮取二升，去滓，内芒硝，更上微火一二沸，分温再服。得下，余勿服。现代用法：水煎，先煎厚朴、枳实，后下大黄，芒硝溶服。

【功效】峻下热结。

【主治】

1. 阳明腑实证。大便不通，频转矢气，脘腹痞满，腹痛拒按，按之则硬，甚或潮热谵语，手足濈然汗出，舌苔黄燥起刺，或焦黑燥裂，脉沉实。

2. 热结旁流证。下利清水，色纯青，其气臭秽，脐腹疼痛，按之坚硬有块，口舌干燥，脉滑实。

3. 里热实证之热厥、痉病或发狂等。

【运用】

1. 辨证要点　本方为治疗阳明腑实证的基础方，又是寒下法的代表方。临床应用以痞、满、燥、实四症，及舌红苔黄、脉沉实为辨证要点。

2. 加减变化　兼阴津不足者，宜加生地黄、玄参等以滋阴润燥；兼气虚者，宜加人参以补气，以防泻下气脱。

3. 现代运用　本方常用于急性单纯性肠梗阻、蛔虫性肠梗阻、粘连性肠梗阻、急性胰腺炎、急性胆囊炎、幽门梗阻，以及某些热性病过程中出现高热、惊厥、神昏谵语、发狂而见大便不通、苔黄脉实者。

4. 使用注意　本方为泻下峻剂，凡气虚阴亏、燥结不甚者，以及年老、体弱等均应慎用；孕妇禁用；注

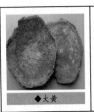

◆大黄

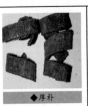

◆厚朴

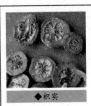

◆枳实

意中病即止，以免耗损正气。

【附方】小承气汤（《伤寒论》）大黄（酒洗）四两（12克），厚朴（去皮，炙）二两（6克），枳实（炙）三枚大者（9克）。以水四升，煮取一升二合，去滓，分温二服。初服当更衣，不尔者，尽饮之。若更衣者，勿服之。功用：轻下热结。主治：阳明腑实轻证。谵语潮热，大便秘结，胸腹痞满，舌苔老黄，脉滑而疾，或痢疾初起，腹中胀痛，里急后重者。

调胃承气汤

◆ 张仲景　《伤寒论》

【组成】大黄（酒洗）四两（12克），芒硝半升（12克），甘草（炙）二两（6克）。

【用法】上三味，以水三升，煮取一升，去滓，内芒硝，更上火微煮，令沸，少少温服之（编者注：此用法是《伤寒论》第29条所言）。温顿服之（此四字是《伤寒论》第207条所言）。

【功效】泻热和胃，顺达气机。

【主治】腹胀满或疼痛，按之则痛，心烦，蒸蒸发热，或呕吐，舌红，苔黄，脉沉。

【运用】

1. 辨证要点　本方以大便不调、胃脘灼热、舌质红、苔黄厚或燥、脉实为辨证要点。

2. 加减变化　腹胀者，加枳实、厚

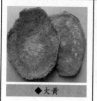

◆大黄

◆芒硝

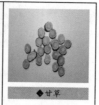

◆甘草

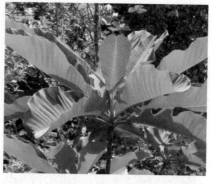

厚朴

朴以行气消胀；腹痛者，加郁金、白芍以活血缓急止痛；心烦者，加竹叶、黄连以清热除烦。

3.现代运用　本方可用于治疗西医临床中的急性或慢性肠胃炎、急性或慢性胰腺炎、急性或慢性胆囊炎、结肠炎、细菌性痢疾、痔疮等，还可辅助治疗糖尿病、乙型脑炎、荨麻疹等。

4.使用注意　脾胃虚弱证、脾胃阴虚证慎用本方。

【附方】当归承气汤（《素问病机气宜保命集》）当归、大黄各30克，甘草15克，芒硝27克。上药锉如麻豆大。每服60克，用水300毫升，加生姜五片、大枣十枚，煎至150毫升，去滓热服。功用：泻热和胃，养血和血。主治：阳狂，奔走骂詈，不避亲疏；里热火郁，或皮肤枯燥，或咽燥鼻干，或便溺秘结，或瘀血发狂。

复方大承气汤

◆吴咸中　《中西医结合治疗急腹症》

【组成】厚朴、炒莱菔子各15～30克，枳壳、赤芍各15克，桃仁9克，大黄13克（后下），芒硝9～15克（冲服）。

【用法】水煎服。

【功效】通里攻下，行气活血。

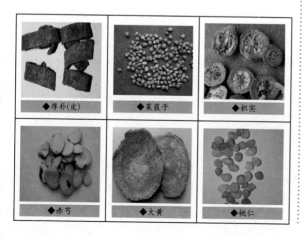

◆厚朴（皮）　　◆莱菔子　　◆枳实

◆赤芍　　◆大黄　　◆桃仁

【主治】单纯性肠梗阻，腹部胀痛，并有阵发性绞痛，呕吐不能饮食，大便不通。

【运用】

1.辨证要点　本方以腹部胀痛、呕吐、大便不通为辨证要点。

2.加减变化　热重，加连翘、金银花、蒲公英；血热瘀结，加红藤、丹皮；呕吐，加竹茹、姜半夏；腹痛剧烈，加川楝子、延胡索；气胀较重，加槟榔、木香。

3.现代运用　本方常用于治疗肠梗阻，也用于胆囊炎、急性阑尾炎等。

【附方】三一承气汤（《宣明沦方》）大黄（去皮）、芒硝、厚朴（去皮）、枳实各半两（15克），甘草一两（30克）。水一盏半，加生姜三片，煎至七分，纳消，煎二沸，去滓服。功用：峻下实热邪火。主治：伤寒、杂病，邪热内盛，腹满实痛，烦渴、便秘者；或惊痫狂乱，或湿热下痢，以及目疼、口疮、喉痹、疮疡等。

宣白承气汤

◆吴瑭　《温病条辨》

【组成】生石膏15克，生大黄9克，杏仁粉6克，瓜蒌皮4.5克。

【用法】水煎服。

【功效】清肺定喘，泻热通便。

【主治】阳明温病，下之不通，喘促不宁，痰涎壅滞，潮热便秘，脉右寸实大，证属肺气不降者。

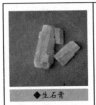
◆生石膏

◆生大黄

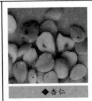
◆杏仁

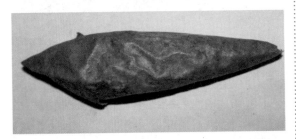

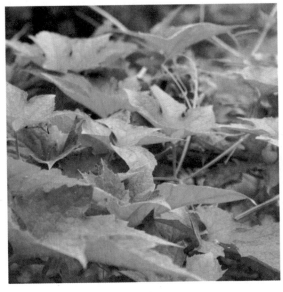

瓜蒌

更衣丸

◆缪希雍 《先醒斋医学广笔记》

【组成】朱砂（研如飞面）五钱（15克），真芦荟（研细）七钱（21克）。

【用法】原方滴好酒少许和丸，每服一钱二分，好酒吞，朝服暮通，暮服朝通，需天晴时修合为妙。现代用法：黄酒和丸，每服4.5～6克，温开水送下。

【功效】泻火通便。

【主治】肠胃燥结，大便不通，或见心烦易怒，睡眠不安。

【运用】

1. 使用注意　本方为寒下剂，服药后见效快，但有时亦有腹痛的副作用，且芦荟含有芦荟素，能引起盆腔内器官充血，故孕妇忌服。

【附方】三化汤（《素问病机气宜保命集》）　厚朴、大黄、枳实、羌活各等份。共研末，每取90克，水煎，频服，微利为度。功用：通下祛风。主治：中风而兼便秘者。

大黄牡丹汤

◆张仲景 《金匮要略》

【组成】大黄12克，桃仁、芒硝各9克，牡丹皮3克，冬瓜子30克。

【用法】水煎服，芒硝溶服。

【功效】泻热破瘀，散结消肿。

【主治】肠痈初起。右下腹疼痛拒按，或右足屈而不伸，伸则痛甚，甚则局部肿痞，或时时发热，自汗恶寒，舌苔薄腻而黄，脉滑数。

【运用】

1. 辨证要点　本方是治疗肠痈初起的常用方剂。临床以右下腹疼痛拒按、右足屈而不伸、舌苔黄腻为辨证要点。

2. 加减变化　血瘀较重者，可加没

【运用】

1. 辨证要点　本方以发热、咳喘、便秘为辨证要点。

2. 加减变化　咳嗽，加桔梗、前胡、枇杷叶；痰多，加浙贝母、桑白皮、葶苈子；喘甚，加苏子、麻黄、桑白皮；发热较高，重用石膏，加黄芩。

3. 现代运用　本方常用于治肺炎、支气管炎、支气管哮喘等。

4. 使用注意　正虚体弱、胎前产后、月经期当慎用或禁用。

【附方】大黄黄连汤（《医宗金鉴》）　大黄、黄连。酒煎服。功用：清热燥湿，泻火通滞。主治：痢疾里热盛，上冲心作呕，噤口者。

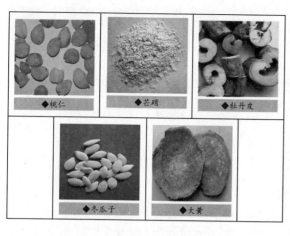

◆桃仁　　◆芒硝　　◆牡丹皮

◆冬瓜子　　◆大黄

药、乳香、赤芍；热毒重者，可加败酱草、金银花、蒲公英；大便似利不爽，舌质红，脉细数，为阴伤之象，宜去芒硝以减缓泻下之力，并加生地黄、玄参等养阴清热。

3. 现代运用　本方临床多用于急性阑尾炎属实热血瘀者，疗效最佳，也可用于急性盆腔炎、输卵管结扎术后感染等属血分瘀热者。

4. 使用注意　原书谓："脉洪数，脓已成，不可下也。"但方后又有"有脓当下，如无脓当下血"之说。临床实践证明，本方对肠痈早期脓未成者，确有消痈散结之功；脓已成者，亦可加减运用。但无论脓未成或脓已成未溃，均应以实证、热证为诊断依据。对于重型急性化脓性或坏疽性阑尾炎、阑尾炎合并腹膜炎、婴儿急性阑尾炎、妊娠阑尾炎合并弥漫性腹膜炎、阑尾寄生虫病，以及老人、孕妇、体质过于虚弱等，均应禁用或慎用。

【附方】

1. 薏苡附子败酱散（东汉，张仲景，《金匮要略》）薏苡仁36克，附子8克，败酱草15克。水煎服。功用：排脓消肿。主治：肠痈内已成脓，身无热，肌肤甲错，

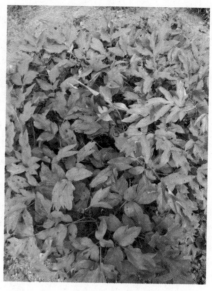

牡丹皮

腹皮急，如肿胀，按之濡软，脉数。

本方与大黄牡丹汤均治肠痈，但本方专于排脓消中，宜用于肠痈脓已成者；而大黄牡丹汤长于泻热破瘀，以肠痈脓未成者更为相宜。

2. 清肠饮（《辨证录》）　金银花三两（90克），当归二两（60克），地榆、麦冬、元参各一两（30克），薏苡仁五钱（15克），生甘草三钱（10克），黄芩二钱（6克）。水煎服。功用：活血解毒，滋阴泻火。主治：大肠痈。

大陷胸汤

◆张仲景　《伤寒论》

【组成】大黄（去皮）六两（10克），芒硝一升（10克），甘遂一钱匕（1克）。

【用法】上三味，以水六升，先煮大黄，取二升，去滓，内芒硝，煮一二沸，内甘遂末，温服一升。得快利，止后服。现代用法：水煎，溶芒硝，冲甘遂末服。

【功效】泻热逐水。

【主治】水热互结之结胸证。心下疼痛，拒按，按之硬，或从心下至少腹硬满疼痛，手不可近。伴见短气烦躁，

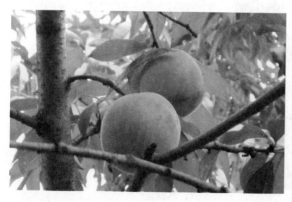

桃仁

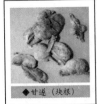
◆甘遂（块根）

◆生大黄

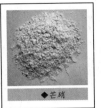
◆芒硝

大便秘结，舌上燥而渴，日晡小有潮热，舌红，苔黄腻或兼水滑，脉沉紧或沉迟有力。

【运用】

1. 辨证要点 本方为治疗大结胸证的常用方。临床应用以心下硬满、疼痛拒按、便秘、舌燥、苔黄、脉沉有力为辨证要点。

2. 现代运用 本方常用于急性胰腺炎、急性肠梗阻、渗出性胸膜炎、肝脓疡、胆囊炎、胆石症等属于水热互结者。

3. 使用注意 凡平素虚弱，或病后不任攻伐者，禁用本方。因本方为泻热逐水峻剂，既要防止利下过度，伤及正气，又要及时攻下，以防留邪为患。能否继续攻下，应视药后快利与否而定。

【附方】大陷胸丸（《伤寒论》）大黄半斤（12克），葶苈子（熬）、芒硝、杏仁（去皮尖，熬黑）各半升（9克）。上四味，捣筛二味，内杏仁、芒硝合研如脂，和散，取如弹丸一枚，别捣甘遂末一钱匕，白蜜二合，水二升，煮取一升。温顿服之，一宿乃下。如不下，更服，取下为效。功用：泻肺行水。主治：结胸证。胸中鞕满而痛，项强如柔痉状。

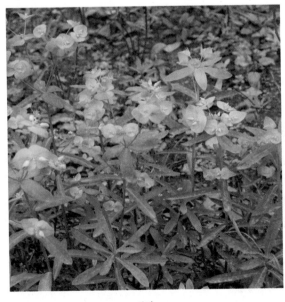
甘遂

厚朴三物汤

◆张仲景 《金匮要略》

【组成】大黄（酒洗）四两（12克），厚朴（炙，去皮）八两（24克），枳实（炙）五枚（5克）。

【用法】上三味，以水一斗二升，先煮二味，取五升，内大黄，煮取二升。温服一升，以利为度。

【功效】行气泻实，除满通便。

【主治】腹大满不通，疼痛居次，大便不通，小便不利，或气喘，或昏冒，或发热，舌红，苔黄，脉沉滑。

【运用】

1. 辨证要点 本方以腹大满不通、疼痛居次、大便不通、舌质红、苔黄、脉沉滑为辨证要点。

2. 加减变化 饮邪内结者，加泽泻、茯苓以渗利水饮；腹痛者，加延胡索、赤芍以凉血活血止痛；气滞者，加槟榔、青皮以行气导滞。

3. 现代运用 本方可用于治疗西医临床中的急性和慢性胃炎、肠胃功能紊乱、细菌性痢疾、胃扩张、肠胀气、慢性肠胃炎、肠梗阻等，还可辅助治疗支气管炎、肺气肿等。

4. 使用注意 脾胃虚弱证、阴虚证慎用本方。

厚朴大黄汤

◆张仲景 《伤寒论》

【组成】大黄六两（18克），厚朴一尺（30克），枳实四枚（4克）。

【用法】上三味，以水五升，煮取二升。分温再服。

【功效】泻热行气，化饮涤实。

【主治】胸脘腹胀满疼痛，短气不得卧，或气喘，大便不通，舌红，苔黄腻，脉滑。

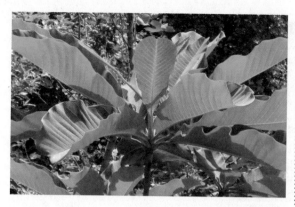

厚朴

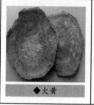
◆大黄

◆厚朴（皮）

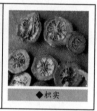
◆枳实

【运用】

1.辨证要点 本方以胸脘腹胀满或疼痛、短气、舌质红、苔黄或腻、脉滑为辨证要点。

2.加减变化 饮邪盛者，加半夏、陈皮以行气燥湿化饮；热盛者，加蒲公英、连翘以清热解毒；胸满者，加佛手、木香以行气除满。

3.现代运用 本方可用于治疗西医临床中的急性和慢性胃炎、肠麻痹、肠梗阻等。还可辅助治疗结核性腹膜炎、结核性胸膜炎、慢性支气管炎、急性支气管肺炎、肺气肿等。

4.使用注意 脾胃虚弱证、阴虚证慎用本方。

第二节 温下

大黄附子汤

◆张仲景 《金匮要略》

【组成】附子12克，大黄9克，细辛3克。

【用法】水煎服。

【功效】温里散寒，通便止痛。

【主治】寒积腹痛证。便秘腹痛，胁下偏痛，发热，手足不温，舌苔白腻，脉弦紧。

【运用】

1.辨证要点 本方为寒积里实而设。以腹痛、大便不通、苔白腻、脉紧弦为辨证要点。

2.加减变化 腹部胀满、舌苔厚腻、积滞较重者，可加木香、厚朴以加强行气导滞的作用；腹痛甚者，可加肉桂以温里止痛；体虚较甚，可加当归、党参以益气养血。

3.现代运用 胆绞痛、慢性痢疾、胆囊术后综合征、尿毒症等属寒积里实者，可予本方加减治之。

4.使用注意 使用时大黄用量一般不超过附子。

温脾汤

◆孙思邈 《备急千金要方》

【组成】大黄五两（15克），当归、干姜各三两（各9克），附子、人参、芒硝、甘草各二两（各6克）。

【用法】上七味，㕮咀，以水七升，煮取三升，分服，一日三次。现代用法：水煎服。

【功效】攻下冷积，温补脾阳。

【主治】阳虚寒积证。腹痛便秘，脐下绞结，绕脐不止，手足不温，苔白不渴，脉沉弦而迟。

【运用】

1.辨证要点 本方为治疗脾阳不足、寒积中阻的常用方。临床应用以腹痛、便秘、手足不温、苔白、脉沉弦为辨证要点。

2.加减变化 腹中冷痛，加吴茱萸、肉桂以增强温中祛寒的功效；腹中胀痛者，加木香、厚朴以行气止痛。

3.现代运用 本方常用于急性单纯性肠梗阻或不全梗阻等属中阳虚寒、冷积内阻者。

【附方】保赤散（《中国药典》）炒六神曲、朱砂各250克，巴豆霜150克，制天南星400克。依法制为散剂，每瓶

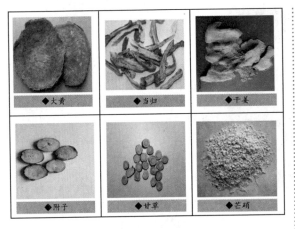

◆大黄　　◆当归　　◆干姜

◆附子　　◆甘草　　◆芒硝

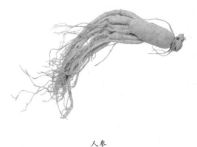

人参

【主治】寒积急证。猝然心腹胀痛，痛如锥刺，气急口噤，大便不通，甚或暴厥，苔白，脉沉而紧。

【运用】

1. 辨证要点　本方为治疗寒积急证的代表方。以猝然心腹胀痛、大便不通、苔白、脉沉实为辨证要点。

2. 加减变化　本方重在攻除冷积，服药后吐或泻，是邪去之象，故方后云："当腹中鸣，即吐下便差"。若服药后不下，或下之不快，可服热粥以助药力。

3. 现代运用　本方常用于食物中毒、急性单纯性肠梗阻等证属寒实内结、病势急暴、体质尚强者。

4. 使用注意　巴豆毒性较大，对胃肠刺激较强，当依据病情轻重选择剂量。孕妇、年老体弱者，均当慎用。若服用本方后泻下较剧烈，可以食用冷粥止泻。

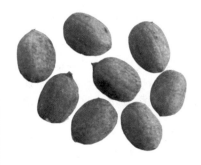

巴豆

装 0.09 克，1 ～ 12 个月小儿，每次服 0.09 克，2 ～ 4 岁，每次服 0.18 克。功用：消食导滞，化痰镇惊。主治：小儿冷积，停乳停食，腹部胀满，大便秘结，痰多，惊悸不安。

三物备急丸

◆张仲景 《金匮要略》

【组成】大黄、干姜、巴豆（去皮心，熬，外研如脂）各一两（30 克）。

【用法】上药各需精新，先捣大黄、干姜为末，研巴豆内中，合治一千杵，用为散，蜜和丸亦佳，密器中贮之，莫令歇。主心腹诸卒暴百病，若中恶客忤，心腹胀痛，卒痛如锥刺，气急口噤，停尸卒死者，以暖水若酒服大豆许三、四丸，或不下，捧头起，灌令下咽，须臾当差；如未差，更与三丸，当腹中鸣，即吐下便差；若口噤，亦需折齿灌之。现代用法：为丸剂，成人每服 0.6 ～ 1.5 克，用米汤或温开水送下；若口噤不开者，用鼻饲法给药。

【功效】攻逐寒积。

三物白散

◆张仲景 《伤寒论》

【组成】桔梗、贝母各三分（9 克），巴豆（去皮尖，熬黑，研如脂）一分（3 克）。

【用法】上三味，为散，内巴豆，更于白中杵之，与白饮和服。强人半钱匕，羸者减之。病在膈上必吐，在膈下必利，不利，进热粥一杯，利过不止，进冷粥一杯。身热皮粟不解，欲引衣自覆，若以水潠之、洗之，益令热劫不得出，当汗而不汗，则烦。假令汗出已，腹中痛，

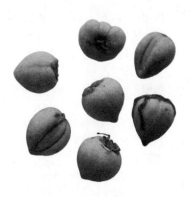

贝母

与芍药三两，如上法。

【功效】温逐寒饮，除痰散结。

【主治】胸中疼痛，短气，或心下石硬而疼痛，或从心下至少腹硬满疼痛而不可按，或咳，或喘，或恶寒，或不大便，舌淡，苔薄或腻，脉沉紧。

【运用】

1. 辨证要点　本方以胸胁脘腹疼痛而拒按、手足不温或咳嗽、舌质淡、苔白或腻、脉沉紧为辨证要点。

2. 加减变化　气虚者，加白术、人参以益气健脾；腹中痛者，加白芍以通络缓急舒筋。

3. 现代运用　本方可用于治疗西医临床中的肺脓疡、肺间质纤维化、支气管炎哮喘等，还可辅助治疗渗出性胸膜炎、渗出性腹膜炎、肝硬化腹水、肾小球肾炎、肾病综合征等。

4. 使用注意　痰热证慎用本方。

第三节　润下

麻子仁丸（脾约丸）

◆张仲景　《伤寒论》

【组成】麻子仁二升（500克），芍药、枳实（炙）各半斤（250克），大黄（去皮）一斤（500克），厚朴（炙，去皮）一尺（250克），杏仁（去皮尖，熬，别作脂）一升（250克）。

【用法】上六味，蜜和丸，如梧桐子大，饮服十丸，日三服，渐加，以知为度。现代用法：上药为末，炼蜜为丸，每次9克，每日1～2次，温开水送服。

亦可按原方用量比例酌减，改汤剂煎服。

【功效】润肠泄热，行气通便。

【主治】胃肠燥热，脾约便秘证。大便干结，小便频数。

【运用】

1. 辨证要点　本方为治疗胃肠燥热、脾津不足之"脾约"证的常用方，又是润下法的代表方。临床应用以大便秘结、小便频数、舌苔微黄少津为辨证要点。

2. 加减变化　痔疮出血属胃肠燥热者，可酌加地榆、槐花以凉血止血；痔疮便秘者，可加当归、桃仁以养血和血，润肠通便；燥热伤津较甚者，可加玄参、生地黄、石斛以增液通便。

3. 现代运用　本方常用于虚人及习惯性便秘、产后便秘、老人肠燥便秘、痔疮术后便秘等属胃肠燥热者。

4. 使用注意　本方虽为润肠缓下之剂，但含有攻下破滞之品，故年老体虚、津亏血少者不宜常服，孕妇慎用。

【附方】

1. 黄芪汤（《太平惠民和剂局方》）绵黄芪陈皮去白，各半两（各15克）。上为细末，每服三钱（6克），用火麻仁一合（5克）烂研，以水投取浆一盏，滤去滓，于银石器内煎，候有乳起，即入白蜜一大匙，再煎令沸，调药末，空心，食前服。秘甚者不过两服愈。常服即无秘涩之患，此药不冷不燥。功用：润肠益气通便。主治：年高老人大便秘涩。

2. 加味麻仁丸（《证治准绳》）大黄30克，白芍药、厚朴（姜汁炒）、当归、杏仁（去皮、尖）、麻仁、槟榔、

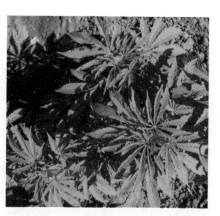

麻子仁

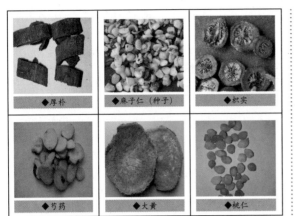

◆厚朴　◆麻子仁（种子）　◆枳实

◆芍药　◆大黄　◆桃仁

南木香、枳壳各15克，麝香少许。上药为末，蜜丸，熟水送下。功用：润肠通便。主治：关格，大小便不通。

3. 麻仁滋脾丸（《常用中成药》）大黄（制）160克，火麻仁、当归各80克，厚朴（姜制）、苦杏仁（炒）、枳实（麸炒）、郁李仁各40克，白芍30克。以上八味，除火麻仁、郁李仁、苦杏仁外，其余大黄等五味粉碎成细粉，再与火麻仁等共同粉碎成细粉，混匀，过筛。每100克粉末加炼蜜80～100克制成大蜜丸，即得。口服，每次1丸，每日2次。功用：润肠通便。主治：肠胃燥结，大便不通，腹胀满，或产后、病后津枯肠燥之便秘。

五仁丸

◆杨倓 《杨氏家藏方》

【组成】桃仁、杏仁（麸炒，去皮尖）各一两（15克），柏子仁半两（9克），松子仁一钱二分半（6克），

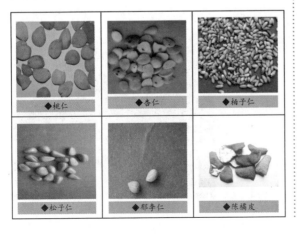

◆桃仁　◆杏仁　◆柏子仁

◆松子仁　◆郁李仁　◆陈橘皮

郁李仁（麸炒）一钱（5克），陈橘皮（别为末）四两（15克）。

【用法】将五仁别研为膏，入陈橘皮末同研匀，炼蜜为丸，如梧桐子大。每服三十丸至五十丸，食前米饮送下。更看虚实加减。现代用法：五仁研为膏，陈皮为末，炼蜜为丸。每服9克，每日1～2次，温开水送服；亦可作汤剂，水煎服。

【功效】润肠通便。

【主治】津枯便秘。大便干燥，艰涩难出，舌燥少津，脉细涩，以及年老或产后血虚便秘。

【运用】

1. 辨证要点　本方为治疗津枯肠燥便秘证的代表方。以大便秘结、口干渴饮、舌燥少津、脉细涩为辨证要点。

2. 加减变化　产后血虚便秘者，可加当归以养血润肠通便；便秘较甚者，可加麻子仁、瓜蒌仁以加强润肠通便的功效；兼腹胀者，可酌加枳壳、莱菔子以理气宽肠、通导大便。

3. 现代运用　本方常用于痔疮便秘、习惯性便秘、老年便秘等证属津枯肠燥者。

4. 使用注意　方中桃仁、郁李仁均能活血，孕妇慎用。

【附方】

1. 三仁丸（《脚气治法总要》）柏子仁30克，松子仁60克，麻子仁90克。上药研成膏为丸，如梧桐子大。每服10克，用米饮送下。功用：润肠通便。主治：老人津液不足，大便秘滞。

2. 五仁汤（《方剂学》）杏仁、柏子仁、郁李仁、瓜蒌仁、火麻。功用：润肠通便。主治：津枯肠燥，大便艰难，以及年老或产后血虚便秘。

3. 五仁润肠丸（《全国中药成药处方集》）生地黄、广皮各120克，桃仁（去皮）、火麻仁、苁蓉（酒蒸）、熟大黄、当归各30克，柏子仁15克，郁李仁、松子仁各9克。以上除五仁外，共为细粉，再将五仁串合一处，炼蜜为丸，9克重，蜡皮或蜡纸筒封固。每服一丸，开水送下。功用：养血滋阴，润肠通便。主治：阴虚血少，肠燥便秘。

济川煎

◆张景岳 《景岳全书》

【组成】当归三至五钱（9～15克），肉苁蓉（酒洗去成）二至三钱（6～9克），牛膝二钱（6克），泽泻一钱半（4.5克），枳壳一钱（3克），升麻五分至七分或一钱（1.5～3克）。

【用法】水一盏半，煎七分，食前服。现代用法：作汤剂，水煎服。

【功效】温肾益精，润肠通便。

【主治】肾阳虚弱，精津不足证。大便秘结，小便清长，腰膝酸软，头目眩晕，舌淡苔白，脉沉迟。

【运用】

1. 辨证要点 本方为温润通便、治疗肾虚便秘的常用方。临床应用以大便秘结、小便清长、腰膝酸软、舌淡苔白、脉沉迟为辨证要点。

2. 加减变化 《景岳全书》方后加减法提出："如气虚者，但加人参无碍；如有火加黄芩；若肾虚加熟地"；"虚甚者，枳壳不必用"，皆可供临床参考。

3. 现代运用 本方常用于老年便秘、习惯性便秘、产后便秘等属于肾虚精亏肠燥者。

4. 使用注意 凡热邪伤津及阴虚者忌用。

【附方】

1. 润肠丸（《脾胃论》）大黄（去皮）、当归（梢）、羌活各五钱（6克），桃仁（汤浸去皮尖）一两（9克），麻子仁（去皮取仁）一两二钱五分（15克）。除麻仁另研如泥外，捣，罗为细末，炼蜜为丸，如梧桐子大，每服五十丸，空心用白汤送下。功用：润肠通便，活血祛风。主治：饮食劳倦，风结、血结；大便秘结，或干燥闭塞不通，全不思食。

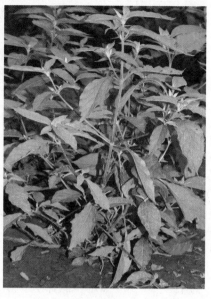

牛膝

2. 清宁丸（《中国药典》）大黄600克，绿豆、车前草、白术（炒）、黑豆、半夏（制）、香附（醋制）、桑叶、厚朴（姜制）、麦芽、陈皮、侧柏叶各25克，桃枝5克，牛乳50克，依法制为大蜜丸，每丸重9克，每次服1丸，水蜜丸每袋6克，每服1袋，每日1～2次。孕妇忌服。功用：清热消肿，泻火通便。主治：火毒内蕴的咽喉肿痛，口舌生疮，头晕耳鸣，目赤牙痛，腹中胀满，大便秘结，辨证属于肠胃有热所致者。尤宜于形体肥盛，面色红赤而便秘者。服之能清热，泻火通便。孕妇忌服。

第四节 逐水

十枣汤

◆张仲景 《伤寒论》

【组成】芫花（熬）、甘遂、大戟各等份。

【用法】三味等份，各别捣为散。

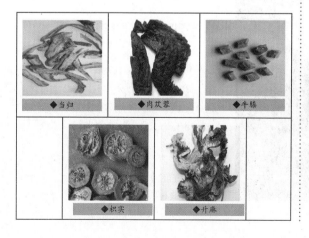

◆当归　◆肉苁蓉　◆牛膝
◆枳实　◆升麻

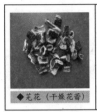
◆芫花（干燥花蕾）

◆甘遂

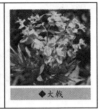
◆大戟

以水一升半，先煮大枣肥者十枚，取八合去滓，内药末。强人服一钱匕，羸人服半钱，温服之，平旦服。若下后病不除者，明日更服，加半钱，得快下利后，糜粥自养。现代用法：上三味等份为末，或装入胶囊，每服0.5～1克，每日1次，以大枣十枚煎汤送服，清晨空腹服。得快下利后，糜粥自养。

【功效】攻逐水饮。

【主治】

1.悬饮。咳唾胸胁引痛，心下痞硬胀满，干呕短气，头痛目眩，或胸背掣痛不得息，舌苔滑，脉沉弦。

2.水肿。一身悉肿，尤以身半以下为重，腹胀喘满，二便不利。

【运用】

1.辨证要点 本方为泻下逐水的代表方，又是治疗悬饮及阳水实证的常用方。临床应用以咳唾胸胁隐痛或水肿腹胀、二便不利、脉沉弦为辨证要点。

2.现代运用 本方常用于肝硬化、渗出性胸膜炎、结核性胸膜炎、慢性肾炎所致的胸水、腹水或全身水肿以及晚期血吸虫病所致的腹水等属于水饮内停里实证者。

3.使用注意 本方作用峻猛，只可暂用，不宜久服。若精神胃纳俱好，而水饮未尽去者，可再投本方；若泻后精神疲乏，食欲减退，则宜暂停攻逐；若患者体虚邪实，又非攻不可者，可用本方与健脾补益剂交替

使用，或先攻后补，或先补后攻。使用本方应注意四点：一是三药为散，大枣煎汤送服；二是于清晨空腹服用，从小量开始，以免量大下多伤正，若服后下少，次日加量；三是服药得快利后，宜食糜粥以保养脾胃；四是年老体弱者慎用，孕妇忌服。

【附方】

1.疏凿饮子（《重订严氏济生方》）羌活、秦艽、槟榔、大腹皮、商陆、茯苓皮、椒目、木通、泽泻、赤小豆、姜皮各等份。水煎服。功用：行气逐水。主治：遍身水肿，二便不利，喘促短气。

2.己椒苈黄丸（《金匮要略》）防己、椒目、葶苈子、大黄各等份，共研细面，炼蜜为丸，每次服1丸。功用：逐水通便。主治：水走肠间，饮邪内结，腹满便秘，口舌干燥。可用于肺源性心脏病的水肿、慢性肾炎、肝硬化腹水等辨证属于实证者。

3.深师朱雀汤（《外台秘要》）芫花、甘遂、大戟各等份，大枣十二枚。芫花、甘遂、大戟研细末，或装入胶囊，每服0.5～1克，每日1次，清晨空腹时，以大枣煎汤送服。功用：攻逐水饮。主治：久病癖饮，停痰不消，在胸膈上液液，时头眩痛，苦挛，眼睛、身体、手足、十指甲尽黄，亦疗胁下支满饮，辄引胁下痛。

禹功散

◆张从正 《儒门事亲》

【组成】黑牵牛（头末）四两（12克），茴香（炒）一两（3克）。

【用法】上为细末。以生姜自然汁调一二钱，临卧服。现代用法：二药为散，每服3克，食后临卧，以生姜汁或温开水送服。

【功效】逐水通便，行气消肿。

【主治】阳水。遍身浮肿，腹胀喘满，大便秘结，小便不利，脉沉有力；水疝，阴囊肿胀，坠重而痛，囊湿汗出，

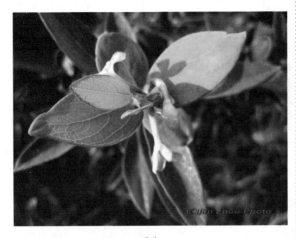
芫花

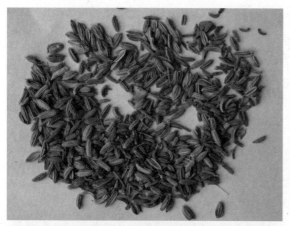

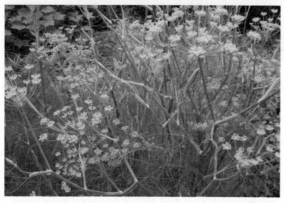

茴香

小便短少。

【运用】

1. 辨证要点　本方为逐水行气消肿之剂。以遍身浮肿、或阴囊肿胀、二便不利、脉沉有力为辨证要点。

2. 现代运用　本方常用于肝硬化腹水、肾炎水肿、睾丸鞘膜积液，见有二便不利、脉沉有力等证属水气内聚者。

3. 使用注意　孕妇及年老体弱者慎用。

【附方】导水丸（《黄帝素问宣明方论》）　黑牵牛（另取头末）、滑石各四两（12克），大黄、黄芩各二两（6克）。上为细末，滴水为丸，如梧桐子大。每服五十丸（6克），或加至百丸（12克），临卧温水送下。功用：泻热逐水。主治：水肿。遍身浮肿，二便不利，口渴，溲赤，脉数。或湿热腰痛，痰湿流注身痛。

导水丸与禹功散。均以牵牛子为君药，主治水湿壅盛之水肿，见有二便不利者。导水丸配伍滑石、大黄，其通利二便之力较强，且有清热之功，主治水肿湿热之证；禹功散配伍少量茴香，意在逐水之力专，且能行气止痛，主治水肿实证属水气内聚者。

第五节　攻补兼施

黄龙汤

◆陶华　《伤寒六书》

【组成】芒硝12克，大黄、当归各9克，枳实、人参各6克，厚朴、甘草各3克（原书未著用量）。

【用法】水二盅，姜三片，枣二枚，煎之后，再入桔梗煎一沸，热服为度。现代用法：上药加桔梗3克、生姜三片、大枣二枚水煎，芒硝溶服。

【功效】攻下通便，补气养血。

【主治】阳明腑实，气血不足证。自利清水，色纯青，或大便秘结，脘腹胀满，腹痛拒按，身热口渴，神疲少气，谵语，甚则循衣摸床，撮空理线，神昏肢厥，舌苔焦黄或焦黑，脉虚。

【运用】

1. 辨证要点　本方为攻补兼施的代表方，又是治疗阳明腑实兼气血不足证的常用方。临床应用以大便秘结或自利清水、脘腹胀满、身热口渴、神倦少气、舌苔焦黄或黑、脉虚为辨证要点。

2. 加减变化　原注云："老年气血虚者，去芒硝"，以减缓泻下之力，示人以保护正气之意。或适当增加参、归用量以加强补虚扶正之力。

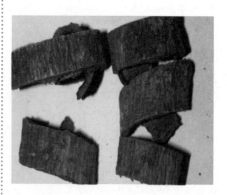

厚朴

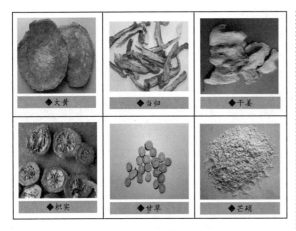

◆大黄　　◆当归　　◆干姜
◆枳实　　◆甘草　　◆芒硝

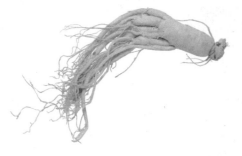

人参

3. 现代运用　本方常用于伤寒、副伤寒、流行性脑脊髓膜炎、乙型脑炎、老年性肠梗阻等属于阳明腑实而兼气血不足者。

【附方】

1. 承气养营汤（《瘟疫论补注》）　大黄、枳实、厚朴、白芍、知母、生地黄、当归（原书无用量）。水煎服。功用：养阴通下。主治：数下亡阴或高热阴耗，唇燥口裂、咽干多饮、发热、腹满痛拒按而便秘者。

2. 玉烛散（《儒门事亲》）　当归、川芎、熟地黄、白芍药、大黄、芒硝、甘草各等份。上锉，每服24克，水煎去滓，空腹时服。功用：养血清热，泻积通便。

主治：血虚里热，大便秘结；或妇人经候不通，腹胀作痛。

3. 新加黄龙汤（《温病条辨》）细生地黄、麦冬（连心）、玄参各五钱（15克），生大黄三钱（9克），生甘草二钱（6克），人参（另煎）、当归各一钱五分（4.5克），芒硝一钱（3克），海参（洗）二条（2条），姜汁六匙（6匙）。以水八杯，煮取三杯。先用一杯，冲参汁五分，姜汁二匙，顿服之。如腹中有响声，或转矢气者，为欲便也，候一二时不便，再如前法服一杯；候二十四刻不便，再服第三杯。如服一杯，即得便，止后服。酌服益胃汤一剂。余参或可加入。功用：泄热通便，滋阴益气。主治：热结里实，气阴不足证。大便秘结，腹中胀满而硬，神倦少气，口干咽燥，唇裂舌焦，苔焦黄或焦黑燥裂。

4. 玉烛汤（《医学衷中参西录》）生地黄六钱（18克），生黄耆五钱（15克），玄参、知母各四钱（12克），当归、香附（醋炒）各三钱（9克），柴胡、甘草各一钱五分（4.5克）。主治：妇女寒热往来，或先寒后热，汗出热解，或月事不调，经水短少。

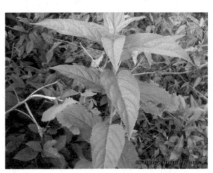

玄参

第三章

和解剂

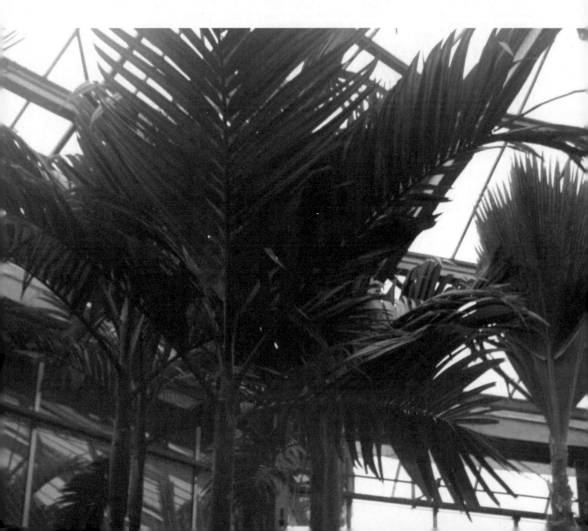

第一节　和解少阳

小柴胡汤

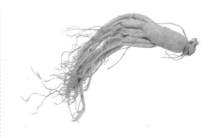

人参

◆张仲景 《伤寒论》

【组成】柴胡12克，黄芩、半夏、生姜各9克，人参6克，炙甘草5克，大枣四枚。

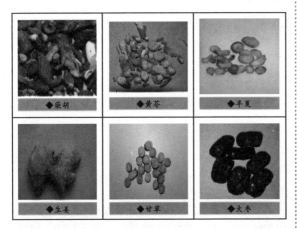

◆柴胡　◆黄芩　◆半夏

◆生姜　◆甘草　◆大枣

【用法】水煎服。

【功效】和解少阳。

【主治】

1. 伤寒少阳证。往来寒热，胸胁苦满，默默不欲饮食，心烦喜呕，口苦，咽干，目眩，舌苔薄白，脉弦。

2. 妇人伤寒，热入血室，以及疟疾、黄疸而见少阳证者。

【运用】

1. 辨证要点　本方为和解少阳之主方。临证以往来寒热、胸胁苦满、心烦喜呕、口苦、苔白、脉弦为辨证要点；亦用于妇人伤寒、热入血室以及疟疾、黄疸和内伤杂病而见少阳证者。

2. 加减变化　口渴者，是热伤津液，去半夏，加天花粉以生津止渴；胸中烦而不呕，为热聚于胸，去人参、半夏，加瓜蒌以清热理气宽胸；不渴，外有微热，是表邪仍在，宜去人参，加桂枝以解表；咳者，是素有肺寒留饮，宜去大枣、人参、生姜，加五味子、干姜以温肺止咳；腹中痛，是肝气乘脾，宜去黄芩，加芍药以柔肝缓急止痛；心下悸，小便不利，是水气凌心，

应去黄芩，加茯苓以淡渗利水。

3. 现代运用　本方常用于治疗感冒、流感、慢性肝炎、肝硬化、疟疾、胸膜炎、胆囊炎、胆结石、急性胰腺炎、胸膜炎、睾丸炎、胆汁反流性胃炎、胃溃疡等病见有少阳证者。

4. 使用注意　本方柴胡轻清升散，用量较重，半夏、生姜又偏温燥，故对肝火偏盛、阴虚血少、吐衄及上盛下虚、肝胆偏亢等，均不宜使用。

【附方】

1. 柴胡桂枝干姜汤（《伤寒论》）柴胡半斤（24克），栝蒌根四两（12克），桂枝（去皮）、黄芩各三两（9克），干姜、牡蛎（熬）、甘草（炙）各二两（6克）。上七味，以水一斗二升，煮取六升，去滓，再煎取三升，温服一升，日三服。初服微烦，复服，汗出便愈。功用：和解少阳，温化水饮。主治：伤寒邪入少阳，兼有寒饮。胸胁满微结，小便不利，渴而不呕，但头汗出，往来寒热，心烦。亦治疟疾寒多微有热，或但寒不热者。

2. 柴胡加龙骨牡蛎汤（《伤寒论》）柴胡四两（12克），半夏（洗）二合半（9克），大黄二两（6克），龙骨、牡蛎（熬）、生姜（切）、人参、桂枝（去皮）、茯苓各一两半（各4.5克），黄芩一两（3克），铅丹一两半（1克），大枣（擘）六枚（2枚）。上十二味，以水八升，煮取四升，内大黄，切如棋子，更煮一两沸，去渣，温服一升。功用：和解少阳，通阳泻热，重镇安神。主治：少阳气郁津凝，热扰心神。胸满烦惊，小便不利，谵语，一身尽重，不可转侧。

3. 柴胡枳桔汤（《重订通俗伤寒论》）川柴胡、青子芩各一钱至一钱半（4克），枳壳、姜半夏、新会皮各钱半（4.5克），

鲜生姜、桔梗、雨前茶各一钱（3克）。功用：和解表里。主治：往来寒热，两头角痛，耳聋目眩，胸胁满痛，舌苔白滑，脉右弦滑，左弦而浮大。

大柴胡汤

◆张仲景 《金匮要略》

【组成】柴胡、生姜（切）各五两（15克），黄芩、芍药各三两（9克），半夏（洗）半升（9克），枳实（炙）四枚（9克），大黄二两（6克），大枣（擘）十二枚（4枚）。

【用法】上八味，以水一斗二升，煮取六升，去滓，再煮，温服一升，日三服。现代用法：水煎2次，去滓，再煎，分2次温服。

【功效】和解少阳，内泻热结。

【主治】少阳阳明合病。往来寒热，胸胁苦满，呕不止，郁郁微烦，心下痞硬，或心下满痛，大便不解或协热下利，舌苔黄，脉弦数有力。

【运用】

1.辨证要点 本方为治疗少阳阳明合病的常用方。临床应用以往来寒热、胸胁苦满、心下满痛、呕吐、便秘、苔黄、脉弦数有力为辨证要点。

2.加减变化 胁痛剧烈者，可加延胡索、川楝子以行气活血止痛；兼黄疸者，可加栀子、茵陈以清热利湿退黄；胆结石者，可加海金沙、金钱草、鸡内金、郁金以化石。

3.现代运用 本方常用于急性胰腺炎、急性胆囊炎、胆石症、胃及十二指肠溃疡等属少阳阳明合病者。

【附方】厚朴七物汤（《金匮要略》）厚朴半斤（24克），生姜五两（15克），枳实五枚（12克），甘草、大黄各三两（9克），桂枝二两（6克），大枣十枚（4枚）。上七味，以水一斗，煮取四升，温服八合，日三服。功用：解肌发表，行气通便。主治：外感表证未罢，里实已成。腹满，大便不通。发热，脉浮而数。

蒿芩清胆汤

◆俞根初 徐荣斋 《重订通俗伤寒论》

【组成】青蒿、黄芩各6克，淡竹茹、赤茯苓、碧玉散（滑石、甘草、青黛，包煎）各9克，半夏、枳壳、陈皮各5克。

【用法】水煎服。

【功效】清胆利湿，和胃化痰。

【主治】少阳湿热证。寒热如疟，寒轻热重，口苦胸闷，吐酸苦水，或呕黄涎而黏，甚则干呕呃逆，胸胁胀痛，舌红苔白腻，脉滑。

【运用】

1.辨证要点 本方为治少阳湿热痰浊证的常用方剂。以寒热如疟、寒轻热重、胸胁胀闷、吐酸苦水、舌红苔白腻、脉弦滑数为辨证要点。

2.加减变化 湿重，加薏苡仁、藿香、白蔻仁以化湿浊；呕多，加苏叶、黄连以清热止呕；小便不利，加泽泻、车前子、通草以利小便。

3.现代运用 肠伤寒、盆腔炎、急性胆囊炎、钩端螺旋体病、胆汁反流性胃炎、急性黄疸型肝炎、肾盂肾炎等属少阳热重、湿热痰浊内阻者，均可以本方加减治疗。

【附方】加味小柴胡汤（《医宗金鉴》）柴胡、黄芩、人参、半夏、炙草、当归、生地黄、丹皮。加姜、枣水煎服。

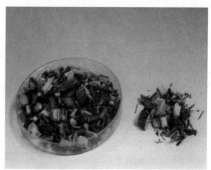

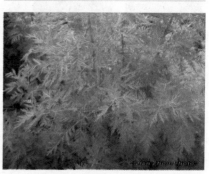

青蒿

功用：和解透邪，清热散结。主治：妇人中风，邪热未尽，适值经来，邪热乘虚入于血室，经水断而续来寒热，发作有时，如疟状者。

达原饮

◆ 吴有性 《温疫论》

【组成】槟榔二钱（6克），厚朴、知母、芍药、黄芩各一钱（3克），草果仁、甘草各五分（1.5克）。

【用法】上药用水二盅，煎八分，午后温服。现代用法：水煎服。

【功效】开达膜原，辟秽化浊。

【主治】温疫或疟疾，邪伏膜原证。憎寒壮热，或每日三次，或每日一次，发无定时，胸闷呕恶，头痛烦躁，脉弦数，舌边深红，舌苔垢腻，或苔白厚如积粉。

【运用】

1. 辨证要点　本方为治疗温疫初起或疟疾、邪伏膜原的常用方。临床应用以憎寒壮热、舌红苔垢腻如积粉为辨证要点。

2. 加减变化　兼腰背项痛，此邪热溢于太阳经，本方加羌活以引经；兼胁痛、耳聋、寒热、呕而口苦，此邪热溢于少阳经，本方加柴胡以引经；兼目痛、眉棱骨痛、眼眶痛、鼻干不眠，此邪热溢于阳明经，本方加干葛以引经。

3. 现代运用　本方常用于疟疾、流行性感冒、病毒性脑炎属温热疫毒伏于膜原者。

【附方】柴胡达原饮（《重订通俗伤寒论》）柴胡、生枳壳、川朴、青皮、黄芩各钱半（5克），槟榔二钱（6克），荷叶梗五寸（6克），苦桔梗一钱（3克），炙草七分（2克），草果六分（2克）。水煎服。功用：宣湿化痰，透达膜原。主治：痰湿阻于膜原证。胸膈痞满，心烦懊恼，头眩口腻，咳痰不爽，间日发疟，舌苔厚如积粉，扪之糙涩，脉弦而滑。

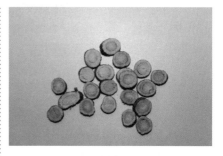

甘草

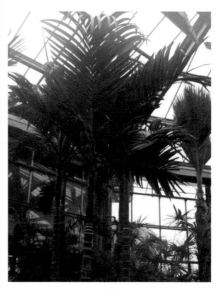

槟榔

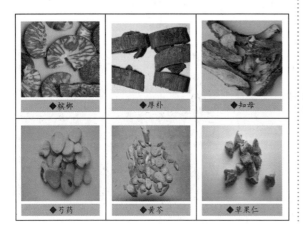

◆槟榔　◆厚朴　◆知母

◆芍药　◆黄芩　◆草果仁

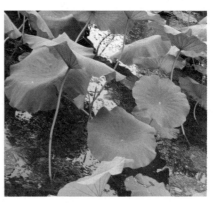

荷叶

清脾汤（又名清脾饮）

◆严用和 《济生方》

【组成】青皮、厚朴、白术、草果仁、柴胡、茯苓、半夏、黄芩、炙甘草各9克，生姜5片。

【用法】水煎服。

【功效】清热燥湿，化痰截疟。

【主治】疟疾，热多寒少，或但热不寒，膈满能食，口苦舌干，心烦渴饮，小便黄赤，大便秘结，舌苔黄腻，脉弦数。

【运用】

1. 辨证要点 本方以疟疾热多寒少或但热不寒、苔黄腻、脉弦数为辨证要点。

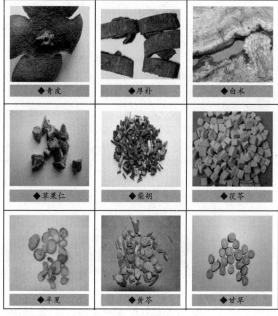

◆青皮　◆厚朴　◆白术
◆草果仁　◆柴胡　◆茯苓
◆半夏　◆黄芩　◆甘草

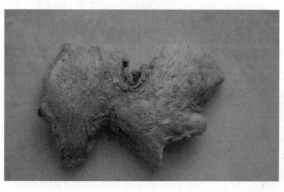

生姜

2. 加减变化 疟不止，加乌梅、常山；大渴，加知母、麦冬。

3. 现代运用 本方常用于治疗疟疾、胃肠炎等。

【附方】

1. 柴胡白虎汤（《明医指掌》）柴胡、黄芩、人参、半夏、甘草、生姜、大枣、石膏、知母、粳米。水煎服。功用：解少阳，清里热。主治：暴疟自汗烦渴。

2. 柴胡截疟饮（《医宗金鉴》）柴胡、黄芩、人参、半夏、甘草、常山、桃仁、槟榔、乌梅。加生姜、红枣同煎，煎后汤渣一并露宿一夜，次日加温，疟未发前一、二小时服之。功用：祛邪截疟，和解表里。主治：不足之人疟疾。

截疟七宝饮

◆杨倓 《杨氏家藏方》

【组成】常山、陈橘皮（白不去）、青橘皮（白不去）、槟榔、草果子仁、甘草（炙）、厚朴（去粗皮）、生姜汁（制）各等份（各6克）。

【用法】上件咬咀，每服半两，用水一碗，酒一盏，同煎至一大盏，去滓，露一宿，来日再烫温服。现代用法：用水酌加酒煎，疟发前2小时温服。

【功效】燥湿祛痰，理气截疟。

【主治】痰湿疟疾。寒热往来，数发不止，舌苔白腻，脉弦滑浮大。食疟，水土不服，山岚瘴气，寒热如疟，并皆治之。

【运用】

1. 辨证要点 本方为截疟的代表方，适用于疟疾数发、痰湿壅盛者。以寒热往来、舌苔白腻、脉弦滑浮大为辨证要点。

2. 加减变化 恶寒重，可加桂枝以散寒；呕吐，可加生姜、半夏以燥湿祛痰止呕；疟疾数发不止，必由气及血，形成癥积，可于本方中加入桃仁、五灵脂等活血祛瘀之品，防止疟母的形成。

3. 现代运用 本方常用于疟疾，证

属痰湿盛者。

【附方】何人饮（《景岳全书》）何首乌自三钱以至一两，随轻重用之（9～30克），以当归二三钱（6～9克）、人参三五钱或一两随宜（9～30克）、陈皮（大虚者不必用）二三钱（6～9克），煨生姜三片，多寒者用三五钱（9克）。水二盅，煎八分，于发前二三时温服之。若善饮者，以酒一盅浸一宿，次早加水一盅煎服妙，再煎不必用酒。现代用法：水煎，或酒水共煎，疟发前两小时服。功用：补气血，截虚疟。主治：疟疾久发不止，气血大虚，面色萎黄，神疲乏力，舌质淡，脉缓大而虚。

何人饮与截疟七宝饮均可治疗疟疾。何人饮以何首乌、人参、当归等益气养血之品为主，治疟疾久发不止，气血大虚者；截疟七宝饮以常山、槟榔、草果等截疟行气、燥湿祛痰之品为主，治疟疾或食疟等体壮痰湿较盛者。

第二节　调和肝脾

四逆散

◆张仲景　《伤寒论》

【组成】甘草（炙）、枳实（破，水渍，炙干）、柴胡、芍药各十分（6克）。

【用法】上四味，捣筛，白饮和服方寸匕，日三服。现代用法：水煎服。

【功效】透邪解郁，疏肝理脾。

【主治】

1.阳郁厥逆证。手足不温，或腹痛，或泄利下重，脉弦。

2.肝脾气郁证。胁肋胀闷，脘腹疼痛，脉弦。

【运用】

1.辨证要点　本方原治阳郁厥逆证，后世多用作疏肝理脾的基础方。临床应用以手足不温或胁肋、脘腹

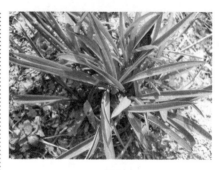
柴胡

疼痛、脉弦为辨证要点。

2.加减变化　悸者，加桂枝以温心阳；小便不利者，加茯苓以利小便；咳者，加干姜、五味子以温肺散寒止咳；有热者，加栀子以清内热；腹中痛者，加炮附子以散里寒；泄利下重者，加薤白以通阳散结；气郁甚者，加郁金、香附以理气解郁。

3.现代运用　本方常用于胆囊炎、慢性肝炎、胆石症、胆道蛔虫症、肋间神经痛、胃炎、胃溃疡、胃肠神经官能症、附件炎、输卵管阻塞、急性乳腺炎等属肝胆气郁、肝脾（或胆胃）不和者。

【附方】丹柏四逆散（《中医治法与方剂》）炙甘草、枳实、柴胡、芍药各等份，另加丹皮、黄柏。功用：清热疏肝，解痉行瘀。主治：急性阑尾炎。

逍遥散

◆太平惠民和剂局　《太平惠民和剂局方》

【组成】柴胡、当归、白芍、白术、茯苓各9克，炙甘草4.5克。

【用法】上药共为细末，每服6～12克，用生姜、薄荷少许煎汤冲服，每日3次；若作汤剂，用量按原方比例酌减。

【功效】疏肝解郁，养血健脾。

【主治】肝郁血虚脾弱证。两胁作痛，头痛目眩，口燥咽干，神疲食少，或寒热往来，或月经不调，乳房作胀，脉弦而虚。

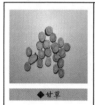
◆甘草

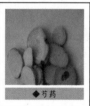
◆芍药

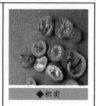
◆枳实

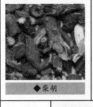
◆柴胡

◆当归

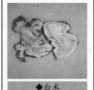
◆白术

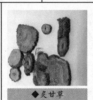
◆茯苓

◆炙甘草

【运用】

1. 辨证要点 本方为治疗肝郁血虚证的常用方剂。以两胁作痛、神疲食少、舌淡红、脉弦而虚为辨证要点。

2. 加减变化 血虚甚者，加熟地黄以养血；肝郁气滞较甚，加郁金、香附、陈皮以疏肝解郁；肝郁化火者，加栀子、丹皮以清热凉血。

3. 现代运用 本方常用于治疗慢性胃炎、慢性肝炎、经前期紧张症、更年期综合征、胃肠神经官能症、盆腔炎等属肝郁血虚、脾失健运者。

【附方】

1. 加味逍遥散（明·薛己，《内科摘要》） 柴胡、当归、白芍、白术、茯苓各9克，炙甘草4.5克，牡丹皮、栀子各3克。水煎服。功用：疏肝清热，和血调经。主治：肝脾血虚，化火生热，或烦躁易怒，或自汗盗汗，或头痛目涩，或颊赤口干，或月经不调，少腹作痛，或小腹坠胀，小便涩痛等。

2. 黑逍遥散（《医略六书·女科指要》） 柴胡、当归、白芍、白术、茯苓各9克，炙甘草4.5克，生地黄或熟地黄。功用：疏肝健脾，养血调经。主治：肝脾血虚证。临经腹痛，脉弦虚。

当归芍药散

◆ 张仲景 《金匮要略》

【组成】当归三两（9克），芍药一斤（48克），川芎、泽泻各半斤（24克），茯苓、白术各四两（12克）。

【用法】上六味，杵为散，取方寸匕，酒服。日三服。

【功效】养肝调脾，调理气血。

【主治】脘腹疼痛，或小腹疼痛，或腹中急痛，或绵绵作痛，胁肋胀痛，饮食不佳，大便不调，头目眩晕，

情志不畅，四肢困乏，舌淡，苔薄白，脉沉弦。

【运用】

1. 辨证要点 本方以胸胁脘腹疼痛或胀满、少气乏力、舌质淡、苔薄白、脉细或弦为辨证要点。

2. 加减变化 气郁不食者，加麦芽、香附以行气消食；气郁胁胀者，加枳实、柴胡以疏肝理气；气郁发热者，加川芎、栀子以清热行气理血。

3. 现代运用 本方可用于治疗西医临床中的慢性胃炎、慢性肝炎、胆结石、慢性胆囊炎等，还可辅助治疗脉管炎、冠心病心绞痛、淋巴结核、痈疽疔毒、习惯性流产、妊娠腹痛等。

4. 使用注意 痰热证、湿热蕴结证、瘀血证慎用本方。

【附方】柴胡疏肝汤（《准绳·类方》卷四引《医学统旨》） 柴胡、陈皮（醋炒）各二钱（6克），川芎、芍药、枳壳（麸炒）、香附各一钱半（4.5克），甘草（炙）五分（1.5克）。上作一服。水二钟，煎八分，食前服。功用：疏肝解郁，行气止痛。主治：因怒气郁而胁痛，寒热往来，痛而胀闷，不得俯仰，喜太息，脉弦。现用于神经官能症、中耳炎等。胁肋疼痛。肝实胁痛，不得转侧，喜太息。

麻黄升麻汤

◆ 张仲景 《伤寒论》

【组成】麻黄（去节）二两半（7.5克），升麻、当归各一两一分（3.7克），知母、黄芩、萎蕤各十八铢（2.2克），

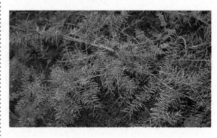
天冬

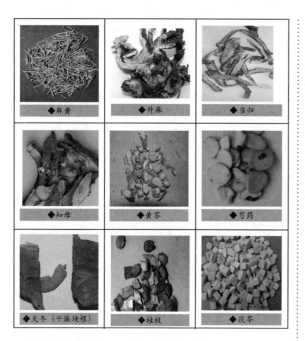

◆麻黄　　　◆升麻　　　◆当归

◆知母　　　◆黄芩　　　◆芍药

◆天冬（干燥块根）　◆桂枝　　◆茯苓

芍药、天冬（去心）、桂枝（去皮）、茯苓、甘草（炙）、石膏（碎，绵裹）、白术、干姜各六铢（0.8克）。

【用法】上十四味，以水一斗，先煮麻黄一两沸，去上沫，内诸药，煮取三稠去滓。分温三服。相去如炊三斗米顷，令尽，汗出愈。

【功效】发越肝阳，温暖脾阳。

【主治】与脾寒阳虚证相兼手足厥逆，咽喉不利，唾脓血，泄利不止，或口干，口渴，四肢困乏，寸脉沉迟，尺脉不至。

【运用】

1.辨证要点　本方以下利、手足不温、咽干、舌质淡或偏红、苔薄白或黄白相兼、脉沉迟为辨证要点。

2.加减变化　唾脓血明显者，加小蓟、白茅根以清热凉血止血；口苦者，加黄柏、黄连以清热泻火。

3.现代运用　本方可用于治疗西医临床中的慢性胃炎、慢性肝炎、慢性结肠溃疡性结肠炎等，还可辅助治疗肺脓疡、支气管炎、绝经期综合征等。

4.使用注意　瘀血证、痰湿证慎用本方。

枳实芍药散

◆张仲景　《金匮要略》

【组成】枳实（烧令黑，勿太过）、芍药各等份。

【用法】上二味，杵为散，服方寸匕，日三服。并主痈脓，以麦粥下之。

【功效】舒肝缓急，理气活血。

【主治】腹痛证胸胁脘腹胀痛，痛处固定，心烦，急躁，不得卧，或失胸中烦闷，或少腹痛，或恶露不尽，舌淡或暗，苔薄，脉弦或沉。

【运用】

1.辨证要点　本方以胸胁脘腹胀痛、痛处固定、心烦、不得卧、舌质淡或暗、苔薄、脉弦或沉为辨证要点。

2.加减变化　气滞者，加香附、陈皮以行气化滞；痛脓者，加桃仁、冬瓜子以活血排脓；瘀血明显者，加赤芍、当归以活血凉血。

3.现代运用　本方可用于治疗西医临床中的慢性胆囊炎、慢性肝炎、胆结石等，还可用辅助治疗淋巴结核、冠心病心绞痛、毛囊炎等。

4.使用注意　气血虚弱证慎用本方。

化肝煎

◆张景岳　《景岳全书》

【组成】青皮、陈皮、芍药各6克，丹皮、栀子、泽泻各4.5克，土贝母6～9克。

【用法】水煎服。

【功效】疏肝理气，泻热和胃。

【主治】怒气伤肝，气逆火动，胁痛胀满，胃脘灼痛，烦热口苦，或动血，舌红苔黄，脉弦数。

【运用】

1.辨证要点　本方以胁痛胀满、胃

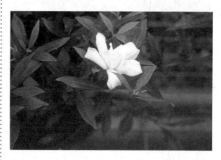

栀子

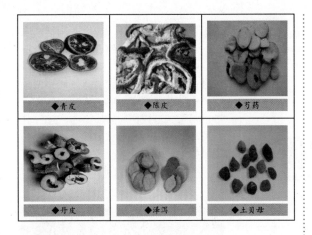

◆青皮　　　◆陈皮　　　◆芍药
◆丹皮　　　◆泽泻　　　◆土贝母

脘灼痛、烦热、舌红苔黄、脉弦数为辨证要点。

2. 加减变化　大小便下血者，加木通；便下血者，加地榆；火盛者，加黄芩；兼寒热者，加柴胡；胃痛泛酸，加左金丸；气滞胀痛，加香橼、佛手、绿萼梅；胁腹胀痛，加白芥子；胀滞多者，勿用芍药。

3. 现代运用　本方常用于治疗慢性肝炎、慢性浅表性胃炎、胸胁痛等。

【附方】

1. 解肝煎（《景岳全书》）　陈皮、半夏、厚朴、茯苓各45克，苏叶、芍药各3克，砂仁2.1克。水300毫升，加生姜三至五片，煎服。功用：疏肝理气，化湿畅中。主治：暴怒伤肝，气逆胀满者。

2. 疏肝理脾汤　柴胡、白术、首乌、丹参各12克，香附、泽泻各9克，党参15克，三七粉3克。水煎服。功用：疏肝理脾，养血活血。主治：肝气郁结而胁肋胀痛，心烦失眠；脾虚不运而脘闷食少，大便稀溏，神倦肢软等症。

痛泻要方

◆朱丹溪　《丹溪心法》

【组成】白术（炒）三两（90克），白芍药（炒）二两（60克），陈皮（炒）一两五钱（45克），防风一两（30克）。

【用法】上细切，分作八服，水煎或丸服。现代用法：作汤剂，水煎服，用量按原方比例酌减。

【功效】补脾柔肝，祛湿止泻。

【主治】痛泻证。肠鸣腹痛，大便泄泻，泻必腹痛，泻后痛减，反复发作，舌苔薄白，脉两关不调、弦而缓。

【运用】

1. 辨证要点　本方系治疗痛泻的常用方剂。以腹痛泄泻、泻则痛减、反复发作、脉弦而缓为辨证要点。

2. 加减变化　舌苔黄腻者，加黄连以清热；久泻者，加升麻，升清阳以止泻。

3. 现代运用　本方常用于治疗过敏性结肠炎、急性肠炎、慢性结肠炎、神经性腹泻、小儿消化不良腹泻等病属于肝旺脾虚者。

【附方】舒郁清肝饮（《中医妇科治疗学》）当归、白术、柴胡、香附（醋炒）、郁金、黄芩、丹皮各6克，白芍（酒炒）12克，山栀仁9克，甘草3克。水煎，温服。功用：舒肝解郁，活血调经。主治：经前胁胀腹痛，性急易怒，头晕，口苦而干，月经色红量多或有块状，舌质红，苔黄，脉弦数。

芍药甘草汤

◆张仲景　《伤寒论》

【组成】芍药、甘草（炙）各四两（12克）。

【用法】上二味，以水三升，煮取一升五合，去滓，分温再服。

【功效】益气养血舒筋。

【主治】筋脉拘急，肌肉疼痛或跳动，筋脉或关节屈伸不利，或关节活动疼痛，两目干涩，手足心热，或倦怠乏力，舌红，脉细弱。

【运用】

1. 辨证要点　本方以筋脉拘急或肌肉疼痛、或胃脘隐痛、舌质红、苔薄、脉细为辨证要点。

2. 加减变化　脘腹疼痛者，加延胡索、石斛、川楝子以益阴行气活血；大便干者，加玄参、生地黄以滋阴通便；阴虚者，加石斛、麦冬以滋补阴津。

3. 现代运用　本方可用于治疗西医临床中的胃痉挛、胃及十二指肠溃疡、萎缩性胃炎、慢性肝炎、过敏性肠炎、胆石症等。只要符合其主治病变证机，也可加减运用，辅助治疗如腓肠肌痉挛、颜面抽搐痉挛、脑卒中后肢体痉挛、血栓闭塞性脉管炎、腰扭伤、急性乳腺炎、慢性盆腔炎、急性附件炎等。

4. 使用注意 湿热肆虐证慎用本方。

芍药甘草附子汤

◆ 张仲景 《伤寒论》

【组成】芍药、甘草（炙）各三两（9克），附子（炮，去皮，破八片）一枚（5克）。

【用法】上三味，以水五升，煮取一升五合，去滓。分温三服。

【功效】扶阳益阴。

【主治】两胫拘急，或四肢关节筋脉僵硬，或手足麻木胀痛，指甲不荣，或胁痛，或目涩，恶寒，舌红，苔薄，脉细。

【运用】

1. 辨证要点 本方以两胫拘急、手足麻木或疼痛、指甲不荣、舌质红、苔薄、脉细为辨证要点。

2. 加减变化 脘腹疼痛者，加川楝子、延胡索、桂枝以温阳行气活血；大便干者，加玄参、生地黄以滋阴通便等；阴血虚者，加石斛、麦冬、当归以滋补阴津。

3. 现代运用 本方可用于治疗西医临床中的胃及十二指肠溃疡、萎缩性胃炎、胃扭转、胃痉挛、慢性肝炎、

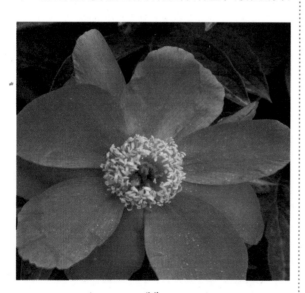

芍药

过敏性肠炎、肠粘连、急性水肿性胰腺炎、胆石症等。只要符合其主治病变证机，也可加减运用，辅助治疗如不宁腿综合征、颜面抽搐痉挛、腓肠肌痉挛、脑卒中后肢体痉挛、血小板减少性或过敏性紫癜关节损伤、骨质增生、急性乳腺炎、慢性盆腔炎、急性附件炎、荨麻疹、类风湿关节炎等。

4. 使用注意 瘀血证慎用本方。

奔豚汤

◆ 张仲景 《金匮要略》

【组成】甘草、川芎、当归、黄芩、芍药各二两（6克），半夏、生姜各四两（12克），生葛五两（15克），甘李根白皮一升（24克）。

【用法】上九味，以水二斗，煮取五升。温服一升，日三夜一服。

【功效】养肝平冲，清热降气。

【主治】腹痛，往来寒热，气从少腹上冲胸或至咽喉，发作欲死复还止，或情绪不隐，或急躁，舌红，苔薄黄，脉弦或数。

【运用】

1. 辨证要点 本方以腹痛、急躁或易怒、浊气上冲心胸、舌质红、苔薄黄或腻、脉数或弦为辨证要点。

2. 加减变化 咳嗽者，加葶苈子、紫苏子以降逆止咳；气郁者，加青皮、柴胡以理气下气；气冲明显者，加枳壳、桂枝以降气行气。

3. 现代运用 本方可用于治疗西医临床中的高血压、冠心病、心脑动脉硬化、脑梗死等，还可辅助治疗软肌腱损伤、组织损伤、类风湿关节炎、风湿性关节炎、骨质增生等。

4. 使用注意 阳虚证、寒湿证慎用本方。

【附方】升肝舒郁汤（《医学衷中参西录》） 生黄芪六钱（18克），当归、知母、生明乳香、生明没药各三钱（9克），

柴胡、川芎各一钱五分（4.5克）。主治：妇女阴挺，肝气虚弱，郁结不舒。

第三节　调和肠胃

半夏泻心汤

◆ 张仲景　《伤寒论》

【组成】半夏（洗）半升（12克），黄芩、干姜、人参、甘草（炙）各三两（9克），黄连一两（3克），大枣（擘）十二枚（4枚）。

【用法】上七味，以水一斗，煮取六升，去滓，再煎，取三升，温服一升，日三服。现代用法：水煎服。

【功效】寒热平调，消痞散结。

【主治】寒热错杂之痞证。心下痞，但满而不痛，或呕吐，肠鸣下利，舌苔腻而微黄。

【运用】

1. 辨证要点　本方为治疗中气虚弱、寒热错杂、升降失常而致肠胃不和的常用方，又是体现调和寒热、辛开苦降治法的代表方。临床应用以心下痞满、呕吐泻利、苔腻微黄为辨证要点。

2. 加减变化　湿热蕴积中焦、呕甚而痞、中气不虚或舌苔厚腻者，可去人参、大枣、甘草、干姜，加生姜、枳实以下气消痞止呕。

3. 现代运用　本方常用于急慢性胃肠炎、慢性结肠炎、慢性肝炎、早期肝硬化等属中气虚弱、寒热互结者。

4. 使用注意　本方主治虚实互见之证，若因气滞或食积所致的心下痞满，不宜使用。

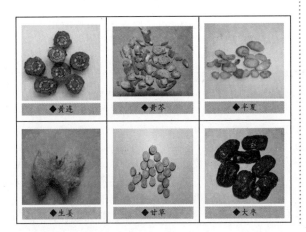

◆黄连　　◆黄芩　　◆半夏

◆生姜　　◆甘草　　◆大枣

【附方】生姜泻心汤（《伤寒论》）生姜（切）四两（12克），甘草（炙）、人参、黄芩各三两（9克），半夏（洗）半升（9克），干姜、黄连各一两（3克），大枣十二枚（4枚）。上八味，以水一斗，煮取六升，去滓，再煎，取三升，温服一升，日三服。功用：和胃消痞，宣散水气。主治：水热互结痞证。心下痞硬，干噫食臭，腹中雷鸣下利者。

生姜泻心汤即半夏泻心汤减干姜二两，加生姜四两而成。方中重用生姜，取其和胃降逆，宣散水气而消痞满，配合辛开苦降、补益脾胃之品，故能用治水热互结于中焦、脾胃升降失常所致的痞证。

大黄黄连泻心汤

◆ 张仲景　《伤寒论》

【组成】大黄二两（6克），黄连一两（3克）。

【用法】上二味，以麻沸汤二升，渍之，须臾，绞去滓。分温再服。

【功效】泄热，消痞，和胃。

【主治】心下痞满，按之濡软，或胃脘满痛以满为主，或胸脘腹疼痛，舌红，苔黄，脉数。

【运用】

1. 辨证要点　本方以心下痞满、按之濡软、口干或口苦、舌质红、苔黄、脉数为辨证要点。

2. 加减变化　咳嗽者，加石膏、麻黄以清宣肺热；出血者，加棕榈、茜草以收敛止血；胃胀者，加厚朴、枳实以行气消胀；大便干结者，加芒硝、大黄以泻热通下。

3. 现代运用　本方可用于治疗西医临床中的急慢性胃肠炎、急性胆囊炎、上消化道出血等。只要符合其主治病变证机，也可加减运用，辅助治疗如高脂血症、肺结核出血、脑血栓形成、血管硬化、精神分裂症、三叉神经痛等。

4. 使用注意　脾胃虚寒证、阳虚证

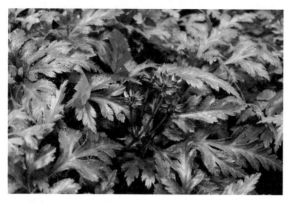

黄连

慎用本方。

【附方】黄连汤（《伤寒论》） 黄连（三两）、制半夏（半升）、炙甘草（三两）、干姜（三两）、桂枝（三两）各9克，人参（二两）6克，大枣十二枚（4枚），水煎服。功用：平调寒热，和胃降逆。主治：寒热不调引起的胸中烦热，痞闷不舒，气逆上冲，恶心呕吐，腹痛，或肠鸣腹泻等。可用于急性胃炎或消化不良，胸脘痞闷，泛恶，腹痛腹泻，舌苔白滑，脉弦等匕热下寒者。

大黄甘草汤

◆ 张仲景 《金匮要略》

【组成】大黄四两（12克），甘草一两（3克）。

【用法】上二味，以水三升，煮取一升，分温再服。

【功效】清热泻实，和胃降逆。

【主治】口干，口渴，口苦，呕吐或食已即吐，或大便干，或心烦，舌红。苔黄，脉滑或数。

【运用】

1. 辨证要点 本方以食已即吐、口干、口苦、舌质红、苔薄黄、脉数为辨证要点。

2. 加减变化 呕吐者，加半夏、竹茹以降逆止呕；胃热明显者，加石膏、黄连以清泻胃热；气滞者，加枳实、柴胡以疏肝行气。

3. 现代运用 本方可用于治疗西医临床中的幽门水肿、急性胃炎、急性食管炎、急性胆囊炎等。只要符合其主治病变证机，也可加减运用，辅助治疗肾病综合征、慢性肾炎、传染性脓疱疮等。

4. 使用注意 胃寒证、阳虚证慎用本方。

【附方】甘草泻心汤（东汉，张仲景，《伤寒论》）甘草（炙）四两（60克），黄芩、干姜各三两（45克），黄连一两（15克），半夏（洗）半升（50克），大枣（擘）十二枚。水煎服。功用：益气和胃，消痞止呕。主治：胃气虚弱，腹中雷鸣下利，水谷不化，心下痞硬而满，干呕心烦不得安等。

竹皮大丸

◆ 张仲景 《金匮要略》

【组成】生竹茹、石膏各二分（6克），桂枝、白薇各一分（3克），甘草七分（21克）。

【用法】上五味，末之，枣肉和丸如弹子大，以饮服一丸，日三夜二服。有热者倍白薇，烦喘者加柏实一分。

【功效】清热和胃，补虚通阳。

【主治】恶心，呕吐，心烦，四肢倦怠，乏力，或口干，或大便干，或小便赤，舌红少津，脉虚数。

【运用】

1. 辨证要点 本方以恶心、呕吐或脘腹不适、气短乏力、舌红少津、脉虚数为辨证要点。

2. 加减变化 心烦、气喘者，加柏子仁（柏实）以除烦平喘；胃中热盛者，加大白薇用量以清泻胃热；气逆明显者，加半夏、生姜以降逆和胃；气虚者，加人参、白术以补益脾胃。

3. 现代运用 本方可用于治疗西医临床中的妊娠中毒症、妊娠呕吐、病毒性肝炎、急性胃炎、反流性食管炎、消化性溃疡等，还可辅助治疗膀胱炎、胰腺炎、肾病综合征、流行性感冒等。

4. 使用注意 脾胃寒证慎用本方。

【附方】附子泻心汤（《伤寒论》）大黄二两（30克），黄连、黄芩各一两（15克），附子（炮，去皮，破，别煎取汁）一枚。原方四味，切三味，以麻沸汤二升渍之，须臾，绞去渣，内附子汁，分温再服。功用：泄热消痞，扶阳固表。主治：心下痞而复恶寒汗出者。

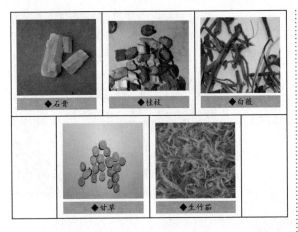

◆石膏　　◆桂枝　　◆白薇

◆甘草　　◆生竹茹

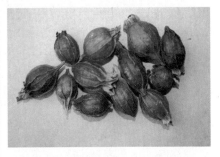

栀子

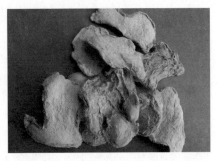

干姜

本方主治之心下痞属于热痞，乃因无形邪热结于心下（胃脘部），气滞不通而成。恶寒汗出乃表阳虚所致。热痞兼表阳虚，若纯以清热，则阳气更衰；纯以扶阳，则邪热更甚，故取寒温并用，攻补兼施之法。

方中大黄、黄芩、黄连均为苦寒之品，气厚味重，若用煎煮法，必走肠胃而泻下。故不用煎煮，而用麻沸汤（即沸水）渍之，须臾绞汁，取其味薄气轻，清泄上部无形邪热，而奏消痞之功，不欲其泻下也。附子另煎取汁，取其辛热之性，醇厚之味，而有温阳固表之效。正如尤在泾所说："方以麻沸汤渍寒药，别煮附子取汁合而与服，则寒热异其气，生熟异其性，药虽同行而功则各奏，乃先圣之妙用也。"

栀子干姜汤

◆张仲景　《伤寒论》

【组成】栀子（擘）十四枚（14克），干姜二两（6克）。

【用法】上二味，以水三升半，煮取一升半，去滓。分二服，温进一服。得吐者，止后服。

【功效】清上温下，调和脾胃。

【主治】胃脘灼热或呕吐，心烦，口干，或身热，腹部畏寒，大便溏，舌淡或红，脉数或沉。

【运用】

1.辨证要点　本方以胃脘灼热、心烦、腹部畏寒、舌质淡或红、脉数或沉为辨证要点。

2.加减变化　胃热明显者，加石膏、黄连以清泻胃热；脾寒明显者，加桂枝、干姜以温脾散寒；呕吐者，加陈皮、半夏、竹茹以降逆止呕。

3.现代运用　本方可用于治疗西医临床中的急慢性

肠胃炎、食管炎、胆囊炎、慢性痢疾、胆石症急性发作、胆道蛔虫病感染等，还可用于治疗肋间神经痛、心肌炎、心肌缺血等。

4.使用注意　脾胃阴虚证慎用本方。

【附方】人参泻心汤（《温病条辨》）人参、干姜、生白芍各二钱（6克），黄连、黄芩各一钱五分（4.5克），枳实一钱（3克）。水五杯，煮取两杯，分两次服。滓再煮一杯服。功用：辛通苦降，清热化湿，益气护阴。主治：湿热，上焦未清，里虚内陷，神识如蒙，舌滑脉缓。

干姜黄连黄芩人参汤

◆张仲景　《伤寒论》

【组成】干姜、黄连、黄芩、人参各三两（9克）。

【用法】上四味，以水六升，煮取二升，去滓。分温再服。

【功效】苦寒清热，甘温益阳。

【主治】呕吐，食入口即吐，胃脘灼热，口苦，口干，大便溏或下利或泻下不消化食物，舌红，苔黄或腻，脉数或紧。

【运用】

1. 辨证要点　本方以呕吐或食入口即吐、胃脘灼热、口苦、口干、大便溏或下利、舌质红、苔黄或腻为辨证要点。

2. 加减变化　胃热明显者，加黄芩、黄连以清泻胃热；脾寒明显者，加桂枝、附子以温壮阳气散寒；气虚明显者，加山药、白术以益气健脾；呕吐者，加陈皮、半夏、竹茹以降逆止呕。

3. 现代运用　本方可用于治疗西医临床中的急慢性胃炎、慢性结肠炎、食管炎、慢性肝炎、慢性胆囊炎等，还可辅助治疗心肌炎、心肌缺血、肋间神经痛、慢性肾炎等。

4. 使用注意　脾胃阴虚证慎用本方。

升阳散火汤

◆李杲 《内外伤辨》

【组成】生甘草6克，防风7.5克，炙甘草9克，升麻、葛根、独活、白芍、羌活、人参各15克，柴胡

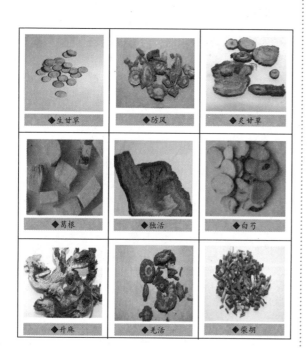

◆生甘草　　◆防风　　◆炙甘草

◆葛根　　◆独活　　◆白芍

◆升麻　　◆羌活　　◆柴胡

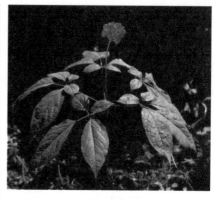

人参

24克。

【用法】上药研为粗末，每服15克，水煎服。也可作汤剂，水煎服。用量按原方比例酌情增减。

【功效】升阳散火解郁，益气和中祛风。

【主治】脾胃虚弱，过食生冷，抑遏阳气，火郁脾土而致发热倦怠，骨蒸劳热，扪之烙手，肋肋胀闷，脘腹疼痛，大便溏泄，中气下陷，内脏下垂，少气懒言，纳食减少，头痛恶寒，肢体酸重疼痛等。

【运用】

1. 辨证要点　本方以发热倦怠、胁肋胀闷、脘腹疼痛、泄泻、肢体酸重疼痛为辨证要点。

2. 加减变化　胃脘痛，加木香、延胡索、香附、砂仁；恶心呕吐，加竹茹、半夏、生姜、陈皮；功能性发热兼有暑湿，加鲜荷叶、淡竹叶、清水豆卷、藿香；疰夏兼湿阻纳呆，加厚朴、苍术、谷芽、陈皮、麦芽。

3. 现代运用　本方常用于治疗功能性发热、风湿痹痛、上呼吸道感染、慢性腹泻等。

4. 使用注意　凡属脾胃阴虚、胃火上炎者，均非本方所宜；脾胃虚寒者，也不可用本方。服药期间，忌寒凉之物及冷水月余。

第四章

清热剂

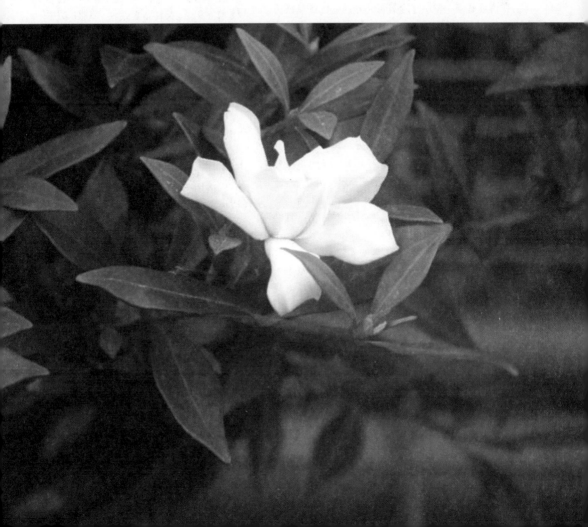

第一节　清气分热

白虎汤

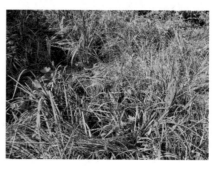

知母

◆ 张仲景　《伤寒论》

【组成】石膏（碎）一斤（50克），知母六两（18克），粳米六合（9克），甘草（炙）二两（6克）。

【用法】上四味，以水一斗，煮米熟汤成，去滓，温服一升，日三服。

【功效】清热生津。

【主治】气分热盛证。壮热面赤，烦渴引饮，汗出恶热，脉洪大有力。

【运用】

1. 辨证要点　本方为治阳明气分热盛证的基础方。临床应用以身大热、汗大出、口大渴、脉洪大为辨证要点。

2. 加减变化　兼阳明腑实，见大便秘结、神昏谵语、小便赤涩者，加芒硝、大黄以泻热攻积；气血两燔，引动肝风，见神昏谵语、抽搐者，加水牛角、羚羊角以凉肝熄风；消渴病而见烦渴引饮，属胃热者，可加天花粉、芦根、麦冬等以增强清热生津的功效。

3. 现代运用　本方常用于感染性疾病，如大叶性肺炎、流行性乙型脑炎、流行性出血热、牙龈炎以及小儿夏季热、糖尿病、风湿性关节炎等属气分热盛者。

4. 使用注意　表证未解的无汗发热，口不渴者；脉见浮细或沉者；血虚发热，脉洪不胜重按者；真寒假热的阴盛格阳证等均不可误用。

【附方】

1. 白虎加人参汤（东汉，张仲景，《伤寒论》）石膏30克，知母、粳米、人参各9克，炙甘草6克。水煎服。功用：清热泻火，益气生津。主治：气分热盛，津气两伤，大热烦渴，汗多气短，脉大无力。

2. 白虎加桂枝汤（东汉，张仲景，《金匮要略》）

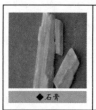
◆石膏

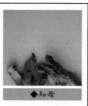
◆知母

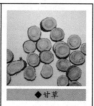
◆甘草

石膏30克，知母、桂枝各9克，炙甘草、粳米各6克。水煎服。功用：清热通络，和营卫。主治：温疟，其脉如平，身无寒但热，骨节疼痛，时呕及风湿热痹，症见壮热，气粗烦躁，关节肿痛，口渴，苔白，脉弦数。

3. 白虎加苍术汤（宋，朱肱，《类证活人书》）石膏30克，知母、苍术、粳米各9克，炙甘草6克。水煎服。功用：清热祛湿。主治：湿温病。身热胸痞，汗多，舌红苔白腻，脉濡缓；亦可用于风湿热痹，症见身大热，关节肿痛者。

白虎加人参汤、白虎加桂枝汤、白虎加苍术汤三方，均由白虎汤加味而成。其中白虎加人参汤，清热与益气生津并用，主治白虎汤证而见脉大无力属气津两伤者，亦可用于暑温热盛津伤之证；白虎加桂枝汤，功在清热和营，兼以通络，适用于白虎汤证兼有温、疟症状，或风湿热痹之证；白虎加苍术汤，清热与燥湿并用，主治白虎汤证兼见湿温病的胸痞，苔白腻之证。

竹叶石膏汤

◆ 张仲景　《伤寒论》

【组成】竹叶二把（6克），石膏一斤（50克），半夏（洗）半升（9克），麦冬（去心）一升（20克），人参、甘草（炙）各二两（6克），粳米半升（10克）。

【用法】上七味，以水一斗，煮取

六升，去滓，内粳米，煮米熟，汤成去米，温服一升，日三服。

【功效】清热生津，益气和胃。

【主治】伤寒、温病、暑病余热未清，气津两伤证。身热多汗，心胸烦闷，气逆欲呕，口干喜饮，或虚烦不寐，舌红苔少，脉虚数。

【运用】

1. 辨证要点　本方为治疗热病后期、余热未清、气阴耗伤的常用方。临床应用以身热多汗、气逆欲呕、烦渴喜饮、舌红少津、脉虚数为辨证要点。

2. 加减变化　胃火炽盛、消谷善饥、舌红脉数者，可加天花粉、知母以增强清热生津的功效；胃阴不足，胃火上逆，口舌糜烂，舌红而干，可加天花粉、石斛等以清热养阴生津；气分热犹盛，可加黄连、知母以增强清热的功效。

3. 现代运用　本方常用于流脑后期、夏季热、中暑等属余热未清、气津两伤者。糖尿病的干渴多饮属胃热阴伤者，亦可应用。

4. 使用注意　本方清凉质润，如内有痰湿或阳虚发热，均应忌用。

【附方】竹叶黄芪汤（《医宗金鉴》）人参、生黄芪、石膏（煅）、半夏（制）、麦冬、白芍、甘草、川芎、当归、黄芩各2.4克，生地黄6克，竹叶十片。上十二味，用水400毫升，加生姜三片、灯心二十根，煎至320毫升，空腹时温服。功用：清热解毒，益气养阴，调气和血。主治：痈疽发背，诸般疔毒，表里不实。热甚口中干大渴者。

栀子豉汤

◆张仲景　《伤寒论》

【组成】栀子（擘）十四个（14克），香豉（绵裹）四合（10克）。

【用法】上二味，以水四升，先煮栀子得二升半，内豉，煮取一升半，去滓。分为二服，温进一服。得吐者，止后服。

【功效】清宣郁热。

【主治】心烦，心中懊恼，卧起不安，或胸中窒，或胸中结痛，舌红，苔黄，脉数。

【运用】

1. 辨证要点　本方以心烦或心中懊恼、口苦、舌质红、苔薄黄、脉数为辨证要点。

2. 加减变化　口渴者，加知母、石膏以清热生津；

热扰胃气上逆者，加生姜以和胃降逆；邪热伤气者，加甘草以益气；心烦者，加竹叶、黄连以清热除烦。

3. 现代运用　本方可用于治疗西医临床中的急性胃炎、食管炎、胆囊炎等。只要符合其主治病变证机，也可加减运用，辅助治疗如心肌炎、脉管炎、过敏性紫癜等。

4. 使用注意　胃寒证、瘀血证、痰湿证慎用本方。

【附方】枳实栀子豉汤《伤寒论》枳实三枚，炙栀子十四枚，擘豉（绵裹）一升。原方三味，以清浆水七升，空煮取四升，内枳实、栀子，煮取二升，下豉，更煮五六沸，去滓，温分再服，复令微似汗。功用：清热除烦，行气消痞。主治：大病差后劳复，发热，心烦懊恼，心下痞者。亦治食复发热。

大病新差，但宜安养。若起居作劳，因复发热，谓之劳复。劳则生热，热气扰于胸中，故见发热、心烦懊恼、心下痞等证。

本方为栀子豉汤加重豆豉，再加枳实而成。方中枳实行气消痞，豆豉、栀子，清热除烦。劳复之病，热自内发，郁而不散，故重用豆豉以宣散之。

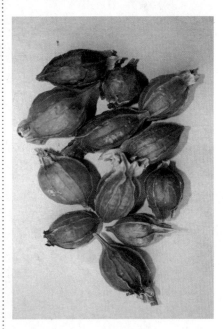

栀子

栀子甘草豉汤

◆ 张仲景 《伤寒论》

【组成】栀子（擘）十四个（14克），香豉（绵裹）四合（10克），甘草（炙）二两（6克）。

【用法】上三味，以水四升，先煮栀子、甘草得二升半，内豉，煮取一升半，去滓。分二服，温进一服。得吐者，止后服。

【功效】清宣郁热，和中益气。

【主治】伴有少气乏力者，或阳明热郁证伴有少气乏力者。

【运用】

1. 辨证要点　本方以心烦或心中懊恼、少气乏力、口苦、舌质红、苔薄黄、脉数为辨证要点。

2. 加减变化　咽喉不利者，加牛蒡子、薄荷以清利咽喉；气虚甚者，加白术、人参以益气补虚；郁热明显者，加黄芩、柴胡以清透郁热。

3. 现代运用　本方可用于治疗西医临床中的急性胃炎、食管炎、胆囊炎等。只要符合其主治病变证机，也可加减运用，辅助治疗如咽炎、腮腺炎、扁桃体炎、牙龈出血等。

4. 使用注意　胃寒证、瘀血证、痰湿证慎用本方。

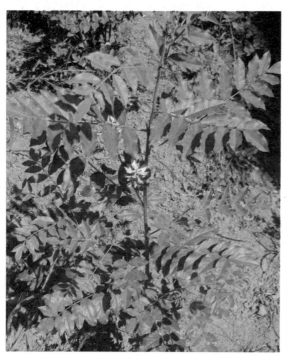

甘草

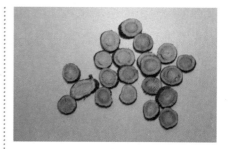

甘草

栀子生姜豉汤

◆ 张仲景 《伤寒论》

【组成】栀子（擘）十四个（14克），香豉（绵裹）四合（10克），生姜五两（15克）。

【用法】上三味，以水四升，先煮栀子、生姜得二升半，内豉，煮取一升半，去滓。分二服，温进一服。得吐者，止后服。

【功效】清宣郁热，降逆和胃。

【主治】伴有胃气上逆者或阳明热郁证伴有胃气上逆者。

【运用】

1. 辨证要点　本方以心烦或心中懊恼、恶心呕吐、口苦、苔薄黄、脉数为辨证要点。

2. 加减变化　胃痛者，加白芍、黄连以清热缓急止痛；呕吐甚者，加陈皮、竹茹以降逆止呕；郁热明显者，加黄芩、柴胡以清透郁热。

3. 现代运用　本方可用于治疗西医临床中的急性胃炎、食管炎、胆囊炎等。只要符合其主治病变证机，也可加减运

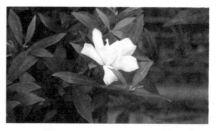

栀子

用，辅助治疗如咽炎、腮腺炎、扁桃体炎、牙龈出血等。

4.使用注意　胃寒证、瘀血证、痰湿证慎用本方。

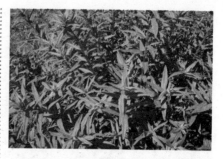
黄芩

栀子厚朴汤

◆ 张仲景　《伤寒论》

【组成】栀子（擘）十四个（14克），厚朴（炙，去皮）四两（12克），枳实（水浸），炙令黄四枚（4克）。

【用法】上三味，以水三升半，煮取一升半，去滓。分二服，温进一服。得吐者，止后服。

【功效】清热除烦，宽胸消满。

【主治】心烦，脘腹胀满或胸闷，卧起不安，或食欲缺乏，或呕吐，舌红，苔黄，脉数。

【运用】

1.辨证要点　本方以心烦或脘腹胀满、口渴、舌质红、苔薄黄、脉数为辨证要点。

2.加减变化　口苦者，加栀子、黄芩以清泻郁热；大便干者，加枳实、大黄以泻热通便；心烦明显者，加竹叶、知母以清心除烦。

3.现代运用　本方可用于治疗西医临床中的食管炎、急性胃炎、慢性胰腺炎、急慢性胆囊炎等。只要符合其主治病变证机者，也可加减运用，辅助治疗如心肌炎、肋间神经炎、心律失常、神经性头痛等。

4.使用注意　脾胃虚寒证、脾胃气虚证慎用本方。

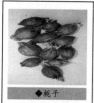
◆栀子

◆厚朴

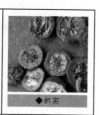
◆枳实

黄芩散

◆ 王怀隐　陈昭遇　《太平圣惠方》

【组成】黄芩、赤茯苓、麦冬各30克，石膏60克，葛根、甘菊花、炙甘草各15克。

【用法】上药共研为细末。每服9克，加豆豉6克、淡竹叶3克，水煎去渣；加生地黄汁60毫升，更煎服。

也可改作汤剂水煎服，用量按原方比例酌情增减。

【功效】清热生津除烦。

【主治】心胸烦热，头疼目涩，口舌肿痛，烦渴不止，舌红苔薄黄。

【运用】

1.辨证要点　本方以心胸烦热、口舌肿痛、头疼目涩、舌红苔薄黄为辨证要点。

2.加减变化　津伤口渴，加天花粉、石斛；小便短赤，加滑石、木通；大便秘结，加芒硝、大黄。

3.现代运用　本方常用于治疗牙龈肿痛、口腔溃疡、急性扁桃体炎等。

【附方】三物黄芩汤（《备急千金要方》）黄芩、苦参各6克，干地黄12克。水煎服。功用：清热泻火，滋阴养血。主治：产后血亏阴虚，风邪入里化热，四肢烦热，头不痛者。

第二节　清营凉血

清营汤

◆ 吴瑭　《温病条辨》

【组成】犀角2克，竹叶心3克，黄连5克，连翘、丹参各6克，麦冬、玄参、金银花各9克，生地黄15克。

【用法】水煎服，犀角磨汁冲服。

【功效】清营解毒，透热养阴。

【主治】热入营分证。身热夜甚，

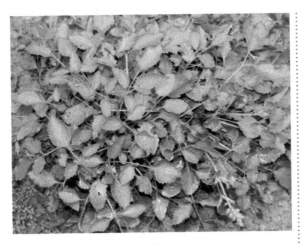

丹参

神烦少寐，时有谵语，目常喜开或喜闭，口渴或不渴，斑疹隐隐，舌绛而干，脉数。

【运用】

1. 辨证要点　本方为治疗温热病邪传入营分的代表方剂。以身热夜甚、时有谵语、斑疹隐隐、舌绛而干、脉数为辨证要点。

2. 加减变化　寸脉大、舌干较甚者，可去黄连，以免苦燥伤阴；兼热痰，可加天竺黄、竹沥、川贝母之属，清热涤痰；热陷心包而窍闭神昏者，可与安宫牛黄丸或至宝丹合用以清心开窍；营热动风而见痉厥抽搐者，可配用紫雪，或酌加钩藤、羚羊角、地龙以熄风止痉；营热多系由气分传入，如气分热犹盛，可重用连翘、金银花、黄连，或更加知母、石膏，以及板蓝根、大青叶、贯众之属，增强清热解毒的功效。

3. 现代运用　本方常用于乙型脑炎、流行性出血热、流行性脑脊髓膜炎、斑疹伤寒、败血症、肠伤寒等属营分热证者。

4. 使用注意　方中犀角现已禁用，临床可用水牛角代替，但药量宜重，每剂需 30 克以上。本方使用时需注意舌诊，舌绛苔白滑者，此为湿遏热伏之象，不可误投本方。

【附方】 清宫汤（《温病条辨》）　莲子心五分（2克），竹叶卷心、连翘心各二钱（6克），元参心、连心麦冬各三钱（9克），犀角（水牛角代）（30克）。水煎服。功用：清心解毒，养阴生津。主治：温病液伤，邪陷心包证。发热，神昏谵语。

"宫"乃心之宫城，即心包。本方证乃温热之邪陷入心营，逆传心包所致，故原书用药特点是犀角取尖，余皆用心，意取同类相投，心能入心，即以清心包之热，补肾中之水，且以解毒辟秽。用于上证，可使心营热清，水火交融，热毒清解，心神得安。若与清营汤相较，

则本方重在清心包之热，兼以养阴辟秽解毒；清营汤重在清营中之热，兼以透热转气，故所治各有不同。

清瘟败毒饮

◆余师愚　《疫疹一得》卷下

【组成】 生石膏 15～60 克，生地黄 9～30 克，犀角 1～3 克，黄连 3～9克，栀子、黄芩、知母、赤芍、玄参、连翘、丹皮各 9 克，桔梗、甘草、鲜竹叶各 6 克。

【用法】 水煎服。

【功效】 清热解毒，凉血泻火。

【主治】 瘟疫热毒，充斥内外，气血两燔，大热渴饮，头痛如劈，干呕狂躁，谵语神糊，视物昏瞀，或发斑疹，或吐血、鼻衄，四肢或抽搐，或厥逆，脉沉数，或沉细而数，或浮大而数，舌绛唇焦。

【运用】

1. 辨证要点　本方以大热烦渴、昏狂谵语、发斑吐衄、舌绛唇焦、脉沉数为辨证要点。

2. 加减变化　大渴不已，加天花粉，并重用石膏；咽喉肿痛，加射干、牛蒡子、山豆根；热毒发斑，加紫草、大青叶、升麻；大便秘结，加芒硝、大黄；抽搐，加羚羊角、钩藤；湿热发黄，加滑石、茵陈、泽泻、猪苓；头面肿大，加马勃、金银花、板蓝根、僵蚕、紫花地丁。

3. 现代运用　本方常用于治疗流行性乙型脑炎、流行性出血热、流行性脑脊髓膜炎、败血症、钩端螺旋体病、肺

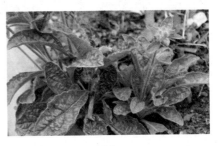

丹参

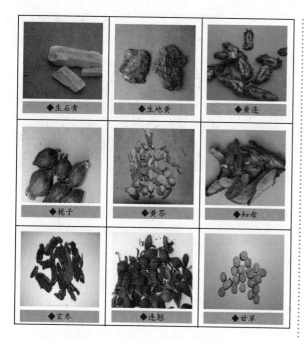

◆生石膏　◆生地黄　◆黄连

◆栀子　◆黄芩　◆知母

◆玄参　◆连翘　◆甘草

炎小儿急惊风、产后高热等。

4.使用注意　本方为大寒解毒、气血两清之剂，能损人阳气，故素体阳虚，或脾胃虚弱者忌用。

【附方】凉营清气汤（《喉痧症治概要》）犀角尖（磨冲）、川雅连各1.5克，薄荷叶、生甘草各2.4克，黑山栀、牡丹皮、京赤芍各6克，京元参、连翘壳各9克，鲜石斛、鲜生地黄各18克，生石膏24克，茅芦根各30克，鲜竹叶30张，金汁30毫升（冲服）。水煎服。功用：凉营清气。主治：痧麻虽布，壮热烦躁，渴欲冷饮，甚则谵语妄言，咽喉肿痛腐烂，脉洪数，舌红绛，或黑燥无津之重症。

犀角散

◆孙思邈　《备急千金要方》

【组成】犀角3克，黄连6克，升麻、栀子仁各9克，茵陈15克。

【用法】水煎服。

【功效】清热凉营，解毒退黄。

【主治】急黄，高热烦渴，或神昏谵语，或鼻衄、便血，或肌肤出现瘀斑。舌质红绛，苔黄而燥，脉弦滑数。

【运用】

1.辨证要点　本方以发病急骤、黄疸迅速加深、其色如金，高热烦渴，神昏、或出血、舌绛苔黄为辨证要点。

2.加减变化　神昏谵语，加服安宫牛黄丸或至宝丹；小便不利或出现腹水，加白茅根、木通、车前草、大腹皮；鼻衄、便血或肌肤发斑，加柏叶炭、地榆炭；急性黄疸型肝炎，可加丹皮、生地黄、石斛、玄参。

3.现代运用　本方常用于治疗重症肝炎、急性黄疸型肝炎等。

4.使用注意　脾胃虚寒者慎服。

【附方】

1.芩连四物汤（《古今医统》）川芎、当归、白芍药、生地黄各15克，黄芩、黄连各7.5克。上药研粗末。水煎，空腹时服。功用：养血清热。主治：小儿荣热血燥；妇人血分有热，月经先期，经来量多、色紫黑者。

2.芩术四物汤（《医宗金鉴》）熟地黄、当归、黄芩、白术、白芍（炒）各6克，川芎3克。水煎服，每日1剂，每日服2次。功用：清热凉血，养血调经。主治：阳盛血热。

3.加味地骨皮饮（《医宗金鉴》）牡丹皮、地骨皮各三钱，生地黄、当归、白芍各二钱，川芎八分，胡连一钱。上药，水煎服。功用：清热凉血、活血化瘀。主治：经行发热属血热实证，妇科术后低热不退。

4.三黄四物汤（《医宗金鉴》）当归、白芍、川芎、生地黄、黄连、黄芩、大黄。上锉，水煎服。大黄用量应斟酌病证虚实使用。功用：清热泻火、凉血调经。主治：内热壅盛、迫血妄行所致经行吐衄，经行口糜、鼻窦炎等。

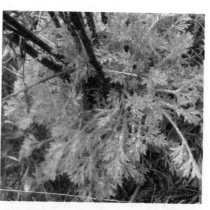

茵陈

第三节 清热解毒

黄连解毒汤

【组成】黄连、栀子各9克，黄芩、黄柏各6克。

【用法】水煎，分2次服。

【功效】泻火解毒。

【主治】三焦火毒热盛证。大热烦躁，口燥咽干，错语不眠，或热病呕血、衄血，或热甚发斑，身热下利，湿热黄疸，以及外科痈肿疔毒，小便黄赤，舌红苔黄，脉数有力。

【运用】

1. 辨证要点 本方为苦寒泻火、清热解毒的代表方。以高热烦躁、口燥咽干、小便黄赤、舌红苔黄、脉数有力为辨证要点。

2. 加减变化 吐衄发斑者，加生地黄、牡丹皮；瘀热发黄者，加茵陈、大黄；便秘者，可加大黄；痈肿疔毒，宜加紫花地丁、蒲公英。

3. 现代运用 本方广泛用于流行性脑脊髓膜炎、乙型脑炎、败血症、胆囊炎、急性黄疸型肝炎、肺炎、痈肿、丹毒等属实热火毒证者。

4. 使用注意 本方为大苦大寒之剂，极易化燥伤阴，败胃伤阳，故只宜暂用，不可久服，非实热者不可轻投，阴虚火旺者，亦当禁服。

【附方】

1. 栀子金花汤（《医宗金鉴》） 即黄连解毒汤加大黄。水煎服。功用：泻火解毒。主治：黄连解毒汤证兼大便秘结者，亦治阳证之疮、痈、疔、疖。

2. 清胃黄连丸（《中国药典》） 黄连、地黄、桔梗、玄参、牡丹皮、石膏、知母、天花粉、连翘、赤芍各80克，黄柏、黄芩、栀子各200克，甘草40克，依法制为水丸或大蜜丸，每次服9克，每日2次，温开水送下。大蜜丸9克/丸，每次1~2丸，每日2次。功用：清胃泻火，解毒消肿。主治：口舌生疮，齿龈、

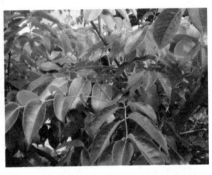

黄柏

咽喉肿痛，可用于咽炎、腭扁桃体炎等。

3. 万应锭（《中国药典》） 胡黄连、黄连、儿茶各100克，冰片6克，香墨200克，熊胆粉20克，麝香、牛黄各5克，牛胆汁160克，依法制成锭，每10锭重1.5克，每次服2~4粒，每日2次；3岁内小儿酌减。功用：清热，镇惊，解毒。主治：小儿邪毒内蕴高热烦躁，易惊，口舌生疮，牙龈、咽喉肿痛。可用于口腔黏膜的炎症及吐血、鼻出血等。

4. 温清饮（《万病回春》） 当归、地黄各4克，芍药、川芎、黄芩各3克，黄连、黄柏、山栀子各2克，水煎服。功用：养血，清热解毒。主治：妇人血崩及各种出血。

本方系四物汤与黄连解毒汤之合方，故又名解毒四物汤（《沈氏尊生书》）。日本汉医十分看重此方，主要用于各种皮肤病，如皮肤瘙痒、慢性湿疹、癣、白塞病及某些慢性肝炎等。

5. 消毒饮（《医宗金鉴》） 青皮、白芷、当归、柴胡、浙贝母、僵蚕、花粉、金银花、甘草各等份。上锉，水煎服。功用：清热消肿。主治：乳痈。

泻心汤

◆张仲景 《金匮要略》

【组成】大黄6克，黄连3克，黄芩9克。

【用法】水煎服。

【功效】泻火解毒，燥湿泻热。

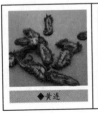

◆黄连

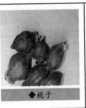

◆栀子

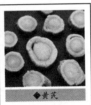

◆黄芪

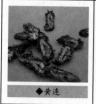

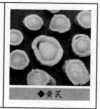

◆黄连　　　　◆大黄　　　　◆黄芪

【主治】邪火内炽，迫血妄行，吐血、鼻衄；三焦积热，头项肿痛，眼目红肿，口舌生疮，心膈烦躁，尿赤便秘；疔疮走黄，痈肿丹毒；湿热黄疸，胸中烦热痞满，舌苔黄腻，脉数实；湿热痢疾等。

【运用】

1. 辨证要点　本方以面红目赤、烦热痞满、尿赤便秘、吐血衄血、口舌生疮、湿热黄疸、疔疮肿毒、舌苔黄腻为辨证要点。

2. 加减变化　恶心呕吐，加代赭石、竹茹、旋覆花；上消化道出血，加乌贼骨、白及、侧柏叶；口苦心烦、急躁易怒，加栀子、丹皮。

3. 现代运用　本方常用于治疗急性胃肠炎、上消化道出血、肺结核咯血、支气管扩张咯血、鼻衄、齿衄、口腔炎、急性结膜炎、原发性高血压、血小板减少病等。

4. 使用注意　凡阳虚失血、脾不统血，忌用本方。

【附方】

1. 黄连泻心汤（《云岐子脉诀》）　黄连、生地黄、知母、甘草各15克，黄芩60克。上药（口父）咀。每服30克，用水230毫升煎服。功用：养阴泻火。主治：伤寒，太阳、少阳相合，伏阳上冲，变为狂病，脉紧。

2. 牛黄解毒丸（《中国药典》）　人工牛黄5克，冰片25克，石膏、大黄各200克，黄芩150克，桔梗100克，雄黄、甘草各50克，依法研粉，炼蜜为丸，每丸重3克，每次服1丸，每日2～3次。功用：清热解毒。主治：火热内盛，咽喉肿痛，牙痛，口舌生疮，目赤肿痛。可用于牙周炎、口腔溃疡等属于胃热兼有便秘者；也可用于痢疾初起。

3. 寒降汤（《医学衷中参西录》）　生赭石（轧细）18克，蒌仁（炒，捣）、生杭芍各12克，清半夏、竹茹、牛蒡子（炒，捣）各9克，粉甘草4.5克。水煎服。功用：和胃降逆，凉血止血。主治：胃热而气不降，吐血、衄血，脉洪滑而长，或上鱼际者。

4. 温降汤（《医学衷中参西录》）　生山药、生赭石（轧细）各六钱（18克），白术、清半夏、干姜各三钱（9克），生杭芍、生姜各二钱（6克），川厚朴一钱半（4.5克）。功用：温补开通，降其胃气。主治：吐衄，脉虚濡而迟，饮食停滞胃口不能消化，此因凉而胃气不降所致。

5. 清降汤（《医学衷中参西录》）　生山药一两（30克），生赭石（轧细）六钱（18克），净萸肉五钱（15克），生杭芍四钱（12克），清半夏三钱（9克），牛蒡子（炒，捣）二钱（6克），甘草一钱半（4.5克）。主治：因吐衄不止，致阴分亏损，不能潜阳而作热，不能纳气而作喘。甚或冲气因虚上干，为呃逆、为眩晕。心血因虚甚不能内荣，为怔忡、为惊悸不寐，或咳逆，或自汗，诸虚证蜂起、之候。

6. 保元寒降汤（《医学衷中参西录》）　生山药30克，生赭石（轧细）25克，知母、大生地黄各18克，野台参15克，生杭芍、牛蒡子（炒捣）各12克，三七（细轧，药汁送服）6克。水煎服。主治：吐血过多，气分虚甚，喘促咳逆，血脱而气亦将脱。其脉上盛下虚，上焦兼烦热者。

7. 保元清降汤（《医学衷中参西录》）　生赭石（轧细）25克，生芡实、生山药、生杭芍各18克，野台参15克，牛蒡子（炒，捣）6克，甘草4.5克。水煎服。主治：吐衄证，其人下元虚损，中气衰惫，冲气、胃气因虚上逆，其脉弦而硬急，转似有力者。

凉膈散

◆太平惠民和剂局　《太平惠民和剂局方》

【组成】川大黄、朴硝、甘草（炙）各二十两（600克），山栀子仁、薄荷（去梗）、黄芩各十两（300克），连翘二斤半（1250克）。

【用法】上药为粗末，每服二钱（6克），水一盏，入竹叶七片，蜜少许，煎至七分，去滓，食后温服。小儿可服半钱，更随岁数加减服之。得利下，住服。现代用法：上药共为粗末，每服6～12克，加竹叶3克，蜜少许，水煎服。亦可作汤剂煎服。

【功效】泻火通便，清上泄下。

【主治】上中二焦邪郁生热证。烦躁口渴，面赤唇焦，胸膈烦热，口舌生疮，睡卧不宁，谵语狂妄，或咽痛吐衄，

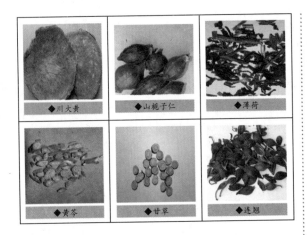

◆川大黄　　◆山栀子仁　　◆薄荷

◆黄芩　　◆甘草　　◆连翘

便秘溲赤，或大便不畅，舌红苔黄，脉滑数。

【运用】

1. 辨证要点　本方为治疗上、中二焦火热炽盛的常用方。临床应用以胸膈烦热、面赤唇焦、烦躁口渴、舌红苔黄、脉数为辨证要点。

2. 加减变化　热毒壅阻上焦，症见壮热、烦躁、口渴、咽喉红肿、大便不燥者，可去朴硝，加桔梗、石膏以增强清热凉膈的功效。

3. 现代运用　本方常用于咽炎、口腔炎、胆道感染、急性扁桃体炎、急性黄疸型肝炎等属上、中二焦火热者。

4. 使用注意　体虚患者及孕妇，忌用或慎用本方。

【附方】

1. 黄连上清丸（《中国药典》）　黄连10克，旋覆花20克，防风、薄荷、川芎、石膏、黄柏（酒炒）、甘草各40克，荆芥穗、白芷、黄芩、桔梗、连翘、姜制栀子、炒蔓荆子各80克，，菊花160克，酒大黄320克。依法制为大蜜丸，丸重9克，每服1～2丸，每日2次；水丸或水蜜丸，每次服3～6克，每日2次。功用：散风清热泻火止痛。主治：上焦风热，头昏脑涨，牙龈肿痛，口舌生疮，咽喉红肿，耳痛耳鸣，暴发火眼，大便干燥，小便黄赤。

2. 牛黄降压丸（《中国药典》）　羚羊角、珍珠、水牛角浓缩粉、人工牛黄、冰片、白芍、党参、黄芪、草决明、川芎、黄芩提取物、甘松、薄荷、郁金，依法制为蜜丸，1.6克/丸，小蜜丸每20丸重1.3克。小蜜丸，每次20～40丸，每日2次；大蜜丸，每次1～2丸，每日1次。腹泻者忌服。功用：清心化痰、平肝安神。主治：心肝火旺，头晕目眩，烦躁不安，痰火壅盛，高血压。

3. 凉膈白虎汤（《医宗金鉴》）即本方去竹叶、白蜜，加生石膏、知母、粳米组成。功用：清热生津，泻火通便。主治：肺胃热盛，喘急，口干舌燥作渴，面赤唇红。

4. 五福化毒丸（《中国药典》）　芒硝、黄连各5

克，水牛角浓缩粉、青黛各20克，牛蒡子（炒）、地黄、桔梗、赤芍各50克，连翘、玄参、甘草各60克。依法制成水蜜丸、小蜜丸或大蜜丸。口服：水蜜丸、小蜜丸，每次2克，大蜜丸每次3克，每日2～3次。功用：清热解毒，凉血消肿。主治：血热毒盛，小儿疮疖、痈毒、咽喉肿痛，口舌生疮，牙龈出血，痄腮。

普济消毒饮

◆李杲　《东垣试效方》

【组成】黄芩、黄连各15克，陈皮、玄参、桔梗、甘草、柴胡各6克，牛蒡子、连翘、薄荷、马勃、板蓝根各3克，僵蚕、升麻各2克。

【用法】水煎服。

【功效】清热解毒，疏风散邪。

【主治】大头瘟。恶寒发热，头面红肿焮痛，目不能开，咽喉不利，舌燥口渴，舌红苔黄，脉数有力。

【运用】

1. 辨证要点　本方为治疗风热、疫毒所致之大头瘟的有效方剂。以恶寒发热、头面焮肿、舌绛苔黄、脉数有力为辨证要点。

2. 加减变化　兼便秘可加大黄以泻热通便。使用本方时，可配合局部外敷如意金黄散等，以增强清热消肿的功效。

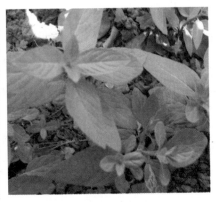

薄荷

3. 现代运用　本方对丹毒、流行性腮腺炎、流行性出血热、急性扁桃体炎，以及带状疱疹、上呼吸道感染、急性化脓性中耳炎等由风热疫毒而致者，均可加减使用。

【附方】

1. 清震汤（《素问病机气宜保命集》）　升麻、苍术各30克，干荷叶一个。共为末，每次用15克，水煎服。主治：雷头风，头面疙瘩肿痛，憎寒壮热，状如伤寒，头胀，头中或有响声等。

2. 玄参升麻汤（《活人书》）玄参、升麻、甘草（炙）各半两（15克）。每服五钱匕，以水一盏半，煎至七分，去滓服。功用：解毒化斑。主治：温病热毒发斑疹，或咽喉肿痛者。

仙方活命饮

◆薛己　《校注妇人良方》

【组成】金银花25克，陈皮9克，赤芍、当归、乳香、没药、白芷、贝母、防风、皂角刺、穿山甲、天花粉、甘草各6克。

【用法】水煎服，或水酒各半煎服。

【功效】清热解毒，消肿溃坚，活血止痛。

【主治】痈疡肿毒初起，局部红肿焮痛，或身热凛寒，苔薄白或黄，脉数有力。

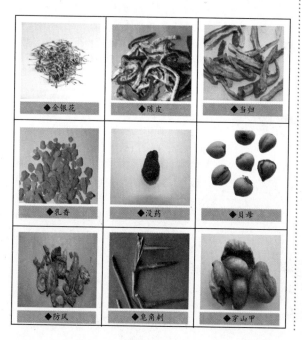

◆金银花　◆陈皮　◆当归
◆乳香　◆没药　◆贝母
◆防风　◆皂角刺　◆穿山甲

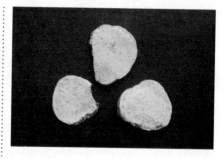

天花粉

【运用】

1. 辨证要点　本方适用于阳证而体实的各类疮疡肿毒。以患部红肿焮痛、身热凛寒、脉数苔黄为辨证要点。

2. 加减变化　大便秘结者，可加芒硝、大黄；热毒重者，可加紫花地丁、蒲公英、野菊花等。

3. 现代运用　本方常用于多种化脓性炎症，如丹毒、疖肿、蜂窝织炎、急性乳腺炎、化脓性扁桃体炎等属阳证、实证者。

4. 使用注意　本方只可用于痈肿未溃之前，若已溃断不可用；本方性偏寒凉、阴证疮疡忌用；脾胃本虚、气血不足者均应慎用。

【附方】

1. 五味消毒饮（《医宗金鉴》）金银花三钱（20克），野菊花、蒲公英、紫花地丁、紫背天葵子各一钱二分（15克）。水一盅，煎八分，加无灰酒半盅，再滚二三沸时，热服，被盖出汗为度。功用：清热解毒，消散疔疮。主治：疔疮初起，发热恶寒，疮形如粟，坚硬根深，状如铁钉，以及痈疡疖肿，红肿热痛，舌红苔黄，脉数。

2. 四妙勇安汤（《验方新编》）金银花、玄参各三两（各90克），当归二两（60克）甘草，一两（30克）。水煎服，一连十剂……药味不可少，减则不效，并忌抓擦为要。功用：清热解毒，活血止痛。主治：热毒炽盛之脱疽。患肢暗红微肿灼热，溃烂腐臭，疼痛剧烈，或见发热口渴，舌红脉数。

仙方活命饮、五味消毒饮、四妙勇安汤均为阳证疮疡的常用方，均有清热解毒之功。三方的不同点在于：仙方活命饮为痈肿初起的要方，除清热解毒之外，还配伍疏风、活血、软坚、散结之品，功能清热解毒，消肿溃坚，活血止痛；五味消毒饮重在清热解毒，其清解之力较仙方活命饮为优，侧重消散疗毒；四妙勇安汤主治脱疽之热毒炽盛者，药少量大力专，且需连续服用。

3. 如意金黄散（《外科正宗》）　天花粉（上白）四两（120克），黄柏（色重者）、大黄、姜黄、白芷各二两（60克），紫厚朴、陈皮、甘草、苍术、天南星各八钱（24克）。原方共为咀片，晒极干燥，用大驴磨连磨三次，方用密绢罗厨筛出，瓷器收贮，勿令泄气。凡遇红赤肿痛发热未成脓者，及夏月火令时，俱用茶汤同蜜调敷；如微热微肿，及大疮已成欲作脓者，俱用葱汤同蜜调敷；如漫肿无头，皮色不变，湿痰流毒，附骨痈疽，鹤膝风等证，俱用葱、酒煎调；如风热恶毒所生，患必皮肤亢热，红色光亮，形状游走不定者，俱用蜜水调敷；如天泡火丹、赤游丹、黄水漆疮、恶血攻注等证，俱用大蓝根叶捣汁调敷，加蜜亦可；汤泼火烧，皮肤破烂，麻油调敷。功用：清热解毒，消肿止痛。主治：痈疽、发背、疔疮、乳痈、跌仆损伤、湿痰流毒，及大头天行、天疱疮、小儿丹毒、皮肤赤肿等证。

方中天花粉、黄柏、大黄清热泻火，解毒消肿；姜黄、白芷活血祛风，消肿止痛；厚朴、陈皮、甘草、苍术、南星祛湿化痰，消肿止痛。凡痈疡疮疖初起，掀红肿痛而未成脓者，用本方局部外敷，具有清热解毒，消肿止痛之功。敷贴患处，中间宜留一孔，使热毒易于发泄。

第四节　清脏腑热

导赤散

◆钱乙　《小儿药证直诀》

【组成】木通、生地黄、生甘草各等份。

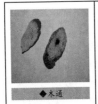
◆木通

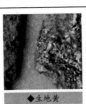
◆生地黄

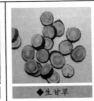
◆生甘草

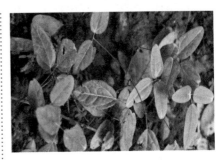

木通

【用法】上药为粗末，每次用9～15克，加淡竹叶适量煎服；亦作汤剂，用量按原方比例酌定，加入淡竹叶适量，水煎服。

【功效】清心利水养阴。

【主治】心经火热证。心胸烦热，口渴面赤，意欲饮冷，以及口舌生疮；或心热移于小肠，症见小便赤涩刺痛，舌红，脉数。

【运用】

1. 辨证要点　本方为清心利水的常用方剂。以口舌生疮、小便涩痛、舌红脉数为辨证要点。

2. 加减变化　小便涩痛明显者，可加瞿麦、萹蓄、滑石等以利水通淋；心火盛者，可加黄连清心泻火。

3. 现代运用　鹅口疮、口腔炎、急性泌尿系感染等属心经有热或心热移于小肠者，均可以本方加减治之。

4. 使用注意　方中木通苦寒，生地黄阴柔寒凉，故脾胃虚弱者慎用。

【附方】

1. 清心莲子饮（《太平惠民和剂局方》）　黄芩、麦冬（去心）、地骨皮、车前子、甘草炙各半两（15克），石莲肉（去心）、白茯苓、黄芪（蜜炙）、人参各七钱半（22.5克）。锉散，每服三钱（10克），水一盏半，煎取八分，去渣，水中沉冷，空腹食前服。功用：清心火，益气阴，止淋浊。主治：心火偏旺，气阴两虚，湿热下注证。遗精淋浊，血崩带下，遇劳则发；或肾阴不足，口舌干燥，烦躁发热等。

2. 泻心导赤散（《医宗金鉴》）　生地黄、木通、黄连、甘草梢。滚汤淬服。功用：泻心脾积热。主治：心脾积热上发，口舌疮赤糜烂。

3. 苍耳子散（《三因病证极一方论》）炒苍耳子60克，白芷30克，薄荷、辛夷花各15克。共研细末，每次服6克，葱茶汤调下。现用汤剂，水煎服。功用：疏风清热，宣通鼻窍。主治：鼻渊，鼻塞头痛。

4. 辛夷散（《重订严氏济生方》）辛夷仁、白芷、升麻、藁本、羌活、防风、川芎、细辛、木通、甘草各等份。共研细面，每次服9克，茶叶一撮为引送服。主治：鼻生息肉，形如石榴子，色紫微硬，常流稠厚鼻涕，腥臭难闻，鼻塞，头胀而痛，不闻香臭。可用于慢性肥厚性鼻炎、急性鼻旁窦炎等。

5. 碧云散（《医宗金鉴》）鹅不食草、川芎、青黛各30克，细辛、辛夷各6克。依法制为散，每用少许，搐入鼻内（上药时，口中含清水）。功用：散风清热。主治：鼻渊，常流浊涕、鼻塞、头痛。

龙胆泻肝汤

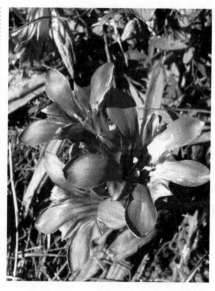

龙胆草

◆ **汪昂 《医方集解》**

【组成】龙胆草、木通、车前子、生地黄、柴胡、生甘草各6克，黄芩、栀子、泽泻各9克，当归3克。

【用法】水煎服；或制成丸剂，名龙胆泻肝丸，每服6～9克，温开水送下，每日2次。

【功效】清肝胆实火，泻下焦湿热。

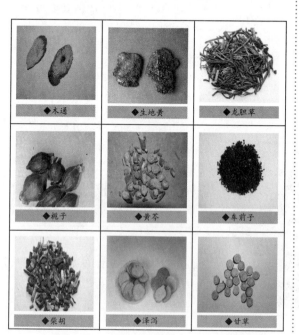

◆木通　　◆生地黄　　◆龙胆草
◆栀子　　◆黄芩　　◆车前子
◆柴胡　　◆泽泻　　◆甘草

【主治】

1. 肝胆实火上炎。症见头痛目赤，胁痛，口苦，耳聋，耳肿，舌红苔黄，脉弦数有力。

2. 肝经湿热下注证。症见阴肿、阴痒、阴汗、小便淋浊，或妇女带下黄臭，舌红苔黄腻，脉弦数有力。

【运用】

1. 辨证要点　本方为清泻肝胆实火及下焦湿热的代表方。以胁痛、目赤、耳聋、耳肿、口苦溺赤、舌红苔黄、脉弦数为辨证要点。

2. 加减变化　湿盛热轻者，可去生地黄、黄芩，加薏苡仁、滑石以增强利湿的功效；肝胆实火较盛，可去车前子、木通，加黄连以助泻火的功效；玉茎生疮或便毒悬痈以及阴囊肿痛、红热甚者，可去柴胡，加黄连、连翘、大黄以泻火解毒。

3. 现代运用　本方应用较为广泛，常用于顽固性偏头痛、原发性高血压、病毒性肝炎、胆囊炎、尿道炎、膀胱炎、急性睾丸炎、急性结膜炎、乳腺炎、中耳炎、盆腔炎、带状疱疹等属肝胆实火或肝经湿热者。

4. 使用注意　本方药物多属苦寒，易伤脾胃，应中病即止，不宜多服久服。脾胃虚弱者尤当慎用。方中木通应该用川木通，关木通有毒，不能用。

【附方】

1. 泻青丸（《小儿药证直诀》）当归（去芦头，切，焙）、龙脑（即龙胆草）、川芎、山栀子、仁川、大黄（湿纸裹煨）、羌活、防风（去芦头，切，焙）各等份（3克）。上药为末，炼蜜为丸，如芡实大（1.5克），每服半丸至一丸，竹叶煎汤，同砂糖，温开水化下。功用：清肝泻火。主治：肝经火郁证。目赤肿痛，烦躁易怒，不能安卧，尿赤便秘，脉洪实；以及小儿急惊，热盛抽搐等。

2. 当归龙荟丸（原名当归龙胆丸，《黄帝素问宣明论方》）当归焙、龙胆草、大栀子、黄连、黄柏、黄芩各一两（30克），大黄、芦荟、青黛各半两（15克），木香一分（0.3克），麝香（别研）半钱（1.5克）。原方为末，炼蜜和丸，如小豆大，小儿如麻子大，生姜汤下，每服二十丸。功用：清肝泻火。主治：肝胆实火，神志不宁，惊悸搐搦，躁扰狂越，头目昏眩，耳鸣耳聋，大便秘结，小便涩滞，两胁痛引少腹，阴囊肿胀，脉弦劲等证。

左金丸

◆ 朱震亨 《丹溪心法》

【组成】黄连六两（180克），吴茱萸一两（30克）。

【用法】上药为末，水丸或蒸饼为丸，白汤下五十丸（6克）。现代用法：为末，水泛为丸，每服2～3克，温开水送服。亦可作汤剂，用量参考原方比例酌定。

【功效】清泻肝火，降逆止呕。

【主治】肝火犯胃证。胁肋疼痛，嘈杂吞酸，呕吐口苦，舌红苔黄，脉弦数。

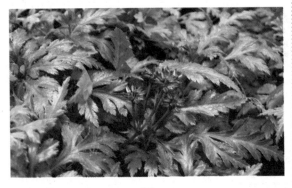

黄连

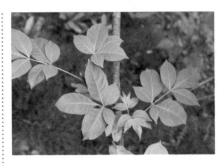

吴茱萸

【运用】

1. 辨证要点 本方是治疗肝火犯胃、肝胃不和证的常用方。临床应用以呕吐吞酸、胁痛口苦、舌红苔黄、脉弦数为辨证要点。

2. 加减变化 黄连与吴茱萸用量比例为6∶1。胁肋痛甚者，可合四逆散以加强疏肝和胃的功效；吞酸重者，加煅瓦楞、乌贼骨以制酸止痛。

3. 现代运用 本方常用于食管炎、胃炎、胃溃疡等属肝火犯胃者。

4. 使用注意 吞酸属虚寒者忌用。

【附方】戊己丸（《太平惠民和剂局方》）黄连、吴茱萸、白芍各五两（各10克）。为末，面糊为丸，如梧桐子大。每服二十丸（6克），浓煎米饮下，空心日三服。现代用法：亦可作汤剂，水煎服。功用：疏肝理脾，清热和胃。主治：肝脾不和证。胃痛吞酸，腹痛泄泻。

左金丸、戊己丸同具苦降辛开的配伍方法。不同点在于：左金丸黄连六倍于吴茱萸，重在清肝泻火，和胃降逆，主治胁肋胀痛、呕吐吞酸的肝火犯胃证；戊己丸连、萸等量，即清热与开郁并重，加白芍以和中缓急，主治胃痛吞酸、腹痛泄泻的肝脾（胃）不和证。

连附六一汤

◆ 虞抟 《医学正传》

【组成】黄连6克，附子1克，生姜二片，大枣三枚。

【用法】水煎服。

【功效】清肝泻火，和胃止痛。

【主治】肝火犯胃。胃脘痛甚，呕吐酸水，口苦，舌红苔黄。

【运用】

1. 辨证要点　本方以胃脘疼痛、吐酸口苦、舌红苔黄为辨证要点。

2. 加减变化　气滞胀满，加枳壳、木香、陈皮；胃痛较甚，加延胡索、川楝子；纳呆苔腻，加厚朴；泛吐酸水，加瓦楞子。

3. 现代运用　本方常用于治疗胃酸过多、慢性胃炎、胃黏膜脱垂症等。

【附方】

1. 黄连六一汤（《医学正传》）黄连六钱（18克），炙甘草一钱（3克）。上细切，作一服。功用：清热和胃止痛。主治：因多食煎博烧饼热面之类，以致胃脘当心而痛，或呕吐不已，渐成反胃。

2. 清热解郁汤（《万病回春》）栀子（炒黑）6克，枳壳（麸炒）、西芎、黄连（炒）、香附（炒）各3克，干姜（炒黑）、陈皮各1.5克，甘草0.9克，苍术（米泔浸）2.1克。上锉一剂。加生姜三片，水煎，热服。滓再煎服。功用：清热解郁，行气止痛。主治：胃中郁热，胃脘疼痛。

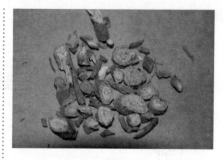
黄芩

【主治】内伤头痛，恼怒即发，痛引胁下，烦躁易惊，睡眠不宁，目赤肿痛等。

【运用】

1. 辨证要点　本方以因恼怒而发的头痛、烦躁易惊、胁肋疼痛、睡眠不宁、苔黄脉弦为辨证要点。

2. 加减变化　面红口苦、目赤肿痛，加夏枯草、龙胆草、草决明；失眠多梦，加夜交藤、酸枣仁、茯神；大便秘结，加大黄。

3. 现代运用　本方常用于治疗紧张性头痛、偏头痛、神经性头痛、肝脓肿、肝炎、肝硬化、腋下淋巴结炎等。

【附方】柴胡清肝汤（《外科正宗》）川芎、当归、白芍、生地黄、柴胡、黄芩、山栀、天花粉、防风、牛蒡子、连翘、甘草节各3克。用水400毫升，煎至320毫升，空腹时服。功用：养血清火，疏肝散结。主治：血虚火动，肝气郁结，致患鬓疽，初起尚未成脓者，毋论阴阳表里，俱可服之。

柴胡清肝饮

◆秦景明　《症因脉治》

【组成】柴胡、青皮、甘草各4.5克，芍药、山栀、丹皮、当归、钩藤各9克，黄芩适量。

【用法】水煎服。

【功效】清泻肝火。

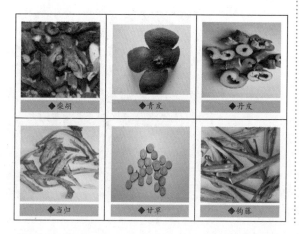

◆柴胡　　◆青皮　　◆丹皮

◆当归　　◆甘草　　◆钩藤

泻白散

◆钱乙　《小儿药证直诀》

【组成】桑白皮、地骨皮各30克，粳米9克，炙甘草3克。

【用法】水煎，待米熟汤成，去渣，饭前服。

【功效】泻肺清热，平喘止咳。

【主治】肺热喘咳证。气喘咳嗽，皮肤蒸热，午后尤甚，舌红苔黄，脉细数。

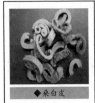
◆桑白皮

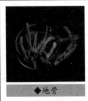
◆地骨

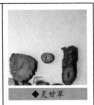
◆炙甘草

【运用】

1. 辨证要点 本方为清泻肺热之剂。以咳喘、皮肤蒸热、舌红苔黄、脉细数为辨证要点。临床以正气未伤、肺中伏火不太甚者，用之尤为适宜。

2. 加减变化 燥热咳甚者，可加川贝母、瓜蒌皮等以增强润肺止咳的功效；热甚者，可加知母、黄芩以增强清泻肺热的功效。

3. 现代运用 小儿麻疹初期及小儿肺炎恢复期、气管炎、百日咳等由肺中郁热而致者，均可以本方加减治之。

4. 使用注意 本方药性平和，尤宜于正气未伤、伏火不甚者。风寒咳嗽或肺虚喘咳者不宜使用。

【附方】

1. 黄芩泻白散（《症因脉治》） 黄芩10克，桑白皮、地骨皮各15克，甘草5克。水煎服。功用：清泻肺热。主治：肺经有热，喘咳面肿，气逆胸满，小便不利。

2. 石膏泻白散（《症因脉治》） 由石膏、知母、桑白皮、地骨皮、甘草组成。上为粗末，水煎服。功用：泻肺清火。主治：燥火伤肺，咳嗽气喘。

3. 葶苈子泻白散（《医宗金鉴》） 泻白散加苦葶苈。功用：泻肺逐饮。主治：饮留于肺，咳满不得卧，面浮肢肿。

清胃散

◆李杲 《脾胃论》

【组成】生地黄、当归身各三分（6克），牡丹皮半钱（9克），黄连六分（6克，夏月倍之），升麻一钱（9克）。

【用法】上药为细末，都作一服，水一盏半，煎至七分，去滓，放冷服之。现代用法：作汤剂，水煎服。

【功效】清胃凉血

【主治】胃火牙痛。牙痛牵引头痛，面颊发热，其齿恶热喜冷；或牙宣出血；或牙龈红肿溃烂；或唇舌颊腮肿痛；或口气热臭，口干舌燥，舌红苔黄，脉滑大而数。

【运用】

1. 辨证要点 本方原为胃火牙痛而设，临床凡胃热之证及血热火郁者均可使用。以牙痛牵引头痛、口气热臭、舌红苔黄、脉滑数为辨证要点。

2. 加减变化 清代汪昂《医方集解》载方尚有石膏，其清胃泻火作用更强；兼见便秘可加大黄导热下行。

3. 现代运用 牙周炎、口腔炎、牙槽脓肿、三叉神经痛等属胃火上攻者，均可以本方加减治疗。

4. 使用注意 牙痛属风寒及肾虚火炎者不宜。

【附方】

1. 玉女煎（明，张介宾，《景岳全书》）石膏15~30克，熟地黄9~30克，麦冬6克，知母、牛膝各5克。水煎服。功用：清胃滋阴。主治：胃热阴虚。头痛，牙痛，齿松牙衄，烦热口渴，舌红苔黄而干；亦治消渴，消谷善饥等。

玉女煎、清胃散均能治疗胃热牙痛。但清胃散重在清胃火，以黄连与生地黄、牡丹皮相配，功能：清胃凉血，宜用于胃火炽盛的牙痛等；玉女煎清胃火为主，兼滋肾阴，以石膏与熟地黄、麦冬相配，功能：清胃火、滋肾阴，宜用于胃火盛而肾阴虚的牙痛。

2. 泻黄散（《小儿药证直诀》，又名泻脾散） 山栀仁一钱（3克），石膏五钱（15克），藿香叶七钱（21克），甘草三两（90克），防风（去芦，切，焙）四两（120克）。上药锉，同蜜、酒微

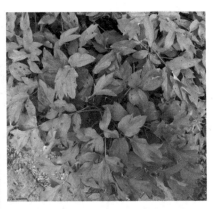
牡丹皮

炒香，为细末。每服一至二钱（3～6克），水一盏，煎至五分，温服清汁，无时。功用：泻脾胃伏火。主治：脾胃伏火证。口疮口臭，烦渴易饥，口燥唇干，舌红脉数，以及脾热弄舌等。

葛根黄芩黄连汤

◆张仲景 《伤寒论》

【组成】葛根半斤（15克），黄芩、黄连各三两（9克），甘草（炙）二两（6克）。

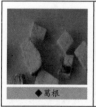
◆葛根

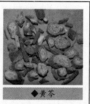
◆黄芩

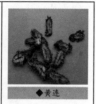
◆黄连

【用法】上四味，以水八升，先煮葛根，减二升，内诸药，煮取二升，去滓，分温再服。现代用法：水煎服。

【功效】解表清里。

【主治】协热下利。身热下利，胸脘烦热，口干作渴，喘而汗出，舌红苔黄，脉数或促。

【运用】

1. 辨证要点 本方简称葛根芩连汤，是治疗热泻、热痢的常用方。临床应用以身热下利、苔黄脉数为辨证要点。

2. 加减变化 腹痛者，加炒白芍以柔肝止痛；兼呕吐者，加半夏以降逆止呕；夹食滞者，加山楂以消食；热痢里急后重者，加槟榔、木香以行气而除后重。

3. 现代运用 本方常用于急性肠炎、肠伤寒、细菌性痢疾、胃肠型感冒等属表证未解，里热甚者。

4. 使用注意 若虚寒下利者忌用。

【附方】黄芩汤（《伤寒论》） 黄芩三两（9克），芍药二两（9克），甘草（炙）二两（3克），大枣（擘）十二枚（4枚）。上四味，以水一斗，煮取三升，去滓；温服一升，日再，夜一服。功用：清热止利，和中止痛。主治：热泻热痢。身热，口苦，腹痛下利，舌红苔黄，脉数。

本方与芍药汤均治热痢。但本方的清热燥湿功用较逊，多用于治湿热泄泻、大便不畅、口苦兼身热之证；芍药汤清热燥湿之力颇强，且能行气调血，多用于治湿热痢疾、泻下赤白、腹痛里急、肛门灼热者。

芍药汤

◆刘完素 《素问病机气宜保命集》

【组成】芍药15～20克，黄芩、黄连、当归各9克，大黄6克，槟榔、木香、甘草各5克，肉桂4克。

【用法】水煎服。

【功效】清热燥湿，调气和血。

【主治】湿热痢疾。腹痛，便脓血，赤白相兼，里急后重，肛门灼热，小便短赤，舌苔黄腻，脉弦数。

【运用】

1. 辨证要点 本方为治疗湿热痢疾的重要方剂。以腹痛、便脓血、痢下赤白、里急后重、苔黄腻、脉滑数为辨证要点。

2. 加减变化 原方后有"如血痢则渐加大黄；汗后脏毒加黄柏半两"，可资临床参考。本方在运用时，如苔黄而干、热甚伤津者，可去肉桂，加乌梅，避温就凉；苔腻脉滑、兼有食积，加神曲、山楂以消导；痢下赤多白少或纯下血痢，加地榆、丹皮以凉血止血；热毒重者，加金银花、白头翁以增强解毒的功效。

3. 现代运用 本方常用于阿米巴痢疾、细菌性痢疾、急性肠炎、溃疡性结

67

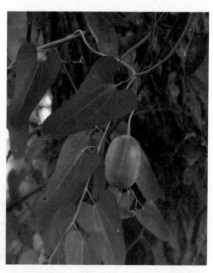
木香

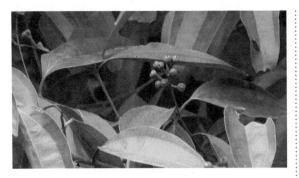

肉桂

肠炎等属湿热下痢证候者。

4. 使用注意　痢疾初起有表证者忌用。

【附方】香连丸(《太平惠民和剂局方》) 黄连(去芦、须)二十两（15克），用茱萸十两（7克）同炒令赤，去茱萸不用，木香（不见火）四两八钱八分（6克）。上为细末，醋糊为丸，如梧桐子大。每服二十丸（6～9克），饭饮吞下。功用：清热燥湿，行气化滞。主治：湿热痢疾。下痢，赤白相兼，腹痛，里急后重。

白头翁汤

◆张仲景　《伤寒论》

【组成】白头翁15克，黄柏、秦皮各12克，黄连6克。

【用法】水煎服。

【功效】清热解毒，凉血止痢。

【主治】热毒痢疾。腹痛，里急后重，肛门灼热，泻下脓血，赤多白少，渴欲饮水，舌红苔黄，脉弦数。

【运用】

1. 辨证要点　本方为治热毒血痢的主方。以腹痛、里急后重、便下脓血、舌红苔黄、脉数为辨证要点。

2. 加减变化　里急后重较甚，加槟榔、木香、枳壳以调气；外有表邪、恶寒发热者，加连翘、葛根、金银花以透表解热；夹有食滞者，加枳实、焦山楂以消

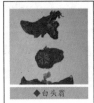

◆白头翁

◆黄柏

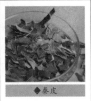

◆秦皮

食导滞；脓血多者，加丹皮、赤芍、地榆以凉血和血；用于阿米巴痢疾，配合吞服鸦胆子（桂圆肉包裹），疗效更佳。

3. 现代运用　细菌性痢疾、阿米巴痢疾、急性坏死性肠炎、溃疡性结肠炎、急性结肠炎等属热毒壅盛者，均可用本方加减治疗。

【附方】驻车丸（《延年秘录》录自《外台秘要》） 黄连六两（15克），当归、阿胶（炙）三两（9克），干姜二两（5克）。上捣筛，三年酢八合，消胶令熔和，并手丸如大豆大，每服三十丸，以饮送下，每日2次。功用：清热燥湿，养阴止痢。主治：赤白痢疾。便下脓血，赤白相兼，或时作时止，里急后重，腹痛绵绵，心中烦热，舌红苔黄，脉细数。

白头翁加甘草阿胶汤

◆张仲景　《金匮要略》

【组成】白头翁、甘草、阿胶各二两（6克），柏皮（黄柏）、黄连、秦皮各三两（9克）。

【用法】上六味，以水七升，煮取二升半，内胶令消尽，去滓。分温三服。

【功效】清肝凉血，益气补血。

【主治】下利或利下脓血，里急后重，腹痛，口苦，渴欲饮水，四肢困重，

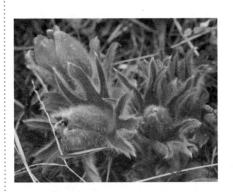

白头翁

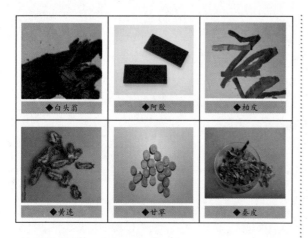

◆白头翁　　◆阿胶　　◆柏皮
◆黄连　　◆甘草　　◆秦皮

面色不荣，肌肤枯燥，头晕，舌红，苔黄或腻，脉细数或沉弱。

【运用】

1. 辨证要点　本方以腹痛、便脓血、渴欲饮水、面色不荣、舌偏红、苔黄略腻、脉沉弱为辨证要点。

2. 加减变化　腹痛者，加木香、白芍，以行气调血；后重者，加薤白、槟榔，以行气导滞；便脓血者，加赤芍、当归，以凉血理血，止脓血。

3. 现代运用　本方可用于治疗西医临床中的阿米巴痢疾、慢性细菌性痢疾、急性坏死性肠炎、滴虫性肠炎等，还可用于辅助治疗急性泌尿系感染、宫颈切除后引起的大出血、红斑性狼疮等。

4. 使用注意　寒湿下利证慎用本方。

第五节　清虚热

青蒿鳖甲汤

◆吴瑭　《温病条辨》

【组成】青蒿、知母各6克，牡丹皮9克，生地黄12克，鳖甲15克。

【用法】水煎服。

【功效】养阴透热。

【主治】温病后期，阴液耗伤，邪伏阴分，夜热早凉，热退无汗，舌红少苔，脉细数。

【运用】

1. 辨证要点　本方最适用于余热未尽、阴液不足的虚热证。以夜热早凉、热退无汗、舌红少苔、脉细数为辨证要点。

2. 加减变化　小儿夏季热，加荷梗、白薇以祛暑退热；暮热早凉，汗解渴饮，可去生地黄，加天花粉以清热生津止渴；兼肺阴虚，加麦冬、沙参滋阴润肺。

3. 现代运用　原因不明的发热、小儿夏季热、肾结核、慢性肾盂肾炎等属阴虚内热者，均可用本方加减治疗。

4. 使用注意　阴虚欲作动风者不宜使用。

【附方】秦艽鳖甲散（《卫生宝鉴》）地骨皮、柴胡、鳖甲（去裙，酥炙，用九肋者）各一两（9克），秦艽、知母、当归各半两（5克）。上药为粗末，每服五钱（15克），水一盏，青蒿五叶，乌梅一个，煎至七分，去渣。空腹，临卧温服。功用：滋阴养血，清热除蒸。主治：阴亏血虚，风邪传里化热之风劳病。骨蒸盗汗，肌肉消瘦，唇红颊赤，口干咽燥，午后潮热，咳嗽，困倦，舌红少苔，脉细数。

清骨散

◆王肯堂　《证治准绳》

【组成】银柴胡5克，胡黄连、地骨皮、知母、秦艽、鳖甲、青蒿各3克，甘草2克。

【用法】水煎服。

【功效】清虚热，退骨蒸。

【主治】虚劳发热。骨蒸潮热，或低热日久不退，形体消瘦，唇红颊赤，困倦盗汗，或口渴心烦，舌红少苔，脉细数。

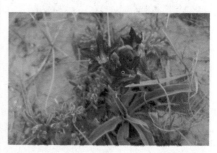

秦艽

【运用】

1. 辨证要点 本方为肝肾阴虚、骨蒸劳热的常用方。以骨蒸潮热、形体消瘦、盗汗、舌红少苔、脉象细数为辨证要点。

2. 加减变化 咳嗽者，可加麦冬、阿胶、五味子；血虚较甚者，宜加地黄、当归、芍药。

3. 现代运用 本方可用于结核病，或其他慢性消耗性疾病的发热骨蒸、证属阴虚内热者。

【附方】柴胡清骨散（《医宗金鉴》） 即本方去银柴胡，加柴胡、韭白、猪脊髓、猪胆汁、童便组成。功用：养阴清热，退骨蒸。主治：劳瘵热甚人强，骨蒸久不痊。

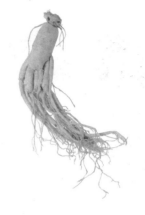

人参

人参黄芪散

◆罗天益 《卫生宝鉴》卷五

【组成】人参、桔梗各 10 克，黄芪、知母、桑白皮、紫菀、半夏、赤芍、鳖甲、炙甘草各 15 克，秦艽、茯苓、柴胡、地骨皮、生地黄各 20 克，天冬 30 克。

【用法】上药为粗末，每服 9 克，水煎服。亦可作汤剂水煎服。用量按原方比例酌减。

【功效】补气养阴，清退虚热。

【主治】虚劳客热，肌肉消瘦，四肢倦怠，五心烦热，咽干颊赤。日晡潮热，盗汗减食，咳嗽脓血，胸胁不利。

【运用】

1. 辨证要点 本方以潮热盗汗、五心烦热、咽干颧赤、倦怠食少、咳嗽脓血为辨证要点。

2. 加减变化 汗出多，加浮小麦、牡蛎、糯稻根；潮热甚，加白薇、银柴胡；咳吐脓血，加冬瓜仁、芦根；咳嗽气喘，加苏子、杏仁。

3. 现代运用 本方常用于治疗肺结核、产后发热等。

【附方】

1. 五蒸汤（《外台秘要》） 甘草 3 克（炙），人参、葛根、干地黄、知母、黄芩各 6 克，茯苓 9 克，石膏 15 克（碎），粳米 75 克，竹叶二把。上十味，切。功用：益气养阴，清热除蒸。主治：骨蒸劳热。

2. 秦艽扶羸汤（《证治准绳》） 柴胡 6 克，秦艽、人参、当归、炙鳖甲、地骨皮各 5 克，紫菀、半夏、炙甘草各 3 克，生姜三片，乌梅、大枣各一枚，水煎服。功用：益气滋阴，退热除蒸。主治：肺痨骨蒸，或寒或热，四肢无力，自汗盗汗，咳嗽或音哑咳不出声，脉虚数者。

3. 清身饮冲剂（《上海中成药临床实用手册》） 龙骨（煅）25 克，枸骨叶 20 克，玄参、地骨皮、太子参、地黄、糯稻根各 15 克，甘草 5 克。开水冲服，每次 18 克，每日 2 ～ 3 次，小儿酌减。功用：养阴清热，益气敛汗。主治：功能性低热、体虚盗汗等。

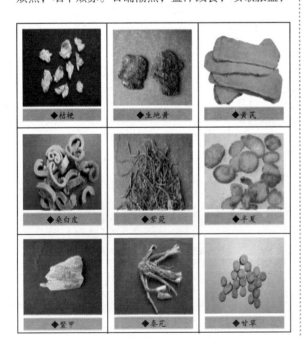

◆桔梗 　◆生地黄 　◆黄芪
◆桑白皮 　◆紫菀 　◆半夏
◆鳖甲 　◆秦艽 　◆甘草

第五章

祛暑剂

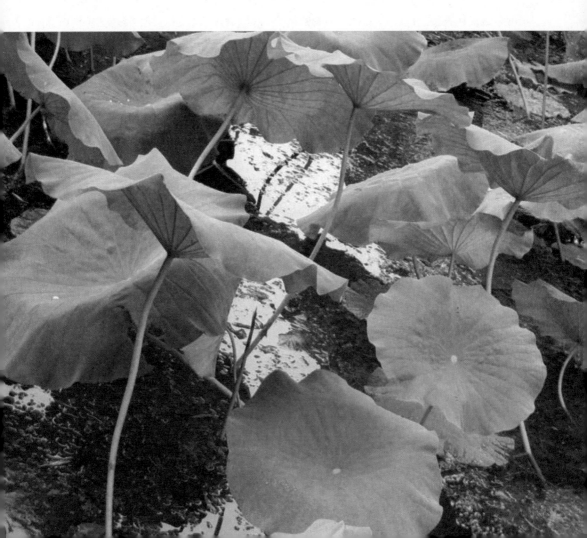

清络饮

◆吴瑭 《温病条辨》

【组成】鲜荷叶边、鲜金银花、丝瓜皮、西瓜翠衣、鲜扁豆花（一枝）、鲜竹叶心各二钱（6克）。

【用法】以水二杯，煮取一杯，日二服。现代用法：水煎服。

【功效】祛暑清热。

【主治】暑伤肺经气分轻证。身热口渴不甚，头目不清，昏眩微胀，舌淡红，苔薄白。

【运用】

1. 辨证要点 本方是治疗暑热伤肺轻证的常用方。临床应用以身热口渴不甚、头目不清、舌苔薄白为辨证要点。

2. 加减变化 本方既可治暑伤肺络，也可煎汤代茶以预防暑病。身热较甚，可加石膏；暑温伤肺、咳而无痰、咳声高者，可加麦冬、杏仁、沙参以利肺气，养肺阴，或加甘草、桔梗以开提肺气，清肺热。

3. 使用注意 本方的适应证是暑温中的轻浅之证。若暑温表寒较重，或热渴大汗，或汗多脉散大，喘喝欲脱者，均不宜使用本方。

【附方】

1. 鸡苏散（南宋，刘完素，《伤寒直格》） 即六一散（滑石180克，甘草30克）加薄荷叶。功用：疏风解暑。主治：暑湿证，兼微恶风寒，头痛头涨，咳嗽不爽者。

2. 碧玉散（南宋，刘完素，《伤寒直格》） 即六一散（滑石180克，甘草30克）加青黛。功用：清解暑热。主治：暑湿证，兼见胆郁热者。

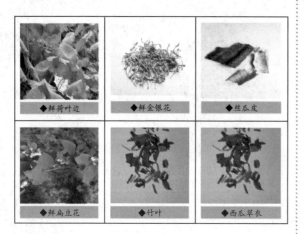

◆鲜荷叶边 ◆鲜金银花 ◆丝瓜皮
◆鲜扁豆花 ◆竹叶 ◆西瓜翠衣

香薷散

◆太平惠民和剂局 《太平惠民和剂局方》

【组成】香薷15克，厚朴（姜制）、白扁豆（微炒）各12克。

【用法】水煎服，或加酒少量同煎。

【功效】祛暑解表，化湿和中。

【主治】阴暑。恶寒发热，头重头痛，无汗，四肢倦怠，胸闷泛恶，腹痛吐泻，舌苔白腻，脉浮。

【运用】

1. 辨证要点 本方是夏月乘凉饮冷、感寒伤湿的常用方剂，后人通称三物香薷饮。以恶寒发热、无汗头痛、胸闷泛恶、舌苔白腻、脉浮为辨证要点。

2. 加减变化 其时若表寒甚者，可加入豆豉、葱白以加强解表散寒的作用。

3. 现代运用 本方常用于夏季感冒、急性胃肠炎等见上述证候者。

4. 使用注意 由于香薷属辛温解表药物，因此凡外感风寒，内有湿邪者，虽病不在暑月，亦可应用。夏月伤暑见发热汗出、心烦口渴等暑热病证者，则不可使用。

【附方】

1. 新加香薷饮（清，吴鞠通，《温病条辨》） 香薷、厚朴、连翘各6克，金银花、鲜扁豆各9克。水煎服。功用：祛暑解表，清热化湿。主治：暑温。发热头痛，恶寒，无汗，口渴面赤，胸闷不舒，舌苔白腻，脉浮而数。

香薷散与新加香薷饮，两者均以辛温之香薷、厚朴祛暑解表，散寒化湿。但香薷散药性偏温，主治暑令感寒夹湿之证，必见恶寒无汗者；而新加香薷饮则药性偏凉，主治暑温兼湿，虽亦恶寒无汗，但有口渴面赤，是当有别。

2. 青六散（《丹溪心法》） 滑石360克，红曲（炒）70克，甘草60克。上药为末，饭为丸，梧桐子大。每服五七十丸，白汤送下。功用：清热解暑，渗湿止泻，消食除积。主治：泄泻、产后腹痛或自利、血痢。

◆香薷（干燥全草）

◆厚朴

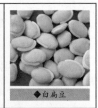
◆白扁豆

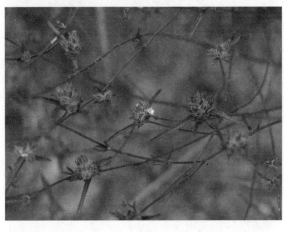
香薷

桂苓甘露散

◆刘完素 《黄帝素问宣明论方》

【组成】茯苓、泽泻各一两（30克），甘草（炙）、石膏、寒水石各二两（60克），滑石四两（120克），官桂（去皮）二两（15克），白术、猪苓各半两（15克）。

【用法】上为末，每服三钱（9克），温汤调下，新汲水亦得，生姜汤尤良。小儿每服一钱（3克），用法如上。现代用法：亦可作汤剂，水煎服，用量按原方比例酌减。

【功效】清暑解热，化气利湿。

【主治】暑湿证。发热头痛，烦渴引饮，小便不利及霍乱吐下。

【运用】

1. 辨证要点 本方是祛暑利湿的常用方。临床应用以发热头痛、烦渴引饮、小便不利为辨证要点。

2. 加减变化 水湿中阻、呕恶腹胀者，可加佩兰、藿香以芳香化湿；暑热较轻，可减寒水石、石膏的用量，或以芦根、西瓜翠衣、竹叶代之；水泻暴注，可去猪苓，减三石用量，加藿香、人参、葛根、木香等。

3. 现代运用 本方可用于中暑、尿路感染属暑湿者。

4. 使用注意 因本方清暑利湿之力较强，故主要适

用于暑热盛、湿邪重之暑湿重证。若一般的伤暑轻证或汗泻过多、气液大伤均不宜使用本方。

清暑益气汤

◆王士雄 《温热经纬》

【组成】黄连、甘草各3克，西洋参4.5克，知母6克，麦冬、竹叶各9克，石斛、荷梗各12克，粳米15克，西瓜翠衣30克。

【用法】原方未著用法。现代用法：水煎服。

【功效】清暑益气，养阴生津。

【主治】感受暑热，气津两伤，身热汗多，心烦口渴，四肢困倦，精神不振，脉虚数。

【运用】

1. 辨证要点 本方用于治感受暑热、耗气伤津者。以身热汗多、心烦口渴、体倦少气、脉虚数、舌苔薄白而干、舌质红、病发于暑天为辨证要点。

2. 加减变化 小儿夏季热，久热不退，烦渴体倦，属气津不足者，可以本方去黄连之苦燥，加地骨皮、白薇以退热。

3. 现代运用 本方常用于小儿夏季热，久热不退，烦渴体倦，属气津不足者。

4. 使用注意 方中黄连用量宜小，防其苦寒化燥，反伤津液。若暑病挟湿，舌苔厚腻者，不宜使用本方，恐其养阴生津，反助湿邪。

【附方】清暑益气汤（《脾胃论》）黄芪（汗少减五分）、苍术（泔浸去皮）、

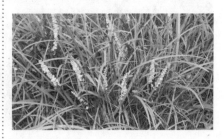
麦冬

升麻各一钱（3克），人参（去芦）、泽泻、神曲（炒黄）、橘皮、白术各五分（2克），麦冬（去心）、当归身、炙甘草各三分（2克），青皮（去白）二分半（1.5克），黄柏（酒浸去皮）二分或三分（2克），葛根二分（1.5克），五味子九枚。原方同㕮咀，都作一服，水二大盏，煎至一盏，去渣，大温服，食远。功用：益气生津，化湿清热。主治：平素气虚，伤于暑湿，四肢困倦，精神短少，懒于动作，胸闷恶食，口渴心烦，身热自汗，小便黄赤，大便溏薄，脉虚者。

《内经》说："阳气者，卫外而为固也"；"炅则气泄"。平素气虚而又伤于暑湿，阳气更泄，卫外不固，故身热自汗；暑湿蒸人，脾土受伤，故四肢困倦，精神短少，懒于动作，大便溏薄；长夏湿胜，故胸闷恶食，小便黄赤；暑为阳邪，热伤津液，故口渴心烦；暑伤元气，故脉虚不足也。

暑能耗气伤津，暑常兼湿，故本方用补中益气汤去柴胡以培元气，合生脉散保肺生津，苍术、黄柏燥湿清热，更有神曲、青皮消食快气，泽泻渗利除湿，葛根善解肌热，其气轻浮，鼓舞胃气上行而生津液。合而成方，共奏益气生津，化湿清热之效。岳美中教授称赞本方为有制之师，药多不乱，*丝丝入扣*。

六一散

◆ 刘完素 《黄帝素问宣明论方》

【组成】滑石180克，甘草30克。

【用法】为细末，每次服9克，布包入汤剂中煎服，

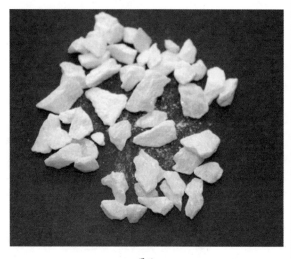

滑石

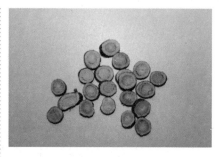

甘草

或加蜜少许，温开水调服，每日3次。

【功效】清暑利湿。

【主治】暑湿证。身热，心烦口渴，小便不利或泄泻。

【运用】

1. 辨证要点　本方是治疗暑湿证的常用方剂。以身热、心烦口渴、小便不利为辨证要点。

2. 加减变化　伤津而口渴舌红者，可加沙参、麦冬、石斛等以养阴生津止渴；气津两伤，可加五味子、西洋参等益气养阴；暑热较重，可酌加西瓜翠衣、淡竹叶之类以祛暑；心火较旺而舌红心烦者，可加灯心、竹叶、黄连等以泻火除烦；小便涩痛或有砂石诸淋者，可选加小蓟、白茅根、车前草及金钱草、海金沙、鸡内金等利尿通淋。

3. 现代运用　中暑由暑热夹湿所致者及尿道炎、膀胱炎等属湿热者，均可用本方加味治疗。

4. 使用注意　若暑病纯系暑热所致，或小便利，或老弱阴虚之人而内无湿热者，均非本方所宜。

【附方】

1. 益元散（南宋，刘完素，《宣明论方》）即六一散加辰砂，灯心汤调服。功用：清心祛暑，兼能安神。主治：暑湿证，兼见心悸怔忡，失眠多梦者。

2. 辰砂益元散（《医宗金鉴》）滑石六两（18克），甘草一两（3克），辰砂少许。上为细末，每服三钱，白汤送下。功用：镇惊安神，清热利湿，催生下乳。主治：中暑，伤寒热不退，烦躁引饮，小便涩痛而黄，心神恍惚，谵语，惊悸，积聚水蓄，里急后重，暴注下迫等证。

第六章

温里剂

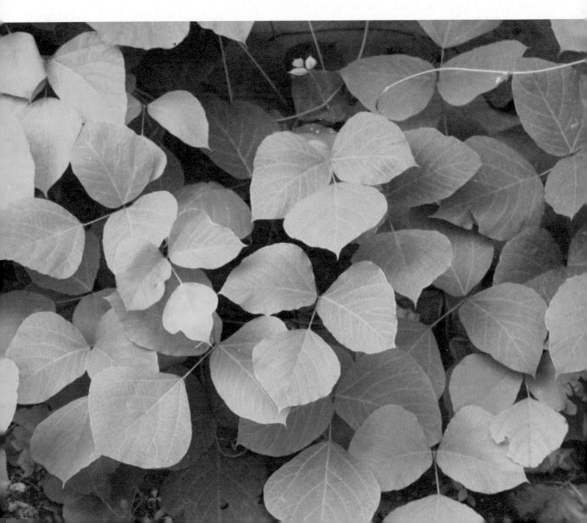

第一节 温中祛寒

理中丸

◆张仲景 《伤寒论》

【组成】人参、干姜、甘草（炙）、白术各三两（90克）。

【用法】上四味，捣筛，蜜和为丸，如鸡子黄许大（9克）。以沸汤数合，和一丸，研碎，温服之，每日三四服，夜二服。腹中未热，益至三四丸，然不及汤。汤法：以四物依两数切，用水八升，煮取三升，去滓，温服一升，日三服。服汤后，如食顷，饮热粥一升许，微自温，勿发揭衣被。现代用法：上药共研细末，炼蜜为丸，重9克，每次1丸，温开水送服，每日2～3次。或作汤剂，水煎服，用量按原方比例酌减。

【功效】温中祛寒，补气健脾。

【主治】

1. 脾胃虚寒证。脘腹绵绵作痛，喜温喜按，呕吐，大便稀溏，脘痞食少，畏寒肢冷，口不渴，舌淡苔白润，脉沉细或沉迟无力。

2. 阳虚失血证。便血、吐血、衄血或崩漏等，血色暗淡，质清稀。

3. 脾胃虚寒所致的胸痹；或病后多涎唾；或小儿慢惊等。

【运用】

1. 辨证要点 本方是治疗中焦脾胃虚寒证的基础方。临床应用以脘腹绵绵作痛、呕吐便溏、畏寒肢冷、

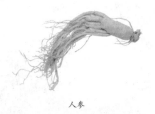

人参

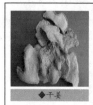

◆干姜

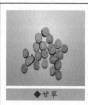

◆甘草

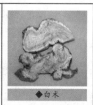

◆白术

舌淡、苔白、脉沉细为辨证要点。

2. 加减变化 下利甚者，可加白扁豆、茯苓健脾渗湿止泻；呕吐甚者，可加半夏、生姜降逆和胃止呕；虚寒甚者，可加肉桂、附子以增强温阳祛寒的功效；阳虚失血者，可将干姜易为炮姜，加艾叶、灶心土温涩止血；胸痹，可加桂枝、薤白、枳实振奋胸阳，舒畅气机。

3. 现代运用 本方常用于急慢性胃肠炎、胃及十二指肠溃疡、胃下垂、胃痉挛、胃扩张、慢性结肠炎等属脾胃虚寒者。

4. 使用注意 湿热内蕴中焦或脾胃阴虚者禁用。

【附方】

1. 附子理中丸（《太平惠民和剂局方》）附子(炮，去皮、脐)、人参（去芦）、干姜（炮）、甘草（炙）、白术各三两（90克）。上为细末，炼蜜为丸，每两作十丸。每服一丸（6克），以水一盏，化开，煎至七分，稍热服之，空心食前。功用：温阳祛寒，补气健脾。主治：脾胃虚寒较甚，或脾肾阳虚证。脘腹疼痛，下利清谷，恶心呕吐，畏寒肢冷，或霍乱吐利转筋等。

2. 理中汤（《医宗金鉴》） 人参、干姜、炙甘草、白术各三两（90克）。上四味锉碎，以水八升，煮取三升，去滓，温服一升，日三服。功用：温中祛寒。主治：中焦虚寒所致诸症，并见肢体不温，舌淡苔白，脉沉细无力者。

3. 附子理中汤（《三因极一病证方论》卷二） 大附子（炮，去皮、脐）、人参、干姜（炮）、甘草（炙）、白术各等份。上药锉散。每服12克，用水225毫升，煎取160毫升，去滓，不拘时服。功用：补虚回阳，温中散寒。主治：五脏中寒，口噤，四肢强直，失音不语；下焦虚寒，火不生土，脘腹冷痛，呕逆泄泻。

4. 连理汤（《张氏医通》） 炮姜、人参、炒白术、炙甘草各9克，黄连6克，茯苓10克，水煎服。主治：外伤暑邪，内伤生冷，泄泻口渴，呕吐酸水等症，慢性胃肠炎及溃疡病胃痛吐酸，心窝部烧灼感等症。

小建中汤

◆ 张仲景 《伤寒论》

【组成】饴糖30克，芍药18克，桂枝、生姜各9克，炙甘草6克，大枣四枚。

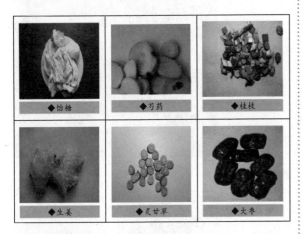

◆饴糖　　◆芍药　　◆桂枝

◆生姜　　◆炙甘草　　◆大枣

【用法】后五味，水煎2次，取汁，去渣，加入饴糖，分2次温服。

【功效】温中补虚，和里缓急。

【主治】虚劳里急证。腹中时痛，喜温欲按，舌淡苔白，脉细弦；或虚劳而心中悸动，虚烦不宁，面色无华，或手足烦热，咽干口燥等。

【运用】

1. 辨证要点　临床以腹痛喜温喜按、心悸、发热，而见面色无华、舌淡苔白、脉细弦为辨证要点。

2. 加减变化　面色萎黄、短气神疲者，可加黄芪、人参、当归以补养气血；便溏者，可加白术健脾燥湿止泻；中焦寒重者，可加干姜以增强温中散寒的功效；兼有气滞者，可加木香行气止痛。

3. 现代运用　胃及十二指肠溃疡、慢性胃炎、慢性肝炎、神经衰弱、再生障碍性贫血、功能性发热等属中焦阴阳不和者，均可予本方加减治疗。

4. 使用注意　呕吐或中满者不宜使用；阴虚火旺之胃脘疼痛忌用。

【附方】

1. 黄芪建中汤（东汉，张仲景，《金匮要略》）即小建中汤加黄芪9克。用法同小建中汤。功用：温中补气，和里缓急。主治：虚劳里急，诸不足。黄芪建中汤侧重于甘温益气，其适应证虚的程度较小建中汤为甚；小建中汤虽阴阳并补，但以温阳为主，适用于中阳虚而营阴亦不足之证。

2. 当归建中汤（《千金翼方》）当归四两（12克），桂心、生姜各三两（9克），甘草（炙）二两（6克），芍药六两（18克），大枣（擘）十二枚（6枚）。上六味（口父）咀，以水一斗，煮取三升，分为三服，一日令尽。若大虚，加饴糖六两（30克）作汤成，内之于火上暖，令饴糖消。功用：温补气血，缓急止痛。主治：产后虚羸不足，腹中疔痛不已，吸吸少气，或小腹拘急挛痛引腰背，不能饮食者。

大建中汤

◆ 张仲景 《金匮要略》

【组成】蜀椒（去汗）二合（6克），干姜四两（12克），人参二两（6克）。

【用法】上三味，以水四升，煮取二升，去滓，内胶饴一升，微火煮取一升半，分温再服。如一炊顷，可饮粥二升，后更服。当一日食糜粥，温覆之。现代用法：三味水煎2次，取汁，兑入饴糖30克，分2次温服。

【功效】温中补虚，降逆止痛。

【主治】中阳虚衰，阴寒内盛之脘腹疼痛。心胸中大寒痛，呕不能食，腹中寒，上冲皮起出见有头足，上下痛而不可触近，舌苔白滑，脉细沉紧，甚则肢厥脉伏。

【运用】

1. 辨证要点　本方为治虚寒腹痛重

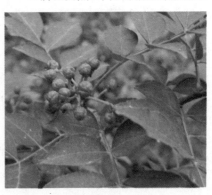

蜀椒

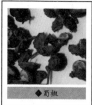
◆蜀椒

◆干姜

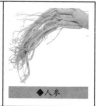
◆人参

证之代表方。以阵发性脘腹绞痛、拒按、常伴呕吐、舌苔白滑、脉弦紧为辨证要点。

2. 加减变化　腹痛痞满者，加厚朴、枳实行气消痞除满；呕吐甚者，加生姜、半夏降逆止呕；寒积较甚、便秘者，加大黄、附子温下寒积。

3. 现代运用　本方常用于粘连性肠梗阻、胃肠痉挛、急性胃炎、疝气绞痛、消化性溃疡等，证属中阳虚弱、阴寒内盛者。

4. 使用注意　本方辛甘温热之性较强，素体阴虚者慎用，寒凝气滞者亦不宜应用。

【附方】十四味建中汤（《太平惠民和剂局方》）当归、白芍药、白术、炙甘草、人参、麦冬、川芎、肉桂、炮附子、肉苁蓉、半夏、炙黄芪、茯苓、熟地黄各等份。上药共研为粗末。每服9克，加生姜一片，大枣一枚，水煎，食前温服。亦可改汤剂水煎服，各药用量按常规剂量酌定。功用：补气养血，温肾健脾。主治：气血不足，脾肾久虚，积劳虚损，形体羸瘠，短气嗜卧，寒热头痛，咳嗽喘促，吐呕痰沫，手足多冷，面白脱色，小腹拘急，百节尽疼，夜卧汗多，梦寐惊悸，大便滑利，小便频数，失血虚极，心忪面黑，及阴证发斑等。

吴茱萸汤

◆张仲景　《伤寒论》

【组成】吴茱萸、人参各9克，生姜18克，大枣五枚。

【用法】水煎温服。

【功效】温中补虚，降逆止呕。

【主治】虚寒呕吐。食谷欲呕，畏寒喜热，或胃脘疼痛，吞酸嘈杂；或厥阴头痛，干呕吐涎沫；或少阴吐利，手足厥冷，烦躁欲死。

【运用】

1. 辨证要点　本方专为中焦虚寒、浊阴上逆之证而设。临床以呕吐或干呕吐涎沫、口淡不渴、舌淡苔白滑、脉细迟或弦细为辨证要点。

2. 加减变化　头痛甚者，加当归、川芎以养血止痛；

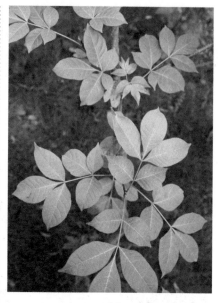
吴茱萸

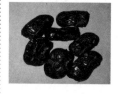
大枣

生姜

呕吐甚者，加砂仁、半夏以增强降逆止呕的功效；吞酸频作，可加煅瓦楞、乌贼骨以制酸止痛；阴寒较甚，宜加附子、干姜以温中散寒。

3. 现代运用　本方常用于妊娠呕吐、慢性胃炎、神经性头痛、耳源性眩晕等属中焦虚寒者。

4. 使用注意　临床运用本方，凡呕逆严重者，当予冷服，以防格拒。

【附方】

1. 丁香半夏丸（《重订严氏济生方》）丁香30克，炮干姜、制半夏、橘皮各60克，白术15克，共研细末，生姜自然汁打糊为丸。每次服6克，每日2次。功用：温中降逆。主治：宿寒在胃，呕吐吞酸。可用于慢性胃炎及溃疡病的胃脘部不适、反胃、吐酸等症。

2. 丁萸六君汤（《医宗金鉴》）丁香、吴茱萸、干姜、人参、白术、茯苓、甘草。功用：健脾温中，化饮降逆。主治：久病气虚，胃中有寒饮所致的呕吐。

甘草干姜汤

◆ 张仲景 《伤寒论》

【组成】甘草（炙）四两（12克），干姜（炮）二两（6克）。

【用法】上咬咀二味，以水三升，煮取一升五合，去滓。分温再服。

【功效】温补阳气，调理肺胃。

【主治】咳吐涎沫，清稀量多，或不咳，口淡不渴，头眩，畏寒，小便数，或遗尿，神疲乏力，短气不足以息，舌淡，苔薄白，脉虚弱。

【运用】

1. 辨证要点 本方以咳吐涎沫，或胃脘不适、口淡不渴，或头眩、舌质淡、苔薄白、脉浮紧或沉迟为辨证要点。

2. 加减变化 呕吐者，加陈皮、半夏以降逆止呕；胃寒明显者，加肉桂、附子以温暖阳气；大便溏者，加莲子肉、白扁豆以健脾止泻。

3. 现代运用 本方可用于治疗西医临床中的支气管肺炎、支气管炎、肺实质纤维化、肺气肿、肺不张等。只要符合其主治病变证机，也可加减运用，辅助治疗如慢性胆囊炎、慢性胃炎、慢性肝炎等。

4. 使用注意 肺热证、肺阴虚证慎用本方。

【附方】八柱散（《寿世保元》） 附子、人参、白术、干姜、甘草、罂粟壳、乌梅、诃子、肉豆蔻各等份。上药锉一剂，水煎服。功用：温中祛寒，健脾益气，涩肠止泻。主治：肠胃虚寒，久泻不已。

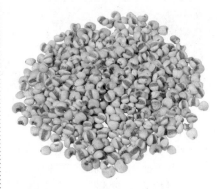

薏苡仁

重或水肿、舌质淡、脉缓或迟为辨证要点。

2. 加减变化 食少者，加薏苡仁、白扁豆以健脾化湿和胃；腹满者，加生姜、厚朴以行气消胀。

3. 现代运用 本方可用于治疗西医临床中的慢性肾盂肾炎、肾小球肾炎初期、风湿性心脏病、慢性胃炎等，还可治疗肺气肿、支气管炎、支气管扩张等。

4. 使用注意 脾胃阴虚证、湿热蕴结证慎用本方。

【附方】丁香豆蔻散（《医宗金鉴》）公丁香、白豆蔻仁、伏龙肝各等份。上为末，生姜汤点服。功用：温胃散寒、降逆止呃。主治：脾胃虚寒、气逆上冲所致产后呃逆。

甘草麻黄汤

◆ 张仲景 《金匮要略》

【组成】甘草二两（6克），麻黄四两（12克）。

【用法】上二味，以水五升，先煮麻黄，去上沫，内甘草，煮取三升。温服一升。覆被汗出，不汗，再服。慎风寒。

【功效】理脾散寒，发越郁阳。

【主治】饮食不佳，脘腹胀满，四肢困重，或全身水肿，或腰以上肿，按之没指，小便不利或少，身重恶寒，舌淡，苔薄白，脉缓或迟。

【运用】

1. 辨证要点 本方以饮食不振、脘腹胀满、四肢困

附子粳米汤

◆ 张仲景 《金匮要略》

【组成】附子（炮）一枚（5克），半夏半升（12克），甘草一两（3克），大枣十枚，粳米半升（12克）。

【用法】上五味，以水八升，煮米熟，汤成，去滓。温服一升，日三服。

【功效】温阳散寒，化饮降逆。

【主治】呕吐或吐涎沫，腹中寒痛，甚则剧痛，畏寒，腹中雷鸣，大便溏，胸胁逆满，肢体困重，乏力，舌淡，苔薄白，脉沉迟。

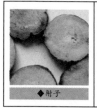
◆附子

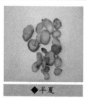
◆半夏

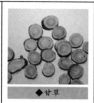
◆甘草

【运用】

1. 辨证要点　本方以脘腹寒痛、腹中雷鸣、或四肢不温、舌质淡、苔白或腻、脉沉或迟为辨证要点。

2. 加减变化　腹痛明显者，加白芍、细辛以温阳缓急止痛；小便不利者，加泽泻、茯苓以健脾渗湿；饮邪明显者，加苍术、白术以健脾醒脾燥湿。

3. 现代运用　本方可用于治疗西医临床中的肠结核、慢性肠胃炎、结肠炎、肠黏膜脱落、慢性肝炎等，还可用于治疗心肌炎、心肌缺血、脉管炎等。

4. 使用注意　脾胃阴虚证、脾胃湿热证慎用本方。

【附方】青木香丸（《医宗金鉴》）　青木香、荜澄茄、乌药、小茴香、川楝子各五钱（15克），吴茱萸（酒醋浸炒）、香附（醋炒）各一两（30克）。用巴豆仁二十一粒，研碎，炒拌。为末和匀，葱汁为小丸，每服三钱，酒或盐汤送下。功用：温中散寒，理气止痛治疝。主治：气疝。

大乌头煎

◆张仲景　《金匮要略》

【组成】乌头［熬，去皮，不㕮咀，大者］五枚（15克）。

【用法】上以水三升，煮取一升，去滓，内蜜二升，煎令水气尽，取二升。强人服七合，弱人服五合。不差，

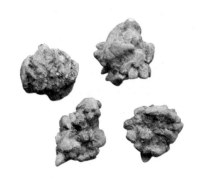
乌头

明日更服，不可日再服。

【功效】温中逐寒，通阳止痛。

【主治】脘腹疼痛或绕脐痛，或痛则冷汗出，手足厥逆，或呕吐，舌淡，苔薄白，脉沉紧或弦紧。

【运用】

1. 辨证要点　本方以脘腹疼痛或绕脐痛、手足厥逆、舌质淡、苔薄白、脉沉紧为辨证要点。

2. 加减变化　胃寒甚者，加生姜、桂枝、干姜以温胃散寒；呕吐者，加生姜、陈皮、丁香以温胃降逆；腹泻者，加白术、茯苓、山药以健脾和胃止泻。

3. 现代运用　本方可用于治疗西医临床中的慢性胃炎、肠胃痉挛、慢性肠炎等，还可用于治疗类风湿关节炎、风湿性关节炎等。

4. 使用注意　脾胃阴虚证、温热蕴结证慎用本方。

【附方】桂枝人参汤（《伤寒论》）桂枝（别切）四两（12克），甘草（炙）四两（9克），白术、人参、干姜各三两（9克）。上五味，以水九升，先煮四味，取五升，纳桂更煮，取三升，去滓，温服一升，日再，夜一服。功用：温阳健脾，解表散寒。主治：脾胃虚寒，复感风寒表证。恶寒发热，头身疼痛，腹痛，下利便溏，口不渴，舌淡苔白滑，脉浮虚者。

桂枝人参汤是在理中丸的基础上加味而成的。即人参汤加桂枝，温阳健脾，兼解表寒，表里同治，适用于脾胃虚寒而外兼风寒表证者。

乌头桂枝汤

◆张仲景　《金匮要略》

【组成】乌头五枚（10克），桂枝（去皮）、芍药、生姜（切）各三两（9克），甘草（炙）二两（6克），大枣十二枚。

【用法】上一味（乌头），以蜜二升，煎减半，去滓。以桂枝汤五合解之，得一升后，初服二合，不知，即服三合；

又不知，复加至五合。其知者，如醉状，得吐者，为中病。上五味道（桂枝汤），锉以水七升，微火煮取三升，去滓。

【功效】温中逐寒，解肌散邪。

【主治】发热，恶寒，汗出，或头痛，寒疝腹痛，手足逆冷或不仁，身疼痛，或呕吐，或不能食，舌淡，苔薄白，脉弦紧。

【运用】

1. 辨证要点 本方以寒疝腹痛、身疼痛、发热、恶寒、汗出、舌淡、脉弦紧为辨证要点。

2. 加减变化 腹痛明显者，加乌药、延胡索以温里散寒，行气止痛；头痛明显者，加蔓荆子、白芷以祛风散寒止痛；恶心呕吐者，加竹茹、陈皮以和胃降逆止呕。

3. 现代运用 本方可用于治疗西医临床中的感冒、流行性感冒、肠胃型感冒、支气管炎等。只要符合其主治病变证机，也可加减运用，辅助治疗如慢性非特异性溃疡性结肠炎、慢性附件炎等。

4. 使用注意 太阳伤寒证与脘腹寒积证相兼者慎用本方。

【附方】香桂散（《医宗金鉴》） 当归、肉桂、川芎各等份。上为末，酒调服。功用：温里散寒、活血止痛。主治：胞宫受寒所致产后腹痛。

葛根加半夏汤

◆张仲景 《伤寒论》

【组成】葛根四两（12克），麻黄（去节）三两（9克），甘草（炙）、芍药、桂枝（去皮）、生姜（切）二两（6克），半夏（洗）半升（12克），大枣（擘）

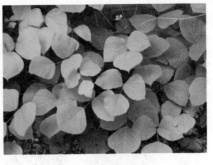
葛根

十二枚。

【用法】上八味，以水一斗，先煮葛根、麻黄，减二升，去白沫。内诸药，煮取三升，去滓。温服一升。覆取微似汗。

【功效】解表散邪，和胃降逆。

【主治】发热，恶风寒，无汗，头痛，胃脘疼痛绵绵不止或拘急疼痛，呕吐或吐清水，舌淡，苔薄白，脉紧或浮。

【运用】

1. 辨证要点 本方以发热、恶风寒、无汗、头痛、胃脘疼痛、呕吐、舌淡、苔薄白、脉紧或浮为辨证要点。

2. 加减变化 大便溏者，加茯苓、白术以健脾渗湿止泻等；呕吐明显者，加吴茱萸、陈皮以温胃降逆止呕。

3. 现代运用 本方可用于治疗西医临床中的急、慢性肠胃炎，慢性非特异性溃疡性结肠炎，肠胃型感冒等。只要符合其主治病变证机，也可加减运用，辅助治疗慢性支气管炎等。

4. 使用注意 太阳中风证与胃寒证相兼慎用本方。

温中丸

◆王贶 《全生指迷方》

【组成】干姜、半夏各30克，白术60克，细辛、胡椒各15克。

【用法】上药共为细末，炼蜜为丸，如梧桐子大。每服30粒，以米饮送下，食前服。亦可改作汤剂水煎服，各药用量按原方比例酌减。

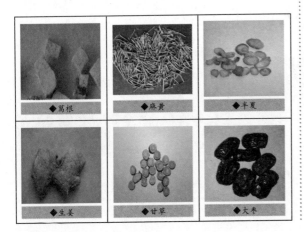
◆葛根　◆麻黄　◆半夏
◆生姜　◆甘草　◆大枣

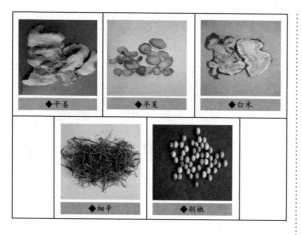

◆干姜　　◆半夏　　◆白术

◆细辛　　◆胡椒

【功效】温中散寒，健脾化痰。

【主治】脾咳，口中如含霜雪，中脘隐隐作冷，恶寒，脉紧。

【运用】

1. 辨证要点　本方以咳嗽气喘、痰多清稀、中脘隐隐作冷、恶寒为辨证要点。

2. 加减变化　咳甚者，加紫菀、杏仁、款冬花；痰多者，加莱菔子、白芥子、紫苏子；喘甚者，加苏子、麻黄、白果。

3. 现代运用　本方常用于治疗慢性支气管炎、支气管哮喘等。

【附方】温中化痰丸（《太平惠民和剂局方》）陈皮（去白）、青皮（去白）、干姜（炒）、良姜（去芦，炒）各五两（150克）。上为细末，醋打面糊丸，如梧桐子大，每服三十至五十粒，不拘时，汤饮任下。功用：温中化痰。主治：停痰留饮，胸膈满闷，头眩目晕，嗜卧减食，咳嗽呕吐，气短恶心；或饮酒过多，或引饮无度，或过伤生冷，痰涎并多，呕哕恶心。

第二节　回阳救逆

四逆汤

◆张仲景　《伤寒论》

【组成】附子15克，干姜9克，炙甘草6克。

【用法】先煎附子1小时，再入余药同煎，取汁温服。

【功效】回阳救逆。

【主治】

1. 少阴病。四肢厥冷，恶寒倦卧，呕吐不渴，腹痛下利，神疲欲寐，舌苔白滑，脉象微细。

2. 太阳病误汗亡阳。

【运用】

1. 辨证要点　本方为肾阳衰微、阴寒内盛而设。临床以四肢厥冷、神疲欲寐、舌淡苔白、脉微细为辨证要点。

2. 现代运用　本方常用于急性心衰、心肌梗死、急慢性胃肠炎吐泻失水或急性病大汗出见休克等属亡阳欲脱者。

3. 使用注意　四肢厥冷属真热假寒者，禁用本方。

【附方】

1. 四逆加人参汤（东汉，张仲景，《伤寒论》）即四逆汤加人参3克（另煎加入）。用法：同四逆汤。功用：回阳益气，救逆固脱。主治：阴寒内盛，四肢厥冷。恶寒倦卧，脉微而复自下利，利虽止而余证仍在者。

四逆汤证原有下利，若利止而四逆证仍在，是气血大伤之故。所以于四逆汤方中加入大补元气之人参，益气固脱，使阳气回复，阴血自生。临床凡是四逆汤证见气短、气促者，均可用四逆加人参汤治之。

2. 通脉四逆汤（《伤寒论》）甘草（炙）二两（6克），附子（大者，生用，去皮，破八片）一枚（20克），干姜三两[(9克)，强人可四两（12克)]。上三味，以水三升，煮取一升二合，去滓，分温再服，其脉即出者愈。功用：破阴回阳，通达内外。主治：少阴病，阴盛格阳证。下利清谷，里寒外热，手足厥逆，脉微欲绝，身反不恶寒，其人面色赤，或腹痛，或干呕，或咽痛，或利止，脉不出者。

茯苓四逆汤

◆张仲景　《伤寒论》

【组成】茯苓12克，炙甘草6克，

图解名医名方大全

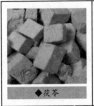
◆茯苓

◆炙甘草

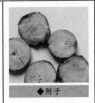
◆附子

附子5克，干姜4.5克，人参3克。

【用法】水煎服。

【功效】回阳益阴，宁心除烦。

【主治】少阴病并见烦躁不安。

【运用】

1. 辨证要点　本方以四肢厥逆、烦躁、心悸、舌淡苔白滑、脉微欲绝为辨证要点。

2. 加减变化　虚寒泄泻，加补骨脂、白术；浮肿、小便不利，加白术、桂枝；心悸怔忡，加生牡蛎、生龙骨；烦躁不安，加琥珀。

3. 现代运用　本方常用于治疗休克、心肌梗死、心力衰竭、急性脑血管病、内耳眩晕症等。

【附方】回阳生脉汤（经验方）山萸肉15克，红参、炮附子、麦冬、五味子各10克，甘草6克。水煎服。功用：回阳补气，益阴复脉。主治：气血阴阳俱衰，正气不支，体温下降，四肢厥冷，面色苍白，出冷汗，呼吸喘促，脉微弱。可用于大叶性肺炎、肺心病等出现虚脱、休克者。

通脉四逆加猪胆汁汤

◆张仲景　《伤寒论》

【组成】甘草（炙）二两（6克），干姜三两[9克，强人可四两（12克）]，附子（生用，去皮，破八片，

大者）一枚（8克），猪胆汁半合（3毫升）。

【用法】上四味，以水三升，煮取一升二合，去滓，内猪胆汁。分温再服，其脉即来。无猪胆，以羊胆代之。

【功效】回阳救逆，益阴助阳。

【主治】下利无度而无物可下，呕吐不止而无物可吐，汗出，手足厥逆，神志昏厥或言语不清，四肢拘急不解，舌淡，苔薄，脉微欲绝。

【运用】

1. 辨证要点　本方以心悸或心烦、手足厥逆、汗出、神志昏厥、舌质淡、苔薄白、脉微欲绝为辨证要点。

2. 加减变化　血虚者，加熟地黄、当归以补血养血；气虚者，加黄芪、人参以益气补虚；阳虚者，加淫羊藿、巴戟天以温补阳气；阴虚者，加玉竹、麦冬以滋补阴津。

3. 现代运用　本方可用于治疗西医临床中的风湿性心脏病、肺源性心脏病之心力衰竭、休克、心肌梗死完全性右束支传导阻滞、病态窦房结综合征等。只要符合其主治病变证机，也可加减运用，辅助治疗如慢、急性肠胃炎，慢性咽炎等。

4. 使用注意　痰热证、湿热证、阴虚证慎用本方。

白通加猪胆汁汤

◆张仲景　《伤寒论》

【组成】葱白四茎，干姜一两（3克），附子（生，去皮，破八片）一枚（5克），人尿五合（30毫升），猪胆汁一合（6毫升）。

【用法】上五味，以水三升，煮取一升，去滓，内胆汁、人尿，和令相得。分温再服。若无胆，亦可用。

【功效】破阴回阳，宣通上下，制阳入阴。

【主治】下利清谷，手足逆冷，神志昏沉，干呕，心烦，汗出，面赤如妆，脉微或无。

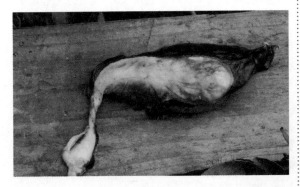
猪胆

【运用】

1. 辨证要点　本方以心悸、心烦、手足逆冷、舌质淡、苔薄、脉微或无为辨证要点。

2. 加减变化　气虚明显者，加白术、人参以益气补虚；血虚者，加白芍、当归以滋补阴血；寒甚者，加吴茱萸、桂枝以温阳散寒；心烦者，加桂枝、五味子以益心除烦。

3. 现代运用　本方可用于治疗西医临床中的心力衰竭、心律失常、休克、心动过缓等。只要符合其主治病变证机，也可加减运用，辅助治疗如慢性肠胃炎、霍乱、肝性脑病、肠伤寒等。

4. 使用注意　痰热证、湿热证、阴虚证慎用本方。

白通汤

◆张仲景　《伤寒论》

【组成】葱白四茎，干姜一两（3克），附子（生，去皮、破八片）一枚（5克）。

【用法】上三味，以水三升，煮取一升，去滓。分温再服。

【功效】破阴回阳，宣通上下。

【主治】心悸，心烦，怔忡，汗出，面赤，手足逆冷，下利清谷，精神不振，少腹冷痛，小便清白，舌淡，苔白，脉微。

【运用】

1. 辨证要点　本方以心悸、心烦、汗出、面赤、手足逆冷、舌质淡、苔薄白、脉微弱为辨证要点。

2. 加减变化　气虚明显者，加白术、人参以益气补虚；寒甚者，加吴茱萸、桂枝以温阳散寒；心烦者，加桂枝、五味子以益心除烦。

3. 现代运用　本方可用于治疗西医临床中心力衰竭、心律失常、休克、心动过缓等。只要符合其主治病变证机，也可加减运用，辅助治疗如尿毒症、眼科之前房积液、雷诺现象等。

4. 使用注意　痰热证、湿热证、阴虚证慎用本方。

【附方】参附龙牡救逆汤（《中西医结合防治流

行性脑脊髓膜炎手册》）　人参9～15克（或用党参30～45克），炮附片9克，生龙骨、生牡蛎各15～30克，水煎成100毫升，频服。主治：流行性脑脊髓膜炎休克型，及各种热病后期的虚脱，其症为阳气将脱，手足发凉，胸腹部皮肤不烫手，出冷汗，口鼻气凉，口不渴，舌质淡白而润，脉细数无力或摸不到。

参附汤

◆严用和　《济生续方》

【组成】人参半两（15克），附子（炮，去皮、脐）一两（30克）。

【用法】原方（口父）咀，分作三服，水二盏，生姜十片，煎至八分，去滓，食前温服。现代用法：水煎服，用量按原方比例酌减。

【功效】回阳益气固脱。

【主治】阳气暴脱，手足逆冷，头晕气短，面色苍白，汗出脉微，舌淡苔薄白者。

【运用】

1. 加减变化　用本方回阳固脱，一般不能用党参代替人参。如人参无法办到，可用党参60～120克代替人参，量少则难以奏效。据编者临床经验，因为阴阳互根，阳亡则阴液无以化生而耗竭，故亡阳的同时，往往兼见阴竭的证状，此时当急用参附汤合生脉散加龙骨、牡蛎以图救治。

2. 现代运用　本方常用于抢救心力衰竭而见手足逆冷、汗出如珠、脉微欲绝的证候。

【附方】

1. 独参汤（《十药神书》）人参（去芦）二两（60克）。原方（口父）咀，以水二盏，枣五枚，同煎一盏，不以时细细服之。功用：益气固脱。主治：元气大虚，面色苍白，神情淡漠，肢冷多汗，呼吸微弱，甚则昏厥，脉微欲绝，以及妇人血崩，血晕，创伤出血过多等证。

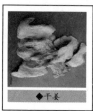

◆干姜

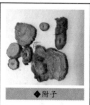

◆附子

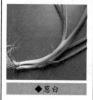

◆葱白

人参甘温，大补元气，故能用治气虚欲脱之证。至于妇人血崩、血晕，或创伤出血过多，均能导致气随血脱，故亦当用人参益气固脱。本方人参须用上等大人参，若无人参，可用党参90～120克代之，浓煎顿服。待元气渐回，再随证调治。

《医宗金鉴》引柯琴曰："一人而系一世之安危者，必重其权而专任之；一物而系一人之死生者，当大其服而独用之。故先哲于气几息、血将脱之证，独用人参二两，浓煎顿服，能挽回性命于瞬息之间，非他物所可代也。世之用者，恐或补住邪气，姑少少以试之，或加消耗之味以监制之，其权不重，力不专，人何赖以得生乎？

2. 芪附汤（《魏氏家藏方》）附子（炮去皮、脐）二钱（6克），黄芪（盐水或蜜拌，炙）一钱（3克）。原方为粗末，每服三钱，水一盏半，生姜三片，枣子一枚，煎至七分，去滓食前服。功用：益气助阳固表。主治：气虚阳弱，自汗盗汗。

方中黄芪甘温，益气固表，配合附子大辛大热，回阳救逆。阳气得固，虚汗自止。

3. 术附汤（《校注妇人良方》）白术、生附子（须用好者）。原方为末，每服五钱，姜、枣水煎，和滓服。功用：温里燥湿。主治：寒湿相搏，身体疼痛。

方中白术苦甘温，益气燥湿，配合生附子大辛大热，温经散寒，除湿止痛，故能用治寒湿相搏，身体疼痛之证。

4. 二加龙骨汤（《外台秘要》引《小品方》方）龙骨、甘草（炙）各二分（12克），牡蛎（熬）、白薇、附子（炮）各三分（18克），芍药四分（24克），生姜五分（30克），大枣（擘）四枚。水煎服。功用：潜阳敛阴止汗。主治：虚羸浮热汗出者。

本方系从《小品方》龙骨汤［龙骨、甘草（炙）各二分，牡蛎（熬）三分，桂心、芍药各四分，生姜五分，大枣四枚（擘）］加减而成。

《小品方》记载："虚羸浮热汗出者，除桂，加白薇三分，附子三分炮，故曰二加龙骨汤。"方中附子温阳，芍药、甘草酸甘化阴，生姜、大枣调和营卫，白薇清热，龙骨、牡蛎收涩止汗，故对阴阳俱虚，浮热汗出者，颇为适合。

回阳救急汤

◆陶节庵 《伤寒六书》

【组成】熟附子、白术（炒）、茯苓、半夏（制）

各9克，干姜、人参、甘草（炙）、陈皮各6克，肉桂、五味子各3克。

【用法】水二盅，姜三片，煎之，临服入麝香三厘（0.1克）调服。中病以手足温和即止，不得多服。现代用法：水煎服，麝香冲服。

【功效】回阳固脱，益气生脉。

【主治】寒邪直中三阴，真阳衰微证。四肢厥冷，神衰欲寐，恶寒蜷卧，吐泻腹痛，口不渴，甚则身寒战栗，或指甲口唇青紫，或吐涎沫，舌淡苔白，脉沉微，甚或无脉。

【运用】

1. 辨证要点　本方是治疗寒邪直中三阴、真阳衰微证的常用方。临床应用以四肢厥冷、神衰欲寐、下利腹痛、脉微或无脉为辨证要点。

2. 加减变化　呕吐不止者，可加姜汁以温胃止呕；泄泻不止者，可加黄芪、升麻等益气升阳止泻；呕吐涎沫或少腹痛者，可加盐炒吴茱萸以温胃暖肝，下气止呕；无脉者，可加少许猪胆汁，用为反佐，以防阳微阴盛而成阳脱之变。

3. 现代运用　本方常用于急性胃肠炎吐泻过多、休克、心力衰竭等属亡阳欲脱者。

4. 使用注意　方中麝香用量不宜过大。服药后手足温和即止。

【附方】

1. 回阳救急汤（《重订通俗伤寒论》）黑附块、原麦冬各三钱（9克），别直参、辰砂（染）、川姜各二钱（6克），湖广术钱半（5克），姜半夏一钱（3克），炒广皮、清炙草各八分（3克），紫瑶桂五分（1.5克），北五味三分（1克），真麝香（冲）三厘（0.1克）。功用：回阳救逆，益气生脉。主治：少阴病阳衰阴竭证。下利脉微，甚则利不止，肢厥无脉，干呕心烦者。

2. 六味回阳饮《景岳全书》人参30～60克，熟地黄15～30克，当归9克，制附子、炮姜各6～9克，炙甘草3克。水煎服。功用：益气回阳，滋阴养血。主治：阴阳将脱。

3. 四味回阳饮（《景岳全书》）人参30～60克，制附子、炮干姜各6～9

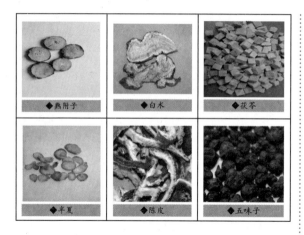

◆熟附子　　◆白术　　◆茯苓

◆半夏　　◆陈皮　　◆五味子

克，炙甘草 3～6 克。用水 400 毫升，武火煎至 250 毫升，温服，徐徐饮之。功用：益气回阳，救逆刚脱。主治：元阳虚脱，恶寒肢冷，气息微弱，冷汗如油。

回阳返本汤

◆陶华　《伤寒六书》

【组成】熟附子、人参、麦冬、陈皮各 9 克，干姜、五味子、炙甘草各 6 克，腊茶 3 克，蜂蜜五匙。

【用法】水煎服。

【功效】回阳救阴，益气固脱。

【主治】阳气衰微，阴津不足，四肢逆冷，大汗出，面赤烦热，烦躁口渴，舌光滑少苔，脉微欲绝。

【运用】

1. 辨证要点　本方以四肢逆冷、汗出面赤、烦躁口渴、舌光少苔、脉微欲绝为辨证要点。

2. 加减变化　阳脱者，加桂枝；阴脱者，加黄精；

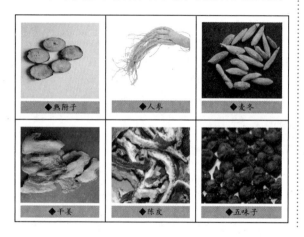

◆熟附子　　◆人参　　◆麦冬

◆干姜　　◆陈皮　　◆五味子

面赤戴阳者，加葱白、黄连；汗多不止，加山萸肉、煅龙骨、煅牡蛎。

3. 现代运用　本方常用于治疗休克。

【附方】

1. 益元汤（《伤寒六书》）　炮附子、干姜、艾叶、黄连、知母、人参、麦冬、五味子、葱白、甘草。用水 400 毫升，加生姜一片，大枣二枚，煎至 200 毫升，捶法入童便 30 毫升，冷服。功用：回阳救逆，养阴清热，益气固脱。主治：戴阳证，面赤身热头疼，不烦而躁，饮水不得入口，汗出肢冷，舌光少苔，脉微欲绝。

2. 千金还魂汤（《备急千金要方》）　麻黄三两（90 克），肉桂二两（60 克），甘草一两（30 克），杏仁七十粒。主治：卒感忤，鬼击飞尸，诸奄忽气绝，无复觉，或已死咬口，噤不开。

黑锡丹

◆太平惠民和剂局　《太平惠民和剂局方》

【组成】金铃子（蒸，去皮、核）、胡芦巴（酒浸，炒）、木香、附子（炮，去皮、脐）、肉豆蔻（面裹，煨）、破故纸（酒浸，炒）、沉香（镑）、茴香（舶上者，炒）、阳起石（研细，水飞）各一两（30 克），肉桂（去皮）半两（15 克），黑锡（去滓秤）、硫黄（透明者，结砂子）各二两（各 60 克）。

【用法】原方用黑盏或新铁铫内如常法结黑锡、硫黄砂子，地上出火毒，研令极细，余药并杵，罗为细末，都一处和匀入研，自朝至暮，以黑光色为度，酒糊圆如梧桐子大，阴干入布袋内擦令光莹，每服三四十粒，空心姜盐汤或枣汤下，妇人艾醋汤下。现代用法：酒糊丸，成人每服 4.5 克，小儿每服 1.5～3 克，空腹时用温开水或淡盐汤送下。如急救可用至 9 克。

【功效】温补下元，镇纳浮阳。

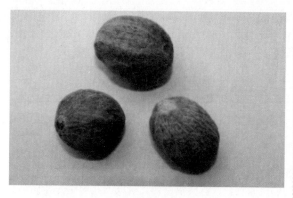

肉豆蔻

【主治】

1. 肾阳虚衰, 肾不纳气, 下虚上实, 痰壅气喘, 汗出肢厥, 舌淡苔白, 脉沉细或浮大无根者。

2. 奔豚, 气上冲胸, 或肠鸣便溏, 或男子阳萎, 妇人血海虚寒, 带下清稀者。

【运用】

1. 使用注意 本方乃急救之剂, 非治本之方, 故不宜多服久服, 恐有铅中毒的危险。本方药物既有重坠之品, 又以温燥居多, 故孕妇禁用。对于肝肾阴亏者亦当禁用。

【附方】

1. 黑锡丸 (《普济本事方》) 金铃子、胡芦巴、木香、附子、肉豆蔻、破故纸、沉香、茴香各30克, 肉桂15克, 黑锡、硫黄各60克。功用: 温壮下元, 镇纳浮阳。主治: 真阳不足, 肾不纳气, 浊阴上泛, 上盛下虚, 痰壅胸中, 上气喘促, 四肢厥逆。冷汗不止, 舌淡苔白, 脉沉微; 奔豚, 气从小腹上冲胸, 胸胁脘腹胀痛, 或寒疝腹痛, 肠鸣滑泄, 或男子阳痿精冷, 女子血海虚寒, 月经不调, 带下清稀, 不孕等症。

2. 夺命汤 (《医宗金鉴》) 吴茱萸、肉桂、泽泻、白茯苓。功用: 温阳止痛, 降逆除湿。主治: 冲疝、厥疝。

第三节　温经散寒

当归四逆汤

◆ 张仲景 《伤寒论》

【组成】当归12克, 桂枝、芍药各9克, 炙甘草、通草各6克, 细辛3克, 大枣八枚。

【用法】水煎服。

【功效】温经散寒, 养血通脉。

【主治】血虚寒厥证。手足厥寒, 口不渴, 或腰、股、腿、足疼痛, 舌淡苔白, 脉沉细或细而欲绝。

【运用】

1. 辨证要点 本方为素体血虚、经脉寒凝所致之证而设。以手足厥冷、舌淡苔薄白、脉沉细欲绝为辨证要点。

2. 加减变化 兼见干呕吐涎, 宜加生姜、吴茱萸以温中降逆; 寒疝, 睾丸掣痛, 痛引少腹, 亦可加小茴香、良姜、乌药、香附等暖脾理气止痛之品。

3. 现代运用 本方常用于冻疮、雷诺病或雷诺现象、血栓闭塞性脉管炎、小儿下肢麻痹及妇女痛经等属血虚寒凝者。

4. 使用注意 本方只适用于血虚寒凝之四肢逆冷, 其它原因之肢厥不宜使用。

【附方】

1. 黄芪桂枝五物汤 (东汉, 张仲景, 《金匮要略》) 黄芪12克, 芍药、桂枝各9克, 生姜18克, 大枣八枚。水煎服。功用: 益气温经, 和营通痹。主治: 血痹证。肌肤麻木不仁, 脉沉涩而紧。

黄芪桂枝五物汤和当归四逆汤均有散寒通脉作用。但四逆汤功专养血温经, 适用于血虚寒凝的手足厥冷之证; 黄芪桂枝五物汤由桂枝汤去甘草, 倍生姜加黄芪而成, 旨在温通阳气, 驱风散邪, 调畅营卫, 而通血痹, 不仅适用于血痹, 也可用于中风之后, 半身不遂, 或肢体不用, 或半身汗出, 肌肉消瘦, 气短乏力, 以及产后、经后身痛等。

2. 六物附子汤 (《证治准绳》)

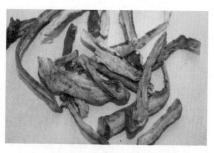

当归

炮附子、桂心、防己各120克，白术、茯苓各90克，炙甘草60克。研粗末，每次服15克，加生姜七片，水煎服；现用汤剂，水煎服。功用：温肾利湿。主治：四气流注于足太阴经，骨节痛，四肢拘急，自汗短气，小便不利，恶风怯寒，头面手足肿痛。

3. 当归四逆加吴茱萸生姜汤（《伤寒论》） 当归三两（12克），芍药、桂枝各三两（9克），甘草（炙）、通草（去皮）各二两（6克），细辛三两（3克），生姜（切）半斤（12克），吴茱萸二升（9克），大枣（擘）五枚（8枚）。上九味，以水六升，清酒六升和，煮取五升，去滓，温分五服。功用：温经散寒，养血通脉，和中止呕。主治：血虚寒凝，手足厥冷，兼寒邪在胃，呕吐腹痛者。

阳和汤

◆ 王维德 《外科证治全生集》

【组成】熟地黄30克，鹿角胶9克，白芥子6克，肉桂粉、生甘草各3克，姜炭、麻黄各2克。

【用法】除肉桂粉、鹿角胶外，余药水煎，汤成去渣，加入肉桂粉，鹿角胶烊化混匀，分2～3次服。

【功效】温阳补血，散寒通滞。

【主治】阴疽。患处漫肿无头，皮色不变，酸痛无热，口中不渴，舌淡苔白，脉沉细或迟细；或贴骨疽、脱疽、流注、痰核、鹤膝风等属阴寒证者。

【运用】

1. 辨证要点 本方为治疗阴证疮疡的著名方剂，以患处漫肿无头、皮色不变、酸痛无热、脉沉细或迟细为辨证要点。

2. 加减变化 阴寒甚者，酌加附子以助其温阳散寒；兼气虚，宜加黄芪、党参以益气补血。

3. 现代运用 本方常用于骨结核、腹膜结核、慢性骨髓炎、深部脓肿、慢性淋巴结炎、类风湿性关节炎、血栓闭塞性脉管炎等属血虚寒凝者。

4. 使用注意 本方药多温燥，凡痈疽阳证、阴虚有热或阴疽久溃者，均不宜使用。方中麻黄只起发越阳气之用，用量宜轻，熟地黄补血固本，用量宜重，应用时应注意两者比例。

【附方】

1. 小金丹（《外科证治全生集》） 白胶香、草乌、五灵脂、地龙、木鳖各制末，一两五钱（150克），没药、归身、乳香各净末，七钱五分（75克），麝香三钱（15克），墨炭一钱二分（12克），以糯米粉一两二钱，为厚糊，和入诸末，捣千捶，为丸如芡实大。此一料，约为二百五十丸，晒干忌烘，固藏，临用取一丸，布包放平石上，隔布敲细入杯内，取好酒几匙浸药。用小杯合盖，约浸一二时，以银物加研，热陈酒送服，醉盖取汗。如流注初起，及一应痰核、瘰疬、乳岩、横痃，初起服，消乃止。幼孩不能服煎剂及丸子者，服之甚妙。如流注等证，将溃及溃者，当以十丸均作五日服完，以杜流走不定，可绝增入者。但丸内有五灵脂与人参相反，不可与有参之药同日而服。功用：化痰除湿，祛瘀通络。主治：寒湿痰瘀所致的流注、痰核、瘰疬、乳岩、横痃、贴骨疽、蟮拱头等病，初起肤色不变，肿硬作痛者。

原书使用本方，常与阳和汤并进，或交替使用。但此方较阳和汤药力峻猛，惟体实者相宜，正虚者不可用，孕妇忌用。

2. 茴香楝实丸（《宣明论》） 川楝子、小茴香、马蔺花、芫花（醋炒焦黑）、吴茱萸、山茱萸、食茱萸、青皮、陈皮各一两（30克）。为末，醋糊为丸，每服二钱（6克），酒吞服。功用：温经消疝。主治：狐疝，小肠受邪控睾引少腹痛。

3. 胶艾四物汤（《医宗金鉴》） 熟地黄、当归、川芎、白芍、阿胶（蛤粉末炒成珠）、艾叶各一钱（3克），甘草（炙）五分（1.5克）。上锉，水酒各半煎，空心服。功用：温经散寒、养血和血。主治：血虚有寒所致月经先期的治疗。还可用治月经过多、胎气抢心。现代本方多用治先兆流产、放置节育环后综合征。

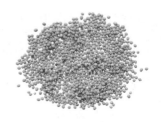

白芥子

第七章

补益剂

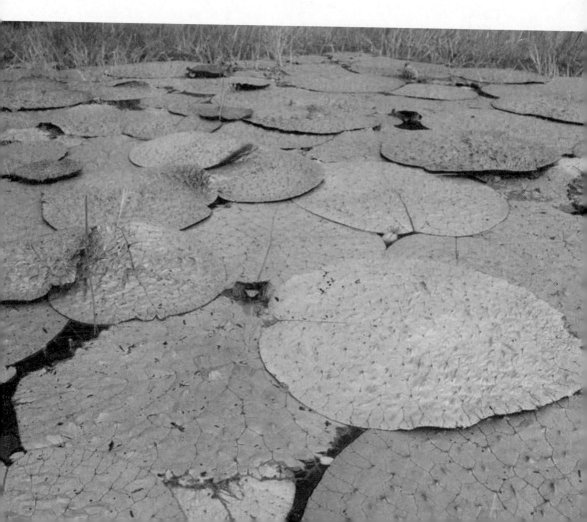

第一节 补气

四君子汤

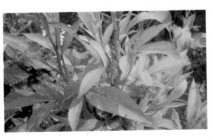

白术

图解名医名方大全

◆太平惠民和剂局《太平惠民和剂局方》

【组成】人参（去芦）、白术、茯苓（去皮）各9克，甘草（炙）6克。

【用法】上为细末。每服二钱（15克），水一盏，煎至七分，通口服，不拘时候；入盐少许，白汤点亦得。现代用法：水煎服。

【功效】益气健脾。

【主治】脾胃气虚证。面色萎白，语声低微，气短乏力，食少便溏，舌淡苔白，脉虚弱。

【运用】

1. 辨证要点 本方为治疗脾胃气虚证的基础方，后世众多补脾益气方剂多从此方衍化而来。临床应用以面白食少、气短乏力、舌淡苔白、脉虚弱为辨证要点。

2. 加减变化 胸膈痞满者，加陈皮、枳壳以行气宽胸；呕吐者，加半夏以降逆止呕；兼畏寒肢冷、脘腹疼痛者，加附子、干姜以温中祛寒；心悸失眠者，加酸枣仁以宁心安神。

3. 现代运用 本方常用于慢性胃炎、胃及十二指肠溃疡等属脾气虚者。

【附方】

1. 异功散（宋，钱乙，《小儿药证直诀》） 即四君子汤加陈皮各等份（各6克）。水煎服，用量按原方比例，酌情增减。功用：益气健脾，行气化滞。主治：脾胃气虚兼气滞证。食欲缺乏，大便溏薄，胸脘痞闷不舒，或呕吐泄泻等。现用于小儿消化不良属脾虚气滞者。

2. 六君子汤（宋，陈自明，《妇人良方》） 即四君子汤加陈皮9克，半夏12克。水煎服。功用：益气健脾，燥湿化痰。主治：脾胃气虚兼痰湿证。食少，便溏，胸脘痞闷，呕逆。

3. 香砂六君子汤（清，汪昂，《医方集解》） 即六君子汤加木香、砂仁各6克。水煎服。功用：健脾和胃，理气止痛。主治：脾胃气虚，寒湿滞于中焦。纳呆、嗳气，脘腹胀满或疼痛，呕吐泄泻等。

4. 七味白术散（《小儿药证直诀》）人参二钱五分（6克），茯苓、炒白术、藿香叶各五钱（12克），甘草一钱（3克），木香二钱（6克），葛根五钱（15克）。为粗末，每服一钱（6克），水煎服。功用：健脾益气，和胃生津。主治：脾胃虚弱，津虚内热证。呕吐泄泻，肌热烦渴。

5. 加味六君汤（《医宗金鉴》）人参、白术（土炒）、茯苓、陈皮、半夏（制）各一钱五分（4.5克），藿香叶、枇杷叶（炙）各一钱（3克），缩砂仁、枳壳（炒）各八分（3克），甘草（炙）五分（1.5克）。上锉，加生姜煎服。功用：健脾益气、和胃降逆。主治：脾胃气虚，痰饮内停所致恶阻。

加味六君汤在本书用治妊娠恶阻。本方是六君子汤加藿香叶、枇杷叶、砂仁、枳壳而成，古代很多治疗恶阻的方剂都是在六君子汤基础上变化而成，如明代医家薛己说："若饮食停滞，用六君子加枳壳；……若饮食少思，用六君子加苏梗、枳壳；头晕体倦，用六君子汤"，而运用最多的莫如加木香、砂仁而成的香砂六君子汤，正如现代医家高辉远所说：脾胃虚弱引起的妊娠恶阻，最佳之药为香砂六君子汤，因为该方药味平和，温而不燥，补而不腻，既能降

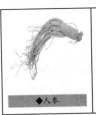

◆人参

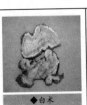

◆白术

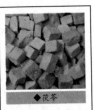

◆茯苓

逆止呕，又能增强脾胃运化功能，长期服用可使气血化源充足，孕妇及胎儿身体健壮而无弊端。

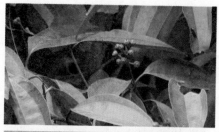

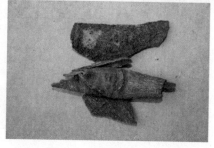

肉桂

保元汤

◆**魏直　《博爱心鉴》**

【组成】黄芪三钱（9克），人参、炙甘草各一钱（3克），肉桂五分（1.5克）。

【用法】加生姜一片，水煎服。

【功效】补气温阳。

【主治】虚损劳怯，元气不足，倦怠乏力，少气畏寒；小儿痘疮，阳虚顶陷：血虚浆清，不能发起灌浆者。

【运用】

1. 辨证要点　本方以倦怠乏力、少气畏寒、脉细软为辨证要点。

2. 加减变化　水肿，加泽泻、猪苓、车前子；腹胀，加木香、砂仁；肾阳虚，加补骨脂、附子、肉苁蓉；呕吐痰涎，加陈皮、半夏；阴虚，去肉桂，加生地黄、麦冬、玄参；中焦虚寒，加荜茇、干姜。

3. 现代运用　本方常用于治疗慢性肾炎、慢性肝炎、慢性肾功能衰竭、哮喘、痘疹虚陷、过敏性紫癜、怔忡、郁冒、崩漏、疮疡经久不愈以及防治腹部术后肠麻痹、肠粘连等。

4. 使用注意　血热毒壅之火证禁用；禁忌生冷。

【附方】

1. 保生汤（《妇人大全良方》）　人参、甘草各二钱半（7.5克），白术、香附子、乌药、橘红各五钱（15克）。上锉，每服三钱（9克），生姜五片，煎服。功用：健脾和中、调气止呕。主治：胃虚气滞所致恶阻。

保生汤在本书用治妊娠恶阻。有无乌药，古代有争论，《产鉴》、《女科证治准绳》、《女科经纶》等认为方中有乌药；《邯郸遗稿》保生汤则无此药，而多了厚朴、丁香两味药；《胎产心法》、《盘珠产症治》等认为乌药应是乌梅之误，如《济阴纲目》说："保生汤，治妊娠恶阻，少食呕吐，或兼吐泻作渴。……吐泻作渴，则效在乌梅矣，作乌药者非。"乌梅的作用是生津止渴、收敛止泻，当恶阻同时出现吐泻作渴时，保生汤用乌梅比用乌药更为合适。

2. 醴泉饮（《医学衷中参西录》）生山药一两（30克），大生地黄五钱（15克），人参、玄参、生赭石（轧细）、天冬各四钱（12克），牛蒡子炒捣三钱（9克），甘草二钱（6克）。水煎服。功用：滋补肺阴，清火化痰。主治虚劳发热，或喘或嗽，脉数而弱。

3. 来复汤（《医学衷中参西录》）山萸肉（去净核）二两（60克），生龙骨（捣细）、生牡蛎（捣细）各一两（30克），生杭芍六钱（18克），野台参四钱（12克），甘草（蜜炙）二钱（6克）。主治：寒温外感诸证，大病瘥后不能自复，寒热往来，虚汗淋漓；或但热不寒，汗出而热解，须臾又热又汗，目睛上窜，势危欲脱；或喘逆，或怔忡，或气虚不足以息，诸证若见一端，即宜急服。

4. 镇摄汤（《医学衷中参西录》）野台参、生赭石（轧细）、生芡实、生山药、萸肉（去净核）各五钱（15克），清半夏、茯苓各二钱（6克）。主治：胸膈满闷，其脉大而弦，按之似有力，非真有力，此脾胃真气外泄，冲脉逆气上干之证，慎勿作实证治之。若用开通之药，凶危立见。服此汤数剂后脉见柔

91

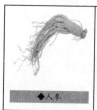

◆人参

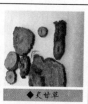

◆炙甘草

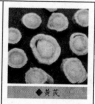

◆黄芪

和，即病有转机，多服自愈。

5. 理冲汤（《医学衷中参西录》）生山药五钱（15克），天花粉、知母各四钱（12克），生黄芪、三棱、莪术、生鸡内金（黄者）各三钱（9克），党参、于术各二钱（6克）。用水三盅，煎至将成，加好醋少许，滚数沸服。功用：益气行血，调经祛瘀。主治：妇女经闭不行，或产后恶露不尽结为癥瘕，以致阴虚作热，阳虚作冷，食少劳嗽，虚证沓来。服此汤十余剂后，虚证自退，三十剂后，瘀血可尽消。亦治室女月闭血枯。并治男子劳瘵，一切脏腑癥瘕、积聚、气郁、脾弱、满闷、痞胀、不能饮食。

参苓白术散

◆太平惠民和剂局 《太平惠民和剂局方》

【组成】 人参、白术、茯苓、炒山药各15克，白扁豆12克，甘草、莲子肉、薏苡仁各9克，砂仁、桔梗各6克。

【用法】 上药共为细末，每次服6克，大枣汤调下，小儿用量按岁数加减服之；或作汤剂，用量按原方比例酌定。

【功效】 益气健脾，渗湿止泻。

【主治】 脾虚夹湿证。饮食不化，胸脘痞闷，肠鸣泄泻，四肢无力，形体消瘦，面色萎黄，舌淡苔白腻，脉虚缓。

【运用】

1. 辨证要点 本方温而不燥，是补气健脾、渗湿止泻的常用方剂。以面色萎黄、食少、泄泻、舌苔白腻、脉虚缓为辨证要点。

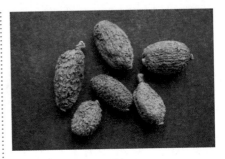
砂仁

2. 加减运用 兼里寒而腹痛者，加肉桂、干姜以温中祛寒止痛。

3. 现代运用 本方常用于治疗慢性胃肠炎、贫血、肺结核、慢性支气管炎、慢性肾炎及妇女带下等属脾虚夹湿者。

4. 使用注意 本方兼有保肺之功，后世用作"培土生金"的代表方，故肺虚劳损诸证属脾肺气虚者均可用之。

【附方】

1. 资生丸（又名健脾资生丸、保胎资生丸）《先醒斋医学广笔记》 川黄连四两（120克），人参、白术各三两（90克），茯苓、山药、莲肉、陈皮、麦糵、神曲各二两（60克），薏苡仁、芡实、砂仁、白扁豆、山楂各两半，甘草、桔梗、藿香各一两（30克），白豆蔻八钱（24克）。原方十八味，为细末，炼蜜丸，弹子大，每服二丸，米饮下。功用：调理脾胃，益气安胎。主治：妊娠三月，阳明脉衰，胎堕。亦治脾胃虚弱，兼有湿热，纳少溏泻，消瘦乏力等证。

本方即参苓白术散加芡实、白豆蔻、藿香、陈皮、黄连、山楂、神曲、麦芽而成。《古今名医方论》引罗东逸曰："此方始于缪仲醇，以治妊娠脾虚及滑胎。盖胎资始于足少阴，资生于足阳明，故阳明为胎生之本，一有不足，则元气不足以养胎，又不足以自养，故当三月正阳明养胎之候，而见呕逆。又其甚者，或三月、或五月而堕，此皆阳明气虚不能固耳。古方安胎，类用芎、归，不知此正不免于滑。是方以参、术、苓、草、莲、芡、山药、扁豆、薏苡之甘平，以补脾元；陈皮、曲、糵、砂、蔻、藿、桔之香辛，以调胃气；其有湿热，以黄连清之燥之。既无参苓白术散之滞，又

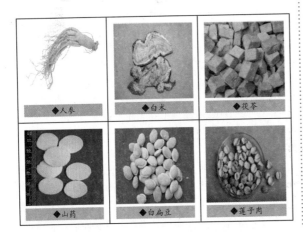
◆人参　◆白术　◆茯苓
◆山药　◆白扁豆　◆莲子肉

无香砂枳术丸之燥，能补能运，臻于至和。于以固胎，永无滑堕。丈夫服之，调中养胃。名之资生，信不虚矣。"

2. 人参资生丸（《医宗金鉴》） 人参、云术、陈皮各三两（90克），茯苓、山药、莲肉、麦芽、神曲各二两（60克），薏苡仁、芡实、白扁豆、山楂各两半（45克），甘草、藿香、桔梗各一两（30克），白豆蔻八钱（24克），川黄连、泽泻各四钱（12克）。上十八味，为细末，炼蜜丸，弹子大。每服二丸，米饮下。（一方无泽泻，有砂仁）

方中人参、白术、茯苓、甘草、莲肉、芡实、山药、扁豆、薏苡仁甘平，以补脾胃的元气；用陈皮、神曲、麦芽、山楂、蔻仁、藿香、桔梗的辛香，以调和胃气；用黄连、泽泻的苦寒，以清湿热。

3. 香砂养胃丸（《中国药典》） 木香、砂仁、醋制香附、炒枳实、豆蔻、姜制厚朴、广藿香各210克，白术、陈皮、茯苓、制半夏各300克，甘草、生姜各90克，大枣150克。依法制成水丸，每次服9克，每日2次。功用：温中和胃。主治：不思饮食，呕吐酸水，胃脘满闷。可用于慢性胃炎，溃疡病的胃脘胀满、疼痛，食欲缺乏，恶心，烧心吐酸等。

4. 资生汤（《医学衷中参西录》） 生山药一两（30克），玄参五钱（15克），于术、牛蒡子（炒捣）各三钱（9克），生鸡内金（捣碎）二钱（6克）。主治：劳瘵羸弱已甚，饮食减少，喘促咳嗽，身热脉虚数者。亦治女子血枯不月。

5. 十全育真汤（《医学衷中参西录》） 野台参、生黄芪、生山药、知母、玄参、生龙骨（捣细）、生牡蛎（捣细）各四钱（12克），丹参二钱（6克），三棱、莪术各钱半（4.5克）。主治：虚劳，脉弦数细微，肌肤甲错，形体羸瘦，饮食不壮筋力，或自汗，或咳逆，或喘促，或寒热不时，或多梦纷纭，精气不固。

升麻黄芪汤

◆张锡纯 《医学衷中参西录》

【组成】生黄芪15克，当归12克，升麻、柴胡各6克。

【用法】水煎服。

【功效】益气升陷。

【主治】气机下陷，小便滴沥不通，偶因呕吐咳嗽，或侧卧欠伸，可通少许。

【运用】

1. 辨证要点 本方以气机下陷、小便滴沥不通为辨证要点。

2. 加减变化 气虚甚者，可重用黄芪；少腹坠胀，加党参或红参；小便淋沥甚者，加木通；尿道灼热者，加甘草、牛膝、滑石。

3. 现代运用 本方常用于治疗产后尿潴留、排尿异常等。

【附方】

1. 黄芪益气汤（《医宗金鉴》）黄芪、人参、甘草、白术、陈皮、当归、升麻、柴胡、姜、枣、红花、黄柏。煎服。功用：补中益气，祛风除湿。主治：皮痹体虚，不知痛痒者。

2. 升阳除湿汤（《医宗金鉴》）黄芪、苍术、羌活各一钱五分（4.5克），防风、藁本、升麻、柴胡、炙甘草各一钱（3克），蔓荆子七分（2克），独活、当归各五分（1.5克）。上㕮咀，水五大盏，煎至一大盏，去滓，稍热服。空心服毕，待少时，以早饭膳压之。功用：益气升阳、祛风胜湿。主治：气虚轻，湿气重的崩漏。

升阳除湿汤，又名调经升阳除湿汤，在本书用治崩漏。古时本方还用治血崩："调经升阳除湿汤，治女子漏下恶血，月事不调，或暴崩不止，多下水浆之物"（《女科证治准绳·血崩》）；现代本方也用治女子带下。

3. 妙香散（《太平惠民各剂局方》）炒远志（制，去心）、山药（姜汁炙）、茯苓、茯神（去木）、黄芪（炙）各一两（30克），甘草、人参、桔梗各五钱（15克），辰砂（另研）三钱（9克），麝香二钱（6克）。另研细末，每服二钱（6克），水煎汤服。功用：补气宁神，

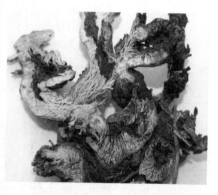

升麻

行气开郁。主治：心气不足，志意不定，惊悸恐怖，悲忧惨戚，虚烦少睡，喜怒无常，夜多盗汗，饮食无味，头目昏眩，梦遗失精。

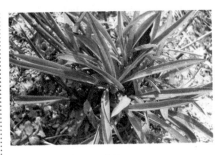
柴胡

补中益气汤

◆李东垣 《内外伤辨惑论》

【组成】黄芪 18 克，炙甘草、白术各 9 克，人参、陈皮、柴胡、升麻各 6 克，当归 3 克。

【用法】水煎服；或制成丸剂，每次服 9 ~ 15 克，每日 2 ~ 3 次，温开水或姜汤送下。

【功效】补中益气，升阳举陷。

【主治】

1. 脾胃气虚证。饮食减少，体倦肢软，少气懒言，面色苍白，大便稀溏，脉大而虚软。

2. 气虚下陷证。脱肛，子宫脱垂，久泻，久痢，崩漏等气短乏力，舌淡，脉虚。

3. 气虚发热证。身热，自汗，渴喜热饮，少气懒言，舌淡，脉虚大无力。

【运用】

1. 辨证要点　本方为补气升阳、甘温除热的代表方。以面色苍白、少气懒言、发热、自汗、舌淡苔白、脉象虚软为辨证要点。

2. 加减变化　咳嗽者，加麦冬、五味子以敛肺止咳；头痛者，加川芎、蔓荆子；头顶痛者，加细辛、藁本以疏风止痛；兼腹中痛者，加白芍以柔肝止痛；兼气滞者，加枳壳、木香以理气解郁。本方亦可用于虚人感冒，加苏叶少许以增辛散的功效。

3. 现代运用　中气不足，气虚下陷的内脏下垂、久泻久痢、脱肛、重症肌无力、乳糜尿、慢性肝炎等均

可用本方治之。

4. 使用注意　阴虚发热，内热炽盛者忌用。

【附方】

1. 调中益气汤（《脾胃论》）　黄芪 3 克，人参、甘草、陈皮、制苍术各 2 克，升麻、木香各 1 克，柴胡 1.5 克，水煎服。功用：调中益气。主治：脾胃不和，胸满短气，饮食减少，口不知味，食后呕吐；以及脾胃不调，元气下陷，日晡两目紧涩，不能瞻视。

2. 益气聪明汤（《东垣试效方》）人参、黄芪各 15 克，蔓荆子、葛根各 9 克，黄柏、白芍各 6 克，升麻 4.5 克，炙甘草 3 克，水煎服。功用：益气，聪耳明目。主治：中气虚弱、清阳不升的目生障翳，视物不清，耳鸣耳聋等症。可用于衰弱体虚的感冒头痛，耳鸣耳聋，以及虚弱体质的玻璃体混浊，或白内障初期，视力减退，眼肌疲劳等症。

3. 升阳益胃汤（《内外伤辨惑论》）黄芪二两（30 克），半夏（汤洗）、人参（去芦）、甘草（炙）各一两（15 克），独活、防风、白芍药、羌活各五钱（9 克），橘皮四钱（6 克），茯苓、柴胡、泽泻、白术各三钱（5 克），黄连一钱（1.5 克）。上咬咀，每服三钱至五钱（15 克），加生姜五片，大枣二枚，用水三盏，煎至一盏，去滓，早饭后温服。功用：益气升阳，清热除湿。主治：脾胃气虚，湿郁生热证。怠惰嗜卧，四肢不收，肢体重痛，口苦舌干，饮食无味，食不消化，大便不调。

4. 升陷汤（《医学衷中参西录》）生黄芪六钱（18 克），知母三钱（9 克），柴胡、桔梗各一钱五分（4.5 克），升

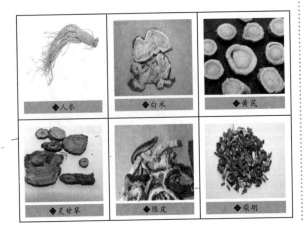

| ◆人参 | ◆白术 | ◆黄芪 |
| ◆炙甘草 | ◆陈皮 | ◆柴胡 |

麻一钱（3克）。水煎服。功用：益气升陷。主治：胸中大气下陷，气短不足以息。或努力呼吸，有似乎喘；或气息将停，危在顷刻。其兼证或寒热往来，或咽干作渴，或满闷怔忡，或神昏健忘，种种病状，诚难悉数。其脉象沉迟微弱，关前尤甚。其剧者，或六脉不全，或参伍不调。

5. 举元煎（《景岳全书》）人参、黄芪（炙）各三至五钱（10~20克），炙甘草、白术各一至二钱（3~6克），升麻五至七分（4克）。水一盏半，煎七八分，温服。功用：益气升提。主治：气虚下陷，血崩血脱，亡阳垂危等证。

生脉散（又名生脉饮）

◆ 张元素 《医学启源》

【组成】人参9克，麦冬9克，五味子6克。

【用法】水煎服。

【功效】益气生津，敛阴止汗。

【主治】

1. 温热、暑热，耗气伤阴证。汗多神疲，体倦乏力，气短懒言，咽干口渴，舌干红少苔，脉象虚数。

2. 久咳肺虚，气阴两虚证。干咳少痰，短气自汗，口干舌燥，脉虚细。

【运用】

1. 辨证要点　本方为治气阴不足证的常用代表方剂。以汗多、气短、体倦神疲、咽干口渴、舌红、脉虚弱为辨证要点。

2. 加减变化　方中人参性味甘温，若属阴虚有热者，可用西洋参代替；病情急重者，全方用量宜加重。

3. 现代运用　本方多用于加减治疗肺结核、慢性支气管炎、神经衰弱，以及心脏病心律失常等属气阴两虚者。

4. 使用注意　本方有收敛作用，如外邪未解或暑病热盛气津未伤者，都不宜使用。久咳肺虚，亦应气阴两伤，纯虚无邪之时，方为适当。

【附方】

1. 生脉补精汤（《医宗金鉴》）人参、麦冬、五味子、熟地黄、当归、鹿茸。功用：益气养阴，滋补精血。主治：类中风，内伤气血虚弱之人，虚劳过度，清气不升，忽然昏冒属于虚中者。

2. 三合散（《医宗金鉴》）柴胡、人参各一两五钱（45克），当归、白芍、茯苓、熟地黄、川芎各一两（30克），黄芩、半夏（制）、甘草各六钱（18克）。

上为粗末，每服一两（30克），水一盏半，煎服，日三。功用：补气养血、和解表里。主治：气血两虚、外有表邪、营卫不和蓐劳。

三合散在本书用治蓐劳羸衰。本方是由四物汤、四君子汤和小柴胡汤三方组合而成，但少白术一味药，统治产后虚劳羸衰。《济阴纲目》三合散不少白术，更多黄芪一药，用治产后虚劳发热："治产后日久，虚劳发热"，或针药无效的难治性产后虚劳："三合散，治产后日久虚劳，针灸服药俱无效者。"

人参蛤蚧散

◆ 许国桢 《御药院方》

【组成】蛤蚧（全者，以河水浸五宿，逐日换水，浸洗净，去腥气，酥炙香熟）一对（10克），甘草（炒紫）五两（150克），杏仁（炒，去皮尖）五两（150克），人参、茯苓、贝母、桑白皮、知母各一两（30克）。

【用法】上为细末，净瓷盒子内盛，每日如茶点服，一料永除。现代用法：为散剂，每服6克；或为汤剂，水煎服。

【功效】补肺益肾，止咳定喘。

【主治】肺肾气虚，咳嗽喘息。痰稠色黄，胸中烦热，身体羸瘦，或咳吐脓血，或遍身浮肿，脉浮虚。

【运用】

1. 辨证要点　本方为治肺肾虚衰兼痰热内蕴之喘咳的常用方。以喘息、咳嗽、痰稠色黄、脉浮虚为辨证要点。

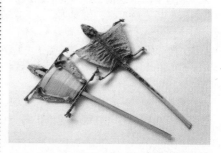

蛤蚧

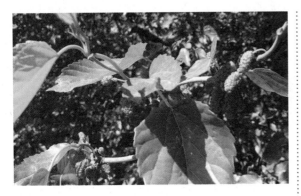

桑白皮

2. 加减变化 咳痰带血者，酌加白茅根、小蓟凉血止血；为脓血者，宜加鱼腥草、芦根以清肺排脓；兼阴虚者，加百合、麦冬以养阴润肺。

3. 现代运用 本方可用于治疗慢性支气管炎、支气管扩张症、支气管哮喘和肺源性心脏病等证属肺肾气虚而兼有痰热者。

4. 使用注意 若纯属肺肾虚衰，或单为痰热内蕴者皆不宜使用。

【附方】

1. 人参胡桃汤（《济生方》） 新罗、人参（切片）寸许（6克），胡桃（取肉切片）五个。上作一服，用水一小盏，生姜五片，煎至七分去滓，临卧温服。（近代用法：入生姜五片，煎汤三次，分早、午、晚空腹服。）功用：补肺肾，定喘逆。主治：肺肾两虚，咳嗽气喘。

按：人参蛤蚧散与本方均可用治虚喘。但前者药力较重，用于兼有痰热者；后者药性偏温，药力较强，对于偏寒虚喘为宜。

2. 人参当归汤（《医宗金鉴》） 人参、当归、熟地黄、麦冬、白芍各二钱（6克），桂枝一钱（3克），五味子三分（1克）。上锉，水煎服。功用：补气养血、宁心除烦。主治：产后气血不足、心烦不宁。

人参当归汤，又名人参当归散，本书用治产后虚烦。又有人参当归散，为本方去桂枝、五味子，加肉桂而成，服用时以淡竹叶、生姜煎汤，增强了引火归原、清热除烦的作用，更适宜于产后心烦的治疗："人参当归散，治产后去血过多，血虚则阴虚，阴虚生内热，令人心烦短气，自汗头痛。熟地黄、人参、当归身、肉桂、麦冬、白芍药（炒）各一钱（3克）。上细切，作一服，入淡竹叶五片，生姜三片，水煎服"（《医学正传·产后》）。

3. 参麦饮（《医宗金鉴》） 人参、麦冬。上，水煎服。功用：益气养阴、生津止渴。主治：气津两虚所致产后口渴。

参麦饮在本书用治产后口渴。《胎产心法》还重用本方以改治子淋："妊娠小便淋漓涩少，……若日久倦怠，右脉微弱者，此气虚下陷而时坠下，气弱肠虚而难流通，大剂参麦饮补气滋化源，其便自易。"现代本方多用治心脏疾患，如冠心病心绞痛、心律失常、心功能不全，以及低血压、糖尿病等病症。

4. 竹叶归芪汤（《医宗金鉴》）人参、白术（土炒）、当归、黄芪（炙）各二钱（6克），甘草（炙）五分（1.5克），竹叶二十片。上锉，水煎服。功用：补气养血、除烦止渴。主治：产后气血俱虚的口渴。

竹叶归芪汤在本书用治产后发渴。本方以补气为主，兼能养血，较适宜于产后气虚、津液不能上承所致口渴的治疗。如果气阴两虚、口渴明显，则可用《济阴纲目》同名方竹叶归芪汤，后一方较本方多一味养阴生津的麦冬。

第二节 补血

四物汤

◆ 蔺道人 《仙授理伤续断秘方》

【组成】熟地黄12克，当归、白芍各9克，川芎6克。

【用法】水煎服。

【功效】补血和血。

【主治】营血虚滞证。心悸失眠，头晕目眩，面色唇爪无华，妇人月经不

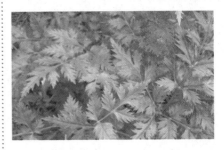

川芎

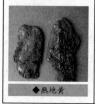
◆熟地黄

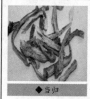
◆当归

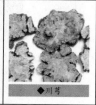
◆川芎

调,量少或经闭不行,脐腹作痛,舌淡,脉细弦或细涩。

【运用】

1. 辨证要点 本方是补血调经的基础方剂。以心悸头晕、面色唇爪无华、舌淡、脉细为辨证要点。

2. 加减变化 血虚有寒者,加肉桂、炮姜以温阳散寒,温通血脉;血虚兼热者,可加牡丹皮、黄芩以清热凉血;妊娠胎漏者,可加阿胶、艾叶、炙甘草以养血安胎;为血虚气滞之痛经,可加入香附、延胡索以加强调经的功效;兼气虚者,可加党参、黄芪、白术以补气生血;兼有瘀血者,可加丹参、桃仁、红花以活血化瘀。

3. 现代运用 本方多用于加减治疗血液系统、循环系统等多种病变,尤其妇科月经不调及胎前、产后等病证最为常用,贫血、过敏性紫癜、荨麻疹、神经性头痛等属营血虚滞者均可应用。

4. 使用注意 对于阴虚发热,以及血崩气脱之证,则非所宜。

【附方】

1. 桃红四物汤(《医垒元戎》,录自《玉机微义》,原名"加味四物汤") 即四物汤加桃仁9克、红花6克。水煎服。功用:养血活血。主治:血虚兼血瘀证。妇女经期超前,血多有块,色紫稠黏,腹痛等。

2. 胶艾汤(东汉,张仲景,《金匮要略》) 川芎、甘草各6克,阿胶、艾叶、当归各9克,芍药12克,干地黄15克。水煎取汁,阿胶烊化,温服。功用:养血止血,调经安胎。主治:妇人冲任亏虚,崩漏下血,月经过多,淋漓不止;产后或流产损伤冲任,下血不绝;或妊娠胞阻,胎漏下血,腹中疼痛。现用于功能性子宫出血、先兆流产、不全流产、产后子宫复旧不全出血,属于冲任虚损者。

3. 圣愈汤(《医宗金鉴》) 熟地黄、人参各七钱五分(20克,一般用潞党参),黄芪(炙)五钱(18克),白芍(酒拌)七钱五分(15克),当归(酒洗)五钱(15克),川芎七钱五分(8克)。水煎服。功用:补气,补血,摄血。主治:气血虚弱,气不摄血证。月经先期而至,量多色淡,四肢乏力,体倦神衰。

4. 补肝汤(《医学六要》) 生地黄、当归、白芍、枣仁、川芎、木瓜、炙甘草各10克。水煎服。功用:

养血滋阴,柔肝舒筋。主治:虚劳肝血不足,筋缓不能行走,眼目昏暗;或头痛,眩晕,耳鸣,目干畏光,视物昏花,急躁易怒;或肢体麻木,筋惕肉瞤,舌干红,脉弦细数者。

5. 加味胶艾四物汤(《金匮要略》) 当归、熟地黄、阿胶、白芍各二钱(6克),杜仲一钱五分(4.5克),川芎、蕲艾各八分(3克)。上加葱白三寸,大豆淋酒煎服。功用:养血止血,补肾安胎。主治:腰腹疼痛而兼有下血的胞阻。

加味胶艾四物汤在本书中治胞阻。本方由《金匮要略》胶艾汤(又名芎归胶艾汤、四物胶艾汤)加补肾安胎的杜仲而成。胶艾汤的原书适应证中就包括了恶阻等三种病证:"妇人有漏下者(指月经淋漓不断),有半产后因续下血不绝者(指半产后下血不止),有妊娠下血者,假令妊娠腹中痛,为胞阻,胶艾汤主之。"

6. 桂枝四物汤(《金匮要略》) 白芍(炒)、桂枝各三钱(9克),当归、熟地黄、川芎各二钱(6克),甘草(炙)一钱(3克)。加姜枣,水煎服。功用:养血活血,和营散寒。主治:血病所致月经不调兼见风寒表虚证。

桂枝四物汤在本书中治经行发热有汗的太阳表虚证。现代本方还用治月经后期、经行腹痛、经行身痛、经行风疹块、周围性神经炎、过敏性鼻炎、冻疮等病症。

7. 麻黄四物汤(《金匮要略》) 当归、熟地黄、白芍、川芎各二钱(6克),麻黄、桂枝、甘草各一钱(3克),杏仁二十粒。加姜枣,水煎服。功用:养血活血,发汗散寒。主治:血病所致月经不调兼见风寒表实证的治疗。

麻黄四物汤在本书中用治经行发热无汗的太阳表实证。现代本方还用治周期性瘫痪、坐骨神经痛、肩周炎、慢性荨麻疹、过敏性哮喘等病症。

8. 柴胡四物汤(《金匮要略》) 柴胡、人参、黄芩、半夏(制)各二钱(6克),川芎、当归、白芍、熟地黄各一钱五分(4.5克),甘草五分(1.5克)。上为末,每服五钱(15克)。功用:养血活血,和解少阳。主治：血病所致月经不调兼见少阳病证的治疗。

柴胡四物汤，又名和解四物汤，在本书用治经行寒热往来的少阳证、产后发热往来的少阳证。由四物汤与小柴胡汤和合而成，小柴胡汤除可清解少阳邪热外，也可舒畅肝胆气机，故本方的另一适应证是情志异常引起的月经病，如《胎产指南》就说："一月而经再行，如性急多怒者，责其伤肝，以动冲任之脉，四物加柴胡汤主之。兼常服补阴丸，以泻冲任之火"。

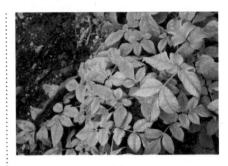
当归

当归补血汤

◆ 李东垣 《内外伤辨惑论》

【组成】黄芪一两（30克），当归（酒洗）二钱（6克）。

【用法】以水二盏，煎至一盏，去滓，空腹时温服。

【功效】补气生血。

【主治】血虚阳浮发热证。肌热面赤，烦渴欲饮，脉洪大而虚，重按无力。亦治妇人经期、产后血虚发热头痛；或疮疡溃后，久不愈合者。

【运用】

1. 辨证要点　本方为补气生血的基础方，也是体现李东垣"甘温除热"治法的代表方。临床应用时除肌热、口渴喜热饮、面赤外，以脉大而虚、重按无力为辨证要点。

2. 加减变化　疮疡久溃不愈、气血两虚而又余毒未尽者，可加甘草、金银花以清热解毒；妇女经期或产后感冒发热头痛者，加豆豉、生姜、葱白、大枣以疏风解表；血虚气弱出血不止者，可加阿胶、煅龙骨、山茱萸以固涩止血。

3. 现代运用　本方可用于妇人经期、产后发热等属

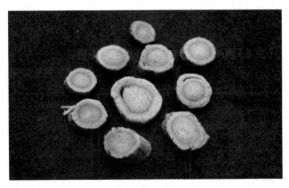
黄芪

血虚阳浮者以及各种贫血、过敏性紫癜等属血虚气弱者。

4. 使用注意　阴虚发热证忌用。

【附方】

1. 当归生姜羊肉汤（《金匮要略》）当归三两（9克），生姜五两（15克），羊肉（50克）。上三味，以水八升，煮取三升，温服七合，日三服。功用：养血散寒。主治：产后腹中痛，亦治寒疝。

2. 当归黄芪汤（《济阴纲目》）即本方加白芍合成。功用：益气养血。主治：产后失血过多之腰痛，身热，自汗。

3. 地骨皮饮（《金匮要略》）四物汤[熟地黄、白芍（炒）、当归各二钱（6克），川芎一钱（3克）]加地骨皮、牡丹皮。四物汤补血养血；地骨皮、牡丹皮清虚热。

4. 加味四物汤（《金匮要略》）四物汤[熟地黄、白芍（炒）、当归各二钱（6克），川芎一钱（3克）]加柴胡、丹皮、栀子。四物汤养血补血；柴胡、丹皮、栀子清表里之热。

5. 知柏四物汤（《金匮要略》）即四物汤[熟地黄、白芍（炒）、当归各二钱（6克），川芎一钱（3克）]加知母、黄柏。功用：养血止血、滋阴清热。主治：阴虚热重、出血量少之崩漏。

知柏四物汤在本书用治崩漏。本方去知母，加黄连、栀子，名解毒四物汤，清热作用更强，适宜于阴血不足、热毒更盛崩漏的治疗："妇人经水不住，或如豆汁，五色相杂，面色萎黄，脐腹刺痛，寒热往来，崩漏不止"（《济阴纲目·治血热崩漏》）；加黄芪、茯苓，可治产后消渴："止渴四物汤，治产后液枯，

火盛消渴。四物汤加知母、黄柏、茯苓、黄芪"（《妇科玉尺·治产后病方》）。

6. 荆芩四物汤（《金匮要略》）即四物汤 [熟地黄、白芍（炒）、当归各二钱（6克），川芎一钱（3克）] 加荆芥穗、黄芩。功用：养血止血，滋阴清热。主治：血虚热轻、出血量多之崩漏。

荆芩四物汤在本书用治崩漏。本方加香附子，也名荆芩四物汤，《济阴纲目》用治初起之血热崩漏："荆芩四物汤，治崩漏初起，不问虚实，服之立止"；崩漏如血热不重，本方可去黄芩："一方四物汤单加荆芥穗，止血甚效。"

归脾汤

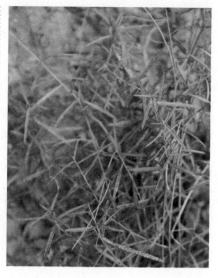

远志

◆薛己　《正体类要》

【组成】 人参一钱（6克），白术、当归、白茯苓、黄芪、炒远志、龙眼肉、酸枣仁（炒）各一钱（3克），木香五分（1.5克），甘草（炙）三分（1克）。

【用法】 加生姜、大枣，水煎服。

【功效】 益气补血，健脾养心。

【主治】

1. 心脾气血两虚证。心悸怔忡，健忘失眠，盗汗，体倦食少，面色萎黄，舌淡，苔薄白，脉细弱。

2. 脾不统血证。便血，皮下紫癜，妇女崩漏，月经超前，量多色淡，或淋漓不止，舌淡，脉细弱。

【运用】

1. 辨证要点　本方是治疗心脾气血两虚证的常用方。临床应用以心悸失眠、体倦食少、便血或崩漏、舌淡、脉细弱为辨证要点。

2. 加减变化　崩漏下血偏热者，加阿胶珠、生地黄炭、棕榈炭以清热止血；偏寒者，可加炮姜炭、艾叶炭以温经止血。

3. 现代运用　本方常用于功能性子宫出血、胃及十二指肠溃疡出血、再生障碍性贫血、神经衰弱、血小板减少性紫癜、心脏病等属心脾气血两虚及脾不统血者。

4. 使用注意　痰多湿盛者，慎用。

【附方】

1. 两仪膏（《中药制剂手册》）党参、砂糖各120克，熟地黄250克。依法制成煎膏，每次服6～9克，每日1～3次，白开水送下。功用：补气养血。主治：气血两亏，病后虚弱，身体消瘦，气短乏力。

2. 归脾丸（《中国药典》）木香、炙甘草、大枣（去核）各40克，党参、炒酸枣仁、炙黄芪各80克，茯苓、炒白术、制远志、龙眼肉、当归各160克。依法制为水蜜丸或大蜜丸，水蜜丸每次服6

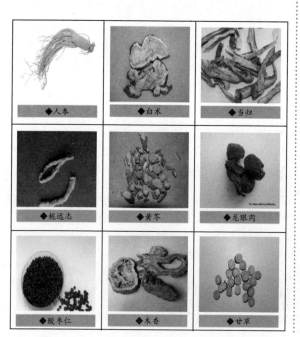

◆人参　　◆白术　　◆当归

◆棉远志　　◆黄芩　　◆龙眼肉

◆酸枣仁　　◆木香　　◆甘草

克，大蜜丸每丸重9克，每次服1丸，每日3次。功用：益气健脾，养血安神。主治：心脾两虚，气短心悸，失眠多梦，头昏头晕，肢倦乏力，食欲缺乏，崩漏便血。

3. 生脉饮（《中国药典》）红参、五味子各100克，麦冬200克。依法制成口服液，10毫升/支，每次服10毫升，每日3次。功用：益气复脉，养阴生津。主治：气阴两伤，心悸气短，汗多神疲，脉数自汗。

4. 三才汤（《温病条辨》）天冬6克，人参9克，生地黄15克。水煎服。功用：补气养阴生津。主治：暑温日久，阴液元气两伤，睡眠不安，不思饮食。

5. 固本丸（《张氏医通》）天冬、麦冬、生地黄、熟地黄各250克，人参120克。共研面，炼蜜为丸，每服12克。功用：补益气阴。主治：气阴两虚，舌红或光滑无苔的上消、下消、咳逆、便秘等症。

第三节　气血双补

八珍汤（八珍散）

◆萨迁　《瑞竹堂经验方》

【组成】人参、白术、白茯苓、当归、川芎、白芍药、熟地黄、甘草（炙）各一两（30克）。

【用法】上咬咀，每服三钱（9克），水一盏半，加生姜五片，大枣一枚，煎至七分，去滓，不拘时候，通口服。现代用法：或作汤剂，加生姜三片，大枣五枚，水煎服，用量根据病情酌定。

【功效】益气补血。

【主治】气血两虚证。面色苍白或萎黄，头晕目眩，

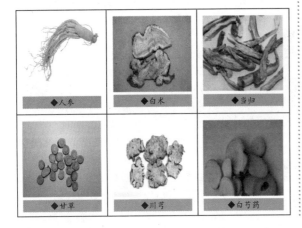

◆人参　　◆白术　　◆当归
◆甘草　　◆川芎　　◆白芍药

四肢倦怠，气短懒言，心悸怔忡，饮食减少，舌淡苔薄白，脉细弱或虚大无力。

【运用】

1. 辨证要点　本方是治疗气血两虚证的常用方。临床应用以气短乏力、心悸眩晕、舌淡、脉细无力为辨证要点。

2. 加减变化　以气虚为主、气短乏力明显者，可加大人参、白术用量；以血虚为主，眩晕心悸明显者，可加大地黄、白芍药的用量；兼见不寐者，可加五味子、酸枣仁。

3. 现代运用　本方常用于病后虚弱、各种慢性病以及妇女月经不调等属气血两虚者。

【附方】

1. 十全大补汤（《太平惠民和剂局方》）人参（去芦）、肉桂（去皮）、川芎、干熟地黄、茯苓、白术、甘草（炒）、黄芪、当归（去芦）、白芍药各等份。上为细末，每服二大钱（9克），用水一盏，加生姜三片、枣子二枚，同煎至七分，不拘时候温服。功用：温补气血。主治：气血两虚证。面色萎黄，倦怠食少，头晕目眩，神疲气短，心悸怔忡，自汗盗汗，四肢不温，舌淡，脉细弱；以及妇女崩漏，月经不调，疮疡不敛等。

2. 人参养荣汤（原名养荣汤《三因极一病证方论》）白芍药三两（90克）、黄芪、当归、桂心、甘草（炙）、橘皮、白术、人参各一两（30克）、远志（去心，炒）半两（15克）、熟地黄（9克）、五味子、茯苓各三分（4克）。上锉为散，每服四大钱（12克），用水一盏半，加生姜三片，大枣二枚，煎至七分，去滓，空腹服。功用：益气补血，养心安神。主治：心脾气血两虚证。倦怠无力，食少无味，惊悸健忘，夜寐不安，虚热自汗，咽干唇燥，形体消瘦，皮肤干枯，咳嗽气短，动则喘甚；或疮疡溃后气血不足，寒热不退，疮口久不收敛。

3. 大防风汤（《医宗金鉴》）防风、白术、羌活、人参各二钱（6克），川芎一钱五分（4.5克），白芍（酒炒）、附子（泡制）、牛膝（酒炒）各一钱（3克），肉桂（去皮）、黄芪（炒）、杜仲（去皮，姜制）、熟地黄（制）、甘草（炙）

各五分（1.5克）。加生姜三片，清水煎，食前服。一方无肉桂，有当归一钱（3克）。功用：培补气血，祛风通络，散寒，补肝肾，强筋骨。主治：鹤膝风肿痛不消，或溃而不敛；足三阴经亏损，外邪乘虚，患鹤膝风或附骨疽，肿痛或肿而不痛，不问已溃，未溃。

泰山磐石散

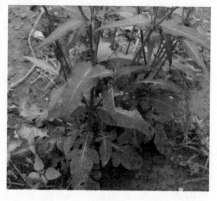

川续断

◆徐春甫 《古今医统大全》

【组成】人参、黄芩各一钱（5～10克），黄芪一钱（10～20克），当归一钱（10～15克），川续断一钱（10～15克），熟地黄八分（10～20克），白芍药八分（10～15克），白术五分（10～15克），炙甘草、砂仁各五分（3～5克），川芎八分（3～4克），糯米一撮（10～20克）。

【用法】上用水盏半，煎七分，食远服。但觉有孕，三五日常用一服，四月之后方无虑也。现代用法：水煎服。

【功效】益气健脾，养血安胎。

【主治】堕胎、滑胎。胎动不安，或屡有堕胎宿疾，面色萎白，倦怠乏力，不思饮食，舌淡苔薄白，脉滑无力。

【运用】

1. 辨证要点　本方为补虚安胎的常用方。以体倦乏力、腰酸腹坠、胎动不安、脉滑而无力为辨证要点。

2. 加减变化　应视气、血、肝、肾虚损的轻重，调剂药量。气虚明显者，重用黄芪、人参；血虚重者，多用熟地黄；肾虚重者，常加桑寄生、山萸肉、杜仲等以滋肾养肝。

3. 现代运用　本方常用于先兆流产、习惯性流产等证属气血两虚者。

【附方】

1. 保产无忧散（《傅青主女科》）当归（酒洗）、川芎各钱半（5克），菟丝子（酒炒）钱四分（5克），白芍（酒炒）钱二分（4克），川贝母（去心）一钱（3克），炒黑芥穗、炙黄芪各八分（2.5克），艾叶（炒）、厚朴（姜炒）各七分（2克），面炒枳壳六分（2克），羌活、甘草各五分（1.5克）。姜三片水煎温服。保胎，每月三五服；临产热服，催生。功用：益气养血，理气安胎，顺产。主治妊娠胎动，腰疼腹痛，势欲小产，或临产时，交骨不开，横生逆下，或子死腹中。

泰山磐石散与保产无忧散两方均能安胎，治疗堕胎。泰山磐石散补气养血之力强，主治屡有堕胎、滑胎者；保产无忧散补气血之力较逊，但有理气顺产之功，主治难产，有未产能安，临产能催之用。

2. 安胎丸（《增补万病回春》）当归、白芍、黄芩、川芎各30克，白术15克。共研细面，酒糊为丸，如梧桐子大，每次服50丸，每日3丸，空腹服。功用：养血安胎。主治：血虚有热，胎动不安，素惯半产者。

3. 举胎四物汤（《医宗金鉴》）当归、

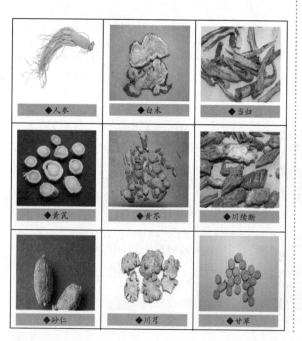

◆人参　　◆白术　　◆当归
◆黄芪　　◆黄芩　　◆川续断
◆砂仁　　◆川芎　　◆甘草

白芍、熟地黄、川芎、人参、白术各二钱（6克），陈皮、升麻各一钱（3克）。上锉，水煎服。功用：补气养血，升提举胎。主治：气血俱虚转胞。

举胎四物汤在本书用治转胞。本方只有补气养血、升阳举陷之品，而无利水通利之药，有缓不济急之不足，临床应用时，宜适当添加淡渗利尿之味，如猪苓、茯苓、泽泻等以标本兼顾。本方去升麻，加半夏、甘草、生姜，又名参术饮，也治转胞，如《女科切要》："参术饮，治转胞：当归、熟地黄、川芎、白芍、人参、白术、陈皮、半夏、甘草、姜三片，水煎。

4.大温经汤（《医宗金鉴》）吴茱萸（汤泡）、丹皮、白芍、人参、肉桂、当归、川芎、阿胶（碎炒）、甘草（炙）各一钱（3克），麦冬（去心）二钱（6克），半夏（制）二钱半（7.5克）。上加生姜水煎，食前服。功用：补气养血、温里止痛。主治：经行腹痛属虚寒为主者。

炙甘草汤（又名复脉汤）

◆ 张仲景　《伤寒论》

【组成】甘草（炙）四两（12克），生姜（切）、桂枝（去皮）各三两（9克），人参、阿胶各二两（6克），生地黄一斤（30克），麦冬（去心）、麻仁各半升（12克），大枣（擘）三十枚（10枚）。

【用法】原方九味，以清酒七升，水八升，先煮八味，取三升，去滓，内胶烊消尽，温服一升，日三服。现代用法：水中加白酒60克煎药取汁，再入阿胶烊消后服用。

【功效】滋阴养血，益气通阳。

【主治】

1.心脏阴阳气血俱虚，脉结代，心动悸，虚赢少气，舌淡红少苔或淡嫩而干。

2.肺痿，咳嗽，涎唾多，短气赢瘦，心悸，自汗，咽干舌燥，大便干结，脉虚数或迟者。

【运用】

1.辨证要点　本方为阴阳气血并补的方剂。临床应用以脉结代、心动悸、虚赢少气、舌光色淡少苔为辨证要点。

2.加减变化　柯韵伯说："此证当用酸枣仁，肺痿用麻子仁可也。"据编者临证体会，若患者大便不干而心悸失眠，确实可用酸枣仁代麻仁。但在一般情况下，还是以用麻仁疗效为好，对大便干结者尤为适宜。

3.现代运用　本方对于冠心病、病毒性心肌炎、风湿性心脏病等，证见心动悸，脉结代或虚数或迟，辨证属阴阳气血俱虚者，均可治之。

4.使用注意　本方药性偏于温燥，阴虚火旺者慎用。

【附方】

1.加减复脉汤《温病条辨》炙甘草、干地黄、生白芍各六钱（18克），麦冬（不去心）五钱（15克），阿胶、麻仁各三钱（9克）。原方水八杯，煮取八分三杯，分三次服。剧者加甘草至一两（30克），地黄、白芍八钱（24克），麦冬七钱（21克），日三夜一服。功用：滋阴润燥，生津清热。主治：温热病后期，真阴耗损，津液大伤，身热面赤，口干舌燥，甚则齿黑唇裂，脉虚大，手足心热甚于手足背者。或见心中震震，舌强神昏，或见耳聋，或见神倦欲眠，舌赤苔老，或见脉结代，甚则脉两至者。

温病日久，势必耗损真阴，出现上述种种证候。当此之时，急宜滋阴救液，保得一分津液，即有一分生机。本方即仲景复脉汤去人参、桂枝、生姜、大枣，加白芍而成。因伤于温热之邪，阳亢阴竭，不得再用阳药重伤其阴，故去参、桂、姜、枣之温阳补气，加白芍以敛阴，配伍甘草酸甘化阴，滋养阴液。全方药皆滋润，功专救阴，津液得复，便有生机。用古法而不泥古方，真善于化裁者也。

2.双和饮（《医宗金鉴》）桂枝、芍药、炙甘草、生姜、大枣、黄芪、当归、

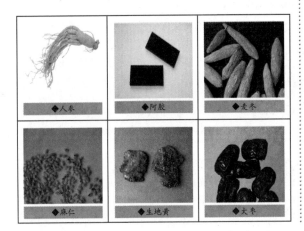

◆人参　　◆阿胶　　◆麦冬
◆麻仁　　◆生地黄　　◆大枣

川芎、熟地黄。水煎服。小建中汤、黄芪建中汤与当归建中汤三方去饴糖，加熟地黄、川芎以加强补血活血作用，谓双和饮。

3.六神汤（《医宗金鉴》）熟地黄、当归、白芍、川芎、黄芪、地骨皮各等份。上㕮咀，水煎服。功用：养血益气，清热凉血。主治：经行发热属血虚内热或血虚内热兼气虚者。

六神汤在本书用治经行发热。古时本方还用治妇人气血不足的虚劳病："治脾气不和，荣卫不足，怠惰困倦，不嗜饮食，服之补养真气，进美饮食，充泽肌肤"（《济阴纲目·虚劳门》）。《沈氏女科辑要》治妇人产后发狂谵语也有六神汤，但药物组成大相径庭："恶露不来者是血瘀，宜无极丸；恶露仍通者是痰迷，宜六神汤：半夏曲一钱，橘红一钱，胆星一钱，石菖蒲一钱，茯神一钱，旋覆花一钱，水煎滤清服。"

4.劫劳散（《医宗金鉴》）白芍六两，黄芪（炙）四两（120克），茯苓、半夏各二两（60克），甘草（炙）、人参（去芦）、当归（去芦，酒洗）、熟地黄（洗净，焙干）、五味子、阿胶（炒珠）各一两（30克）。上㕮咀，每服三钱（9克），水一盏，生姜七片，枣三枚，煎至九分，温服，无时，日三。功用：补气养血、敛肺止咳。主治：气血两虚的血风劳。

劫劳散在本书用治妇女经闭久嗽成劳的病证。本方治劳嗽古书多有记载。如《济阴纲目》说："劫劳散，治心肾俱虚，劳嗽二三声无痰，遇夜发热，热过即冷，时有盗汗，四肢倦怠，体劣黄瘦，饮食减少，夜卧恍惚，神气不宁，睡多异梦。"

固本止崩汤

◆ 傅山 《傅青主女科》

【组成】人参6克，黄芪12克，白术、当归各9克，熟地黄30克，黑姜3克。

【用法】水煎服。

【功效】气血双补，固本止崩。

【主治】突然血崩，甚则不省人事，头晕，气短，

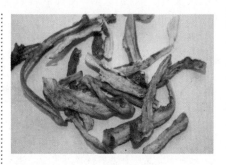
当归

汗出，面色㿠白，手足不温，饮食不佳，舌质淡，苔薄白，脉弱或沉弱。

【运用】

1.辨证要点 本方以经血突然暴下、崩中继而淋漓、气短乏力、面色㿠白、舌淡苔白、脉沉弱为辨证要点。

2.加减变化 脾虚甚，加白术至30克，加山药、大枣；血虚者，加白芍、首乌、桑寄生；出血量多，去当归，加乌贼骨、升麻；久漏不止者，加益母草、黑荆芥、木香。

3.现代运用 本方常用于治疗功能性子宫出血、子宫肌瘤、月经不调、产后恶露不绝、上环后出血等症。

4.使用注意 若血崩数日，血下数斗，六脉俱无，鼻中微微有息，不可遽服此方，恐气将脱不能受峻补也。

【附方】

1.女金丸（原名女金丹，《中国药典》）陈皮、当归各140克，白芍、川芎、熟地黄、炒白术、茯苓、甘草、肉桂、牡丹皮、制没药、醋制元胡、藁本、白芷、黄芩、白薇、阿胶、煅赤石脂各70克，党参55克，益母草200克，鹿角霜、醋制香附各150克，砂仁50克。依法制为蜜丸，水蜜丸每次服5克；大蜜丸每丸重9克，每次服1丸，每日2次。主治：月经不调，痛经，小腹胀痛，经水淋漓不净。

2.更生散（《医宗金鉴》）荆芥穗三钱（9克），当归、生地黄、川芎、人参各二钱（6克），干姜（炮）八分（2克）。水煎服。功用：补气生血、疏散表邪。主治：产后血气不足兼有表寒所致壮热憎寒。

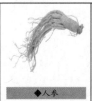
◆人参

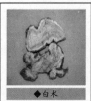
◆白术

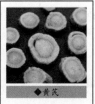
◆黄芪

3.茯神散（《医宗金鉴》） 茯神（去木）一两（30克），人参、黄芪（炙）、赤芍、牛膝、琥珀（研）各一钱五分（4.5克），生地黄一两五钱（45克），桂心五钱（15克），当归二两（60克）。上为末，每服三钱（15克），水煎服。功用：补气生血、宁心镇惊。主治：产后气血两虚的惊悸恍惚者。

4.黄芪当归散（《医宗金鉴》） 人参、白术（土炒）、黄芪、当归、白芍各三钱（15克），甘草八分（2克）。上锉，姜枣水煎服。功用：补气养血。主治：产伤膀胱、气血两虚所致的产后小便频数，或小便不禁，或小便淋沥。

乌鸡白凤丸
（又称乌鸡丸，白凤丸）

◆中医研究院中药研究所 《中药制剂手册》

【组成】净乌鸡640克，熟地黄250克，当归144克，白芍药、人参、山药、鹿角胶、香附、丹参各128克，川芎、鳖甲、天冬、芡实各64克，鹿角霜、桑螵蛸、煅牡蛎各48克，黄芪32克，银柴胡20克。

【用法】上药研末，炼蜜为丸，每丸约重9克，每服1丸，每日服2次，温开水送下。

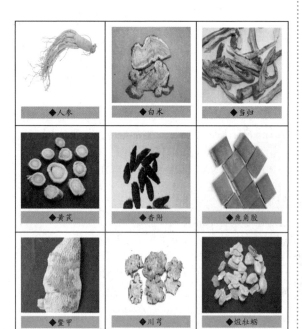

◆人参　◆白术　◆当归
◆黄芪　◆香附　◆鹿角胶
◆鳖甲　◆川芎　◆煅牡蛎

【功效】益气养血，调经止带。

【主治】妇女体虚，月经不调，经行腹痛，崩漏带下，腰腿酸痛。

【运用】

1.辨证要点 本方以气血亏损所致月经不调、身体瘦弱、腰酸腿软、阴虚盗汗、经行腹痛、舌淡苔薄、脉细弱为辨证要点。

2.现代运用 本方常用于治疗月经不调、崩漏、带下、青春期无排卵性功能性子宫出血、痛经、闭经、再生障碍性贫血、血小板减少症、慢性肝炎、神经性耳鸣、前列腺增生、尿频尿急、产后恶露不尽等。

3.使用注意 妇女瘀滞痛经者忌用。

【附方】

1.乌鸡煎丸（《太平惠民和剂局方》）乌雄鸡、乌药、石床、牡丹皮、人参、白术、黄芪、苍术、海桐皮、肉桂、炮附子、白芍药、莪术、炮川乌、红花、陈皮、延胡索、木香、琥珀、熟地黄、肉豆蔻、草果。功用：益气养血，活血止痛。主治：妇人胎前、产后诸疾。

2.大补元煎（《景岳全书》） 熟地黄9克，人参、炒山药、杜仲、当归、枸杞子各6克，山茱萸、炙甘草各3克。水煎服。主治：肾虚精亏，阴血衰少，精神失守。

3.调肝汤（《傅青主女科》） 山药、当归各15克，白芍、阿胶、山茱萸各10克，巴戟、甘草各3克（一方有黑荆芥10克），水煎服。功用：调补肝肾。主治：肝肾亏虚的经色淡红，量少，经后小腹隐痛，腰脊酸楚，头晕耳鸣，舌淡，脉沉细。

4.小营煎（《景岳全书》） 熟地黄、山药各12克，当归、芍药、枸杞子各10克，炙甘草6克，水煎服。功用：养阴血，调肝肾。主治：肝肾不足的月经不调、量少色淡，小腹空痛，面色苍白，心悸怔忡，舌淡无苔，脉缓细弱。

第四节　补阴

六味地黄丸（地黄丸）

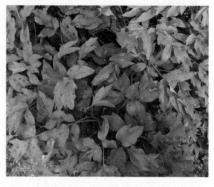
牡丹皮

◆ 钱乙　《小儿药证直诀》

【组成】 熟地黄八钱（24克），山萸肉、干山药各四钱（12克），泽泻、牡丹皮、茯苓（去皮）各三钱（9克）。

【用法】 上为末，炼蜜为丸，如梧桐子大。空心温水化下三丸。现代用法：亦可水煎服。

【功效】 滋补肝肾。

【主治】 肝肾阴虚证。腰膝酸软，头晕目眩，耳鸣耳聋，盗汗，遗精，消渴，骨蒸潮热，手足心热，口燥咽干，牙齿动摇，足跟作痛，小便淋沥，以及小儿囟门不合，舌红少苔，脉沉细数。

【运用】

1. 辨证要点　本方是治疗肝肾阴虚证的基础方。临床应用以腰膝酸软、头晕目眩、口燥咽干、舌红少苔、脉沉细数为辨证要点。

2. 加减变化　兼脾虚气滞者，加砂仁、白术、陈皮等以健脾和胃；虚火明显者，加玄参、知母、黄柏等以加强清热降火的功效。

3. 现代运用　本方常用于慢性肾炎、糖尿病、高血压病、肾结核、肺结核、甲状腺功能亢进、中心性视网膜炎及无排卵性功能性子宫出血、更年期综合征等属肾阴虚弱为主者。

4. 使用注意　脾虚泄泻者慎用。

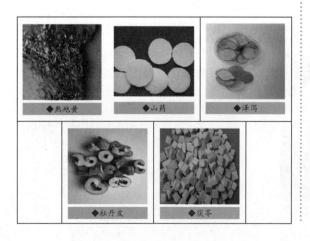

◆熟地黄　◆山药　◆泽泻
◆牡丹皮　◆茯苓

【附方】

1. 知柏地黄丸（清，吴谦，《医宗金鉴》）　由六味地黄丸加知母、黄柏各6克组成。上药为细末，炼蜜为丸，每次服6克，每日2次，温开水送下。功用：滋阴降火。主治：阴虚火旺所致的骨蒸潮热，虚烦盗汗，腰脊酸痛，遗精等。

2. 杞菊地黄丸（清，董西园，《医级》）由六味地黄丸加枸杞子、菊花各9克组成。上药为细末，炼蜜为丸，每次服9克，每日2次，温开水送下。功用：滋肾养肝明目。主治：肝肾阴虚所致两眼昏花，视物不清，或两目干涩，迎风流泪等。

3. 麦味地黄丸（明，龚廷贤，《寿世保元》）　由六味地黄丸加麦冬9克，五味子6克组成。上药为细末，炼蜜为丸，每次服9克，每日2次，空腹时用姜汤送下。功用：滋补肺肾。主治：肺肾阴虚。咳嗽喘逆，潮热盗汗。

4. 八仙长寿丸（《寿世保元》，又名麦味地黄丸）　生地黄（酒拌，入砂锅内蒸一日，黑，捣断，切，火焙干）八两（240克），山茱萸（酒拌，蒸，去核）、干山药各四两（120克）、白茯神（去皮、木、筋膜）、牡丹皮（去骨）、泽泻各三两（90克）、五味子（去梗）、麦冬（水润，去心）各二两（60克）（一方有炒益智仁二两，无泽泻）。原方为细末，炼蜜为丸，梧桐子大，每服三钱（9克），空腹温酒或炒盐汤，夏秋用热开水调下。功用：滋肾敛肺止咳。主治：肺肾阴虚，或喘或咳者。

肺为气之主，肾为气之根。肺之气

阴亏乏，不能下荫于肾，肾之精气伤损，根本不固，气失摄纳，逆气上奔，而为喘咳。方中六味补肾滋阴，配合麦冬养阴润肺止咳，《别录》谓其"疗虚痨客热，口干燥渴，保神，定肺气，安五脏；"五味子五味俱备，酸咸为多，故专收敛肺气而滋肾水，止咳定喘。合而成方，乃金水相生之法也。然惟脉虚舌红痰少，方为合拍，若苔腻痰多，非所宜也。

5. 七味地黄丸（《疡医大全》）六味地黄丸方加肉桂一钱（3克）。炼蜜为丸，每服6～9克，每日2～3次，温开水或淡盐汤送下。功用：补肾滋阴，引火归元。主治：肾水不足，虚火上炎，发热作渴，口舌生疮，牙龈溃烂，咽喉作痛。

左归丸

◆张景岳 《景岳全书》

【组成】 大怀熟地黄八两（240克），山药（炒）、枸杞、山茱萸、鹿角胶（敲碎，炒珠）、龟板胶（切碎，炒珠）、菟丝子（制）各四两（120克），川牛膝（酒洗蒸熟）三两（90克）。

【用法】 上先将熟地黄蒸烂，杵膏，炼蜜为丸，如梧桐子大。每食前用滚汤或淡盐汤送下百余丸（9克）。现代用法：亦可水煎服，用量按原方比例酌减。

【功效】 滋阴补肾，填精益髓。

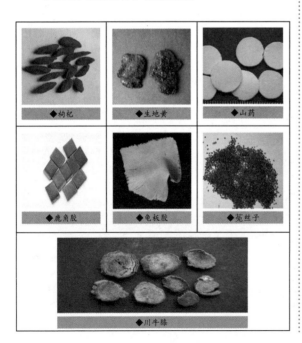
◆枸杞　◆生地黄　◆山药
◆鹿角胶　◆龟板胶　◆菟丝子
◆川牛膝

【主治】 真阴不足证。头晕目眩，腰酸腿软，遗精滑泄，自汗盗汗，口燥舌干，舌红少苔，脉细。

【运用】

1. 辨证要点　本方为治疗真阴不足证的常用方。临床应用以头目眩晕、腰酸腿软、舌光少苔、脉细为辨证要点。

2. 加减变化　真阴不足，虚火上炎，去鹿角胶、枸杞子，加麦冬、女贞子以养阴清热；兼气虚者可加人参以补气；夜热骨蒸，加地骨皮以清热除蒸；火烁肺金，干咳少痰，加百合以润肺止咳；小便不利、不清，加茯苓以利水渗湿；大便燥结，去菟丝子，加肉苁蓉以润肠通便。

3. 现代运用　本方常用于更年期综合征、老年性痴呆、老年骨质疏松症、闭经、月经量少等属于肾阴不足、精髓亏虚者。

4. 使用注意　方中组成药物以阴柔滋润为主，久服常服，每易滞脾碍胃，故脾虚泄泻者慎用。

【附方】

1. 左归饮（明，张介宾，《景岳全书》）熟地黄9克，山药、枸杞子、山茱萸各6克，茯苓4.5克，炙甘草3克。水煎服。功用：补肾益阴。主治：真阴不足。腰酸遗精，盗汗，口燥咽干，口渴欲饮，舌光红，脉细数。

左归饮与左归丸均为纯补之剂，同治肾阴不足之证。然左归饮皆以纯甘壮水之品滋阴填精，补力较缓，故用饮以取其急治，适宜于肾阴不足较轻之证；左归丸则在滋阴之中又配以血肉有情之味及助阳之品，补力较峻，常用于肾阴亏损较重者，意在以丸剂缓图之。

2. 都气丸（又名七味都气丸，都丸）熟地黄24克，山茱萸、干山药各12克，泽泻、茯苓、丹皮各9克，五味子6克。炼蜜为丸，每丸约重15克，每日服3次，每次1丸；亦可用饮片作汤剂水煎服。功用：滋肾纳气。主治：肾阴虚气喘，呃逆之证。

3. 滋水清肝饮（《西塘感症》）熟地黄、山药、萸肉、丹皮、茯苓、山栀、枣仁、归身各10克（原书未著用量）。

功用：滋阴养血，疏肝清热。主治：阴虚肝郁之胁肋胀痛，胃脘疼痛，咽干口燥，舌红少苔，脉虚弱或细数。

4. 耳聋左慈丸（《中国药典》）熟地黄160克，制山茱萸、山药各80克，牡丹皮、茯苓、泽泻各60克，煅磁石、竹叶柴胡各20克。依法制为蜜丸，水蜜丸每次服6克，大蜜丸每次服9克，每日2次。功用：滋肾平肝。主治：肝肾阴虚，耳鸣耳聋，头晕目眩。

大补阴丸（原名大补丸）

◆朱震亨 《丹溪心法》

【组成】熟地黄、龟板各18克，黄柏、知母各12克。

【用法】以上四味，研为细末，猪脊髓适量蒸熟，捣为泥状，炼蜜为丸，每次服6～9克，淡盐开水送服；或作汤剂，用量按原方比例酌定。

【功效】滋阴降火。

【主治】阴虚火旺证。骨蒸潮热，盗汗遗精，咳嗽咯血，心烦易怒，足膝痛热，舌红少苔，尺脉数而有力。

【运用】

1. 辨证要点　本方为滋阴降火的常用方。以骨蒸潮热、舌红少苔、尺脉数而有力为辨证要点。

2. 加减变化　咳嗽、咳痰不畅，可加贝母、百部、款冬花以润肺止咳；咯血、呕血，可加仙鹤草、白茅根以止血；阴虚较重者，可加麦冬、天冬以养阴润燥；盗汗甚者，可加牡蛎、浮小麦以敛津止汗。

3. 现代运用　甲状腺功能亢进、骨结核、肾结核、糖尿病等属阴虚火旺者，可用本方加减治疗。

4. 使用注意　脾胃虚弱，食少便溏，以及火热属于实证者不宜使用。

【附方】

1. 通关丸（又名滋肾丸，《兰室秘藏》）　黄柏、知母各一两（30克），肉桂五分（1.5克）。原方水丸梧桐子大，每服一百丸，空心白汤下。功用：清下焦湿热，助膀胱气化。主治：热在下焦血分，不渴而小便闭者。

本方治疗热在下焦，小便不通之证。因热在下焦血分，故不渴。若渴而小便不通，则为热在上焦气分，肺气不降，宜用气薄淡渗之品，泻火而清肺，滋水之化源。湿热在下焦，耗伤肾与膀胱阴分，气化不行，小便癃闭不通，故用知母、黄柏大苦大寒，清热燥湿，兼以滋阴；配伍肉桂少许（仅为知、柏用量的二十分之一），作为反佐，温命门真阳，蒸水化气，则小便自通。

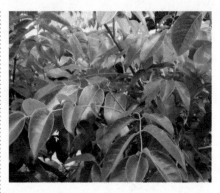

黄柏

2. 生脉地黄汤（《医宗金鉴》）六味地黄汤加人参一钱（3克）、麦冬一钱（3克）、五味子七分（2克）。主治：虚劳，火盛刑金者，久哮肺肾两虚者。

3. 滋阴降火汤（《医宗金鉴》）黄柏、熟地黄（酒蒸）、麦冬、天冬、白芍各三钱（9克），知母（酒浸炒）、炙酥龟板各二钱（6克），当归、炙甘草各一钱（3克），砂仁八分（2克）。水煎服。主治：阴虚火旺无制，妄行伤金，肺痿咳嗽。

虎潜丸（又名健步虎潜丸）

◆朱震亨 《丹溪心法》

【组成】黄柏150克，龟板120克，知母、熟地黄、陈皮、白芍各60克，锁阳45克，虎骨30克，干姜15克。

【用法】研为细末，和蜜为丸，每丸约重10克，早、晚各服1丸，淡盐汤或开水送下。也可用饮片作汤剂，水煎服，各药剂量按原方比例酌减。

【功效】滋阴降火，强壮筋骨。

【主治】肝肾不足，阴虚内热，腰膝酸软，筋骨酸弱，腿足消瘦，步履乏力，舌红少苔，脉细弱。

【运用】

1. 辨证要点　本方以筋骨肌肉痿软欲废、舌红少苔、脉细弱为辨证要点。

2. 加减变化 一方加金箔，一方用生地黄，懒言语者，加山药；脾虚，加白术、山药；肌肉萎缩，加鹿筋、仙灵脾、薏苡仁；痿证，加川断、杜仲、菟丝子。

3. 现代运用 本方常用于治疗进行性肌萎缩，脊髓或颅内病变引起的肌萎缩性瘫痪、格林·巴利综合征、膝关节结核、小儿麻痹症、下肢慢性骨髓炎所致筋骨痿软、颅内血肿清除术后遗症、带下等。

4. 使用注意 凡脾胃虚弱、痰湿风寒、湿热浸淫所致痿证，不宜用本方投治。

【附方】加味虎潜丸（《张氏医通》） 本方去知母、陈皮，加当归、人参、黄芪、山药、枸杞子、牛膝、五味子而成。功用：滋阴降火，补气助阳，强壮筋骨。主治：下肢痿弱而厥冷。

一贯煎

◆ 魏之琇 《续名医类案》

【组成】北沙参、麦冬、当归身各9克，生地黄18～30克，枸杞子9～18克，川楝子一钱半（4.5克）（原书未著用量）。

【用法】水煎服。

【功效】滋阴疏肝。

【主治】肝肾阴虚，肝气不舒证。胸脘胁痛，吞酸吐苦，咽干口燥，舌红少津，脉细数或虚弦。亦治疝气瘕聚。

【运用】

1. 辨证要点 本方为治疗肝肾阴亏气滞所致胸脘胁痛的常用方。以胸脘胁痛、吞酸吐苦、舌红少津、脉虚弦为辨证要点。

2. 加减变化 虚热或汗多，可加地骨皮；舌红而干，

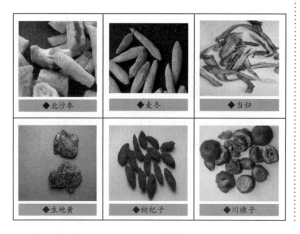

◆北沙参　　◆麦冬　　◆当归
◆生地黄　　◆枸杞子　　◆川楝子

阴亏较甚，可加石斛；烦热而渴，可加石膏、知母；痰多，可加贝母；口苦燥，可加少量黄连；胁胀痛，按之硬，可加鳖甲；腹痛，可加甘草、芍药；大便秘结，可加瓜蒌仁；双腿酸软，可加薏苡仁、牛膝；不寐，可加酸枣仁。

3. 现代运用 本方常用于治疗胃及十二指肠溃疡、神经官能症、慢性胃炎、慢性肝炎、胸膜炎、高血压、肋间神经痛、妇女月经病等属肝肾阴虚者。

4. 使用注意 本方滋腻药较多，对于兼有停痰积饮而舌苔白腻者，不宜使用。

【附方】

1. 二至丸（《医便》） 冬青子（即女贞子）冬至日取，不拘多少，阴干，以蜜、酒拌透，过一昼夜，粗布袋擦去皮，晒干为末，新瓦瓶收贮旱莲草夏至日取数十斤，捣自然汁熬膏，和前药末为丸，如梧桐子大。原方每服百丸，临卧时酒送下。功用：补肾养肝。主治：肝肾阴虚，头晕眼花，早年白发，腰膝酸软，烦躁升火等证。

方中女贞子甘苦凉，补肾养肝，乌须黑发，《纲目》谓其"强阴，健腰膝，变白发，明目"；旱莲草甘酸寒，补益肾阴，凉血止血，《纲目》谓其"乌髭发，益肾阴"。二药相配，补益肝肾阴分，价廉而功大。且女贞子以冬至日采者为佳，旱莲草以夏至日采者为佳，故方名"二至"。本方滋阴凉血乃其所长，但纯阴之质有碍脾胃，故脾胃虚弱者忌之。

2. 益阴煎（《医宗金鉴》） 龟甲（醋炙）四钱（12克），生地黄三钱（9克），知母、黄柏各二钱（6克），缩砂仁、甘草（炙）各一钱（3克）。上锉，水煎服。功用：滋补肾阴、引火归原。主治：肾阴不足、阴虚火旺的经断复来者。

益阴煎滋补肾阴、引火归原，是治疗经断复来的另一有效方剂，主要适用于肾阴不足或阴血亏虚者，如《竹林女科证治》比较子芩丸和益阴煎的作用时说："妇人七七四十九岁，天癸已断。若五旬以后，而月经复行，或漏下不止，腰腹疼痛者，但当察者有热无热。有热者，宜子芩丸；无热而血虚者，宜益阴

煎。"

3. 开骨散（《医宗金鉴》） 芎归汤加龟板一具、乱发一团。水煎服。芎归汤补血益气；龟甲具有滋阴潜阳、益肾健骨、固经止血的作用。

4. 拯阴理劳汤（《医宗金鉴》） 莲子、龟板、薏苡仁各三钱（9克），百合、生地黄各二钱（6克），麦冬、当归、女贞子、橘皮、丹皮各一钱（3克），白芍七分（2克），人参六分（2克），炙甘草四分（1克），五味子三分（1克）。水二盅，枣一枚，煎一盅，分二次服。主治：虚劳，阴虚火动。

本方是以生脉散生津液以养阴；当归、白芍以养血；生地黄、龟甲、丹皮以清火；女贞子、莲子协助生脉散养阴；橘皮、百合止嗽化痰；炙甘草补脾胃，这样，阴得补而火自然下降，火得清而阴自然恢复了。

石斛夜光丸（原名夜光丸）

◆ 倪维德 《原机启微》

【组成】天冬（去心，焙）、麦冬（去心，焙）、生地黄（怀州道地）、熟地黄（怀州道地）、新罗参（去芦）、白茯苓（去黑皮）、干山药各一两（30克）、枸杞子（拣净）、牛膝（酒浸，另捣）、金钗石斛（酒浸，焙干，另捣）、草决明（炒）、杏仁（去皮尖，炒）、甘菊（拣净）、菟丝子（酒浸，焙干，另捣）、羚羊角（镑）各七钱半（21克）、肉苁蓉（酒浸，焙干，另捣）、五味子（炒）、防风（去芦）、甘草（炙赤色，锉）、沙苑蒺藜（炒）、黄连（去须）、枳壳（去瓤，麸炒）、川芎、生乌犀（水牛角代，镑）、青葙子各半两（15克）。

【用法】上除另捣外，为极细末，炼蜜为丸，如梧桐子大。每服三五十丸，空心温酒送下，盐汤亦可。

【功效】滋补肝肾，清热明目。

【主治】肝肾阴虚，火热内扰之目疾。瞳神散大，视物昏花，羞明流泪，腰膝痿软，以及内障等症。

【运用】

1. 辨证要点 本方为治疗肝肾不足、火热上扰之眼疾的常用方。以瞳神散大、视物昏花，或老年内障、腰膝酸软、舌红为辨证要点。

2. 加减变化 本方组成较为庞杂，临证如作汤剂可根据患者阴虚与火热之轻重主次而酌情增减。舌苔腻者，酌加陈皮、砂仁等理气和胃化痰之品。

3. 现代运用 本方适用于青光眼、白内障、脉络膜炎、视网膜炎、神经性头痛、高血压等，证属肝肾不足、火热上扰者。

【附方】

1. 驻景补肾丸（《古今医方集成》） 大熟地黄、淡苁蓉、煅磁石、枸杞子、车前子、菟丝子、五味子、川石斛、楮实子、青盐各30克，沉香15克。共研细面，炼蜜为丸，每次服15克，空腹淡盐汤送下。功用：滋补肝肾，明目。主治：肝肾俱虚，瞳仁内呈淡白色，昏暗渐成内障。

2. 扶桑至宝丹（《寿世保元》） 又名桑麻丸、扶桑丸。桑叶800克，炒黑芝麻200克，蜂蜜适量。依法制为蜜丸，每次服6克，每日2次。功用：滋养肝肾，清头目。主治：肝肾不足，须发早白，头晕眼花，视物不清，迎风流泪。

3. 健步丸（《中国药典》）（又名健步虎潜丸、虎潜丸） 盐炙黄柏、醋炙龟甲各40克，牛膝35克，盐炙知母、熟地黄各20克，酒炙白芍15克，当归、锁阳、制豹骨各10克，盐炙陈皮7.5克，干姜5克，羊肉320克。依法制为糊丸，每次服9克，每日2次。功用：补肝肾，强筋骨。主治：肝肾不足的下肢痿软，行走乏力，舌红少苔，脉细弱。

4. 三才封髓丹（《卫生宝鉴》）（又名三才封髓丸） 天冬、熟地黄、人参各15克，炙甘草23克，缩砂仁45克，黄柏90克。共研细面，依法制为糊丸，每次服9克，肉苁蓉煎汤送服。功用：补肾泻火、固精。主治：阴虚内热，虚火妄动。

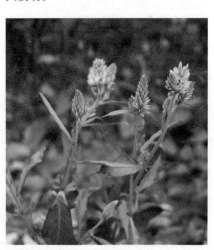

青葙子

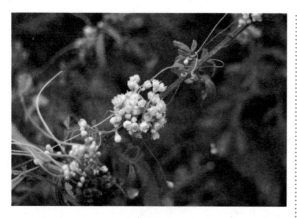

菟丝子

5. 河车大造丸（《中国药典》） 熟地黄、醋炙龟甲各 200 克，盐炒黄柏、盐炒杜仲各 150 克，紫河车、牛膝（盐炒）、麦冬、天冬各 100 克。共研细面，依法制成蜜丸或水蜜丸，蜜丸每次服 9 克，水蜜丸每次服 6 克，每日 2 次。功用：补肺益肾。主治：肺肾阴虚，潮热咳嗽，骨蒸痨热，盗汗，遗精，腰膝乏力。

6. 壮骨关节丸（《中国药典》）狗脊、淫羊藿、独活、骨碎补、续断、补骨脂、桑寄生、鸡血藤、熟地黄、木香、乳香、没药。依法制成浓缩丸或水丸，浓缩丸每次服 10 丸，水丸每次服 6 丸，每日 2 次。早、晚饭后服。功用：补益肝肾，养血活血，舒筋活络，理气止痛。主治：肝肾不足，气滞血瘀的脉络痹阻，各种退行性骨关节痛，腰肌劳损等。

第五节　补阳

肾气丸

◆ 张仲景 《金匮要略》

【组成】干地黄 240 克，山茱萸、山药各 120 克，泽泻、茯苓、牡丹皮各 90 克，桂枝、附子各 30 克。

【用法】上药研末，炼蜜为丸，每次服 6 ~ 9 克，每日 1 ~ 2 次，开水或淡盐汤送下；或作汤剂，用量按原方比例酌定。

【功效】补肾助阳。

【主治】肾阳不足证。腰痛脚软，下半身常有冷感，少腹拘急，小便不利或小便反多，入夜尤甚，阳痿早泄，舌质淡而胖，脉虚弱，尺脉沉细，以及痰饮、水肿、

消渴、脚气、转胞等。

【运用】

1. 辨证要点　本方为治疗肾阳不足的常用代表方。以腰酸腿软、小便不利，或小便反多、舌淡而胖、脉虚弱而尺脉沉细为辨证要点。对于肾阳不足，不能化气行水而致的痰饮；肾阳不足，不能蒸化津液而致的消渴；因肾阳虚弱而致的脚气，均可用本方治疗。

2. 加减变化　现代多用熟地黄替干地黄、肉桂替桂枝以增强温补肾阳的功效。

3. 现代运用　本方常用于治疗慢性肾炎、肾性水肿、醛固酮增多症、糖尿病、甲状腺功能低下、肾上腺皮质功能减退、神经衰弱、哮喘、慢性支气管炎、更年期综合征等属肾阳不足者。

4. 使用注意　若咽干口燥，舌红少苔，属肾阳不足、虚火上炎者，不宜应用。

【附方】

1. 济生肾气丸（南宋，严用和，《济生方》） 炮附子 9 克，熟地黄、山药、山茱萸、泽泻、茯苓、车前子、牡丹皮、川牛膝各 6 克，官桂 3 克。上药为末，炼蜜为丸，如梧桐子大，每次服 9 克，每日 2 次。功用：温补肾阳，利水消肿。主治：肾虚水肿，腰重脚肿，小便不利。

2. 加味肾气丸（《济生方》） 附子（炮）二枚（15 克），白茯苓（去皮）、泽泻、山茱萸（取肉）、山药（炒）、车前子（酒蒸）、牡丹皮（去木）各一两（30 克），官桂（不见火）、川牛膝（去芦，酒浸）、熟地黄各半两（15 克）。上为细末，炼蜜为丸，如梧桐子大，每服七十丸（9 克），空心米饮送下。功用：温肾化气，利水消肿。主治：肾（阳）

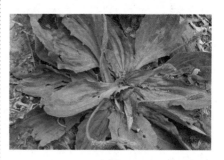

车前子

图解名医名方大全

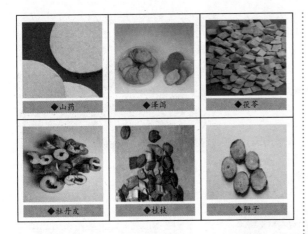

◆山药　◆泽泻　◆茯苓

◆牡丹皮　◆桂枝　◆附子

虚水肿。腰重脚肿，小便不利。

3. 十补丸（《重订严氏济生方》）炮附子、五味子各60克，山茱萸肉、炒山药、牡丹皮、鹿茸（酒蒸）、熟地黄、肉桂、白茯苓、泽泻各30克。共为细面，炼蜜为丸，每次服9克，每日2次。功用：温补肾阳。主治：肾脏虚弱，面色黧黑，足冷足肿，耳鸣耳聋，肢体羸瘦，足膝软弱，小便不利，腰脊疼痛等。可用于神经衰弱、性神经衰弱的阳痿不举等症。

4. 肾气汤（《医宗金鉴》）干地黄八两（240克），山药、山茱萸各四两（120克），泽泻、茯苓、牡丹皮各三两（90克），桂枝、附子（炮）各一两（30克）。上八味，末之，炼蜜和丸，梧子大，酒下十五丸，加至二十五丸，日再服。功用：温补肾阳。主治：因肾阳不足致腰痛脚软，下半身常有冷感，少腹拘急，小便不利，或小便反多，尺脉沉细，舌质淡而胖，苔薄白不燥。以及脚气、痰饮、消渴、转胞等证。

右归丸

◆ 张景岳　《景岳全书》

【组成】熟地黄八两（240克），山药（炒）、菟丝子（制）、鹿角胶（炒珠）、杜仲（姜汁炒）各四两（120克），山茱萸（微炒）、枸杞子（微炒）、当归各三两（90克），肉桂二两（60克），制附子二两，渐可加至五六两（60～180克）。

【用法】上先将熟地黄蒸烂杵膏，加炼蜜为丸，如梧桐子大。每服百余丸（6～9克），食前用滚汤或淡盐汤送下；或丸如弹子大，每嚼服二三丸（6～9克），以滚白汤送下。现代用法：亦可水煎服，用量按原方比例酌减。

【功效】温补肾阳，填精益髓。

【主治】肾阳不足，命门火衰证。年老或久病气衰神疲，畏寒肢冷，腰膝软弱，阳痿遗精，或阳衰无子，或饮食减少，大便不实，或小便自遗，舌淡苔白，脉沉而迟。

【运用】

1. 辨证要点　本方为治肾阳不足、命门火衰的常用方。临床应用以神疲乏力、畏寒肢冷、腰膝酸软、脉沉迟为辨证要点。

2. 加减变化　饮食减少或不易消化，或呕恶吞酸，加干姜以温中散寒；腹痛不止，加吴茱萸（炒）以散寒止痛；腰膝酸痛者，加胡桃肉以补肾助阳，益髓强腰；阳虚精滑或带浊、便溏，加补骨脂以补肾固精止泻；阳衰气虚，加人参以补之；肾泄不止，加肉豆蔻、五味子以涩肠止泻；阳痿者，加肉苁蓉、巴戟天以补肾壮阳。

3. 现代运用　本方可用于肾病综合征、老年骨质疏松症、精少不育症，以及贫血、白细胞减少症等属肾阳不足者。

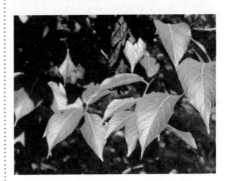

杜仲

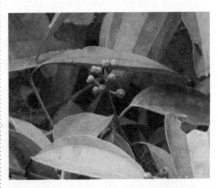

肉桂

4.使用注意 本方纯补无泻，故对肾虚兼有湿浊者，不宜使用。

【附方】右归饮（明，张介宾，《景岳全书》）山茱萸3克，熟地黄6～30克，炒山药、枸杞子、炙甘草、杜仲、肉桂各6克，制附子9克。水煎服。功用：温肾填精。主治：肾阳不足，气怯神疲，腹痛腰酸，肢冷，脉细，或阴盛格阳，真寒假热之证。

本方与右归丸均为张介宾创制的温补肾阳名方，但右归丸较右归饮多出鹿角胶、菟丝子、当归，而不用甘草，故其温补肾阳，填精补血之力更强。

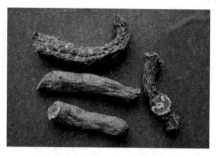

仙茅

赞育丹

◆张景岳 《景岳全书》

【组成】熟地黄、白术各240克，当归、枸杞子各180克，杜仲、仙茅、巴戟天、山茱萸、淫羊藿、肉苁蓉、韭子各120克，蛇床子、附子、肉桂各60克。

【用法】上药共研细末，炼蜜为丸。每服6～9克，每日服1～2次，温开水送服。亦可用饮片作汤剂，水煎服。

【功效】补肾壮阳。

【主治】阳痿精衰，精寒不育。

【运用】

1.辨证要点 本方以肢冷畏寒、腰酸膝软、性欲减退、精神萎软、舌淡嫩苔薄、脉沉细无力为辨证要点。

2.加减变化 气虚阳微者，加鹿茸、人参；少腹拘急疼痛者，加小茴香、吴茱萸；小便自遗者，加益智仁、菟丝子；大便溏薄者，加淮山药、补骨脂；带下色白而腥秽、腰背酸痛者，加桑螵蛸、益智仁、金樱子。

3.现代运用 本方常用于治疗男性性功能障碍症、男性不育症、女性不孕症、月经失调、更年期综合征、席汉综合征等。

【附方】加减赞育丹（《临证偶拾》）本方去白术、当归、枸杞、杜仲、韭子、蛇床子、附子、肉桂，加山药、菟丝子、茯苓、阳起石、锁阳、鹿角片组成。功用：温肾壮阳。主治：男子性机能障碍、阳痿、早泄。

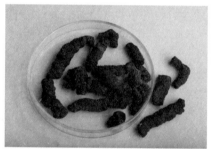

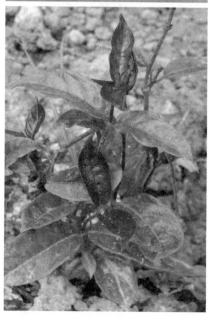

巴戟天

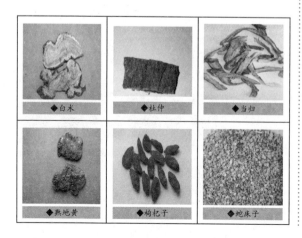

◆白术　　◆杜仲　　◆当归

◆熟地黄　◆枸杞子　◆蛇床子

毓麟珠（又名毓麟丸、调经毓麟丸、助孕八珍丸）

◆张景岳 《景岳全书》

【组成】川芎、炙甘草各30克，人参、白术、茯苓、芍药、杜仲、鹿角霜、川椒各60克，当归、熟地黄、菟丝子各120克。

【用法】上药共研细末，炼蜜为丸。每服6～9克，每日2～3次。亦可用饮片作汤剂水煎服，用量按原方比例酌减。

【功效】益气补血，温肾养肝，调补冲任。

【主治】妇人气血俱虚，经脉不调，久婚不孕，或带浊，或腹痛，或腰酸，食少羸瘦。

【运用】

1. 辨证要点 本方以月经后期、量少色淡、腰腿酸软、少腹冷感、性欲减退、小便清长、舌淡苔白、脉沉细为辨证要点。

2. 加减变化 男子服用，宜加胡桃肉、枸杞、鹿角胶、山茱萸、山药、巴戟肉；女子经迟腹痛，宜加酒炒破故纸、肉桂，甚者，再加吴茱萸；闭经，去杜仲、鹿角霜，加制附子、牛膝、泽兰；带多腹痛，加破故纸、北五味或加龙骨；子宫寒者，或泻或痛，加炮干姜、制附子随宜；多郁怒，气有不顺而为胀为滞者，宜加酒炒香附，或甚者再加沉香；腰痛似折、小腹冷甚、

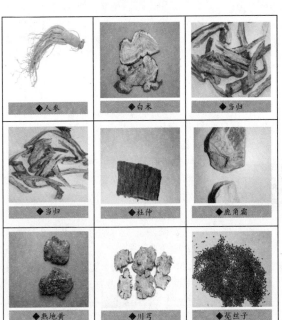

◆人参　◆白术　◆当归
◆当归　◆杜仲　◆鹿角霜
◆熟地黄　◆川芎　◆菟丝子

脉沉迟者，加补骨脂、巴戟天、仙茅、仙灵脾；血热多火、经早内热者，加川续断、地骨皮；肝肾不足，加阿胶、紫河车、鹿角胶。

3. 现代运用 本方常用于治疗月经不调、不孕症、男性性功能障碍、不育症等。

【附方】安肾丸（《三因极一病症方论》）炒胡芦巴、炒补骨脂、炒川楝肉、炒续断、桃仁、杏仁、白茯苓、小茴香、怀山药各二两（60克）。研末，炼蜜为丸，每次服二至三钱（6～9克），用淡盐汤送下。功用：补肾助阳，强健筋骨。主治：肾阳虚衰所导致的各种病证。

五子衍宗丸（称五子补肾丸、益肾丸）

◆张时彻 《摄生众妙方》

【组成】菟丝子、枸杞子各240克，覆盆子120克，车前子60克，五味子30克。

【用法】上药共研细末，炼蜜为丸。每服6～9克，每日服2～3次，开水或淡盐汤送服。亦可用饮片作汤剂，水煎服，用量按原方比例酌减。

【功效】温阳益肾，补精填髓，种嗣衍宗。

【主治】肾虚遗精，阳痿早泄，小便后淋沥不尽，精寒无子，闭经，带下稀薄，腰酸膝软，须发早白，夜尿增多，舌淡嫩苔薄，脉沉细软。

【运用】

1. 辨证要点 本方以肾气不足、下元亏损引起的阳痿、早泄、不育不孕、舌淡嫩苔薄、脉沉细软为辨证要点。

2. 加减变化 阳虚，加鹿茸、肉苁蓉、肉桂、巴戟肉；阴虚，加山萸肉、熟地黄、天冬；阴阳两虚，加龟板、鹿角、人参；小儿遗尿，加鸡内金、补骨脂；多尿，加桑螵蛸、益智仁；阳痿，加仙灵脾、仙茅、锁阳、狗脊；遗精，加芡实、金

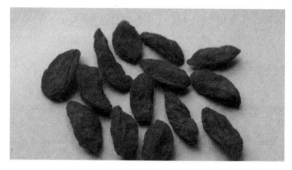

枸杞子

樱子、莲须。

3.现代运用 本方常用于治疗阳痿症、精液异常症、不射精症、慢性肾炎、不育症、不孕症、夜尿增多症、小儿遗尿症、癃闭症、闭经、中心性浆液性视网膜脉络膜炎等。

【附方】拯阳理劳汤（《医宗金鉴》） 人参、黄芪各二钱（6克），当归一钱半（4.5克），白术、陈皮各一钱（3克），肉桂七分（2克），甘草（炙）五分（1.5克），五味子四分（1克）。水二盅，姜三片，枣肉二枚，煎一盅服。

本方是补中益气汤去升麻、柴胡，加入肉桂、五味子组成。补中益气汤具有补中益气、升阳举陷的作用。减去升麻、柴胡，加入肉桂、五味子是因不需要升阳举陷，而要加强扶阳、敛阳的作用。若寒证较重，则加附子以补火助阳；若兼有脾阳虚弱，仍将升麻、柴胡加入，以升清阳，并加入诃子、肉豆蔻、木香以温气固脱；如在夏季兼有咳嗽，则须减掉肉桂的辛温，加入麦冬、五味子以保肺阴；在冬季如兼咳嗽，则肉桂不必减去，更要加五味子、干姜以收敛肺气，温暖脾胃。

第六节 阴阳双补

龟鹿二仙胶

◆王三才《医便》

【组成】鹿角（用新鲜麋鹿杀取角，解的不用，马鹿角不用，去角脑梢骨二寸绝断，劈开，净用）十斤（5000克），龟板（去弦，洗净，捶碎）五斤（2500克），人参十五两（450克），枸杞子三十两（900克）。

【用法】上前三味袋盛，放长流水内浸三日，用铅坛一只，如无铅坛，底下放铅一大片亦可。将角并甲（龟板）放入坛内，用水浸，高三五寸，黄蜡三两封口，放大锅内，桑柴火煮七昼夜。煮时坛内一日添热水一次，勿令沸起，锅内一日夜添水五次，候角酥取出，洗，滤净去滓。其滓即鹿角霜、龟甲霜也。将清汁另放。另将人参、枸杞子用铜锅以水三十六碗，熬至药面无水，以新布绞取清汁，将滓置石臼水捶捣细，用水二十四碗又熬如前；又滤又捣又熬，如此三次，以滓无味为度。将前龟、鹿汁并参、杞汁和入锅内，文火熬至滴水成珠不散，乃成胶也。每服初起一钱五分（4.5克），十日加五分（1.5克），加至三钱（9克）止，空心酒化下，常服乃可。现代用法：以鹿角代，上用铅坛熬胶，初服酒服4.5克，渐加至9克，空心时服用。

【功效】滋阴填精，益气壮阳。

【主治】真元虚损，精血不足证。全身瘦削，阳痿遗精，两目昏花，腰膝酸软，久不孕育。

【运用】

1.辨证要点 本方为阴阳气血同补的方剂，既能滋补肝肾，又可补益脾胃。临床应用以腰膝酸软、两目昏花、阳痿遗精为辨证要点。

2.加减变化 兼有眩晕者，加杭菊花、明天麻以熄风止晕；遗精频作者，加金樱子、山茱萸以补肾固精。

3.现代运用 本方常用于治疗内分泌障碍引起的发育不良、重症贫血、神经衰弱，以及性功能减退等属阴阳两虚者。

4.使用注意 本方纯补，不免滋腻，故脾胃虚弱而食少便溏者不宜使用，或合用四君子汤以助运化。

【附方】

1.斑龙丸（《景岳全书》） 鹿角霜、鹿角胶、柏子仁、熟地黄、菟丝子各250克，补骨脂、茯苓各125克。共研细面，依法制为蜜丸，每次服6～9克，温酒或白开水送下。主治：肾阳不足的腰膝无力，畏寒，阳痿早泄，滑精，小便淋漓不尽，夜尿多等。

2. 人参鹿茸丸（《中药制剂手册》）人参75克，鹿茸60克，冬虫夏草30克，巴戟天、当归、炒杜仲、牛膝、菟丝子、补骨脂、茯苓、炙黄芪、龙眼肉、五味子、黄柏各120克。依法制为蜜丸，每次服9克，每日1～2次，温开水或黄酒送服。功用：滋肾益气，补血生精。主治：肾精亏损，气血两亏，精神不振，目暗耳聋，遗精盗汗，腰腿酸软，以及妇女血寒，子宫寒冷，崩漏、带下。

七宝美髯丹

【组成】赤白何首乌（米泔水浸三四日，瓷片刮去皮，用淘净黑豆二升，以砂锅木甑铺豆及首乌，重重铺盖，蒸之。熟取出，去豆曝干，换豆再蒸，如此九次，晒干，为末）各一斤（30克），赤白茯苓（去皮，研末，以水淘去筋膜及浮者，取沉者捻块，以人乳十碗浸匀，晒干，研末）各一斤（20克），牛膝（去苗，酒浸一日，同何首乌第七次蒸之，至第九次止，晒干）八两（10克），当归（酒浸，晒）八两（10克），枸杞子（酒浸，晒）八两（10克），菟丝子（酒浸生芽，研烂，晒）八两（10克），补骨脂（以黑芝麻炒香）四两（5克）。

【用法】上药石臼捣为末，炼蜜和丸，如弹子大，每次一丸，每日三次，清晨温酒下，午时姜汤下，卧时盐汤下。现代用法：为蜜丸，每服9克，每日2服；淡盐水送服。

【功效】补益肝肾，乌发壮骨。

【主治】肝肾不足证。须发早白，脱发，齿牙动摇，

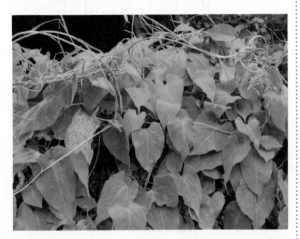

何首乌

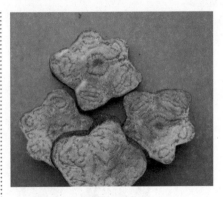

何首乌（块根）

腰膝痿软，梦遗滑精，肾虚不育等。

【运用】

1. 辨证要点　本方为平补肝肾、兼顾阴阳的方剂。以须发早白、脱发、腰膝酸软为辨证要点。

2. 加减变化　脾胃虚弱者，酌配白术、山药、砂仁等健脾和胃之品。

3. 现代运用　本方常用于早衰之白发、脱发、贫血、神经衰弱、牙周病、附睾炎、男子不育、病后体虚等证属肝肾不足者。

4. 使用注意　本方配制忌用铁器。

【附方】

1. 神应养真丹（《外科正宗》）羌活、木瓜、天麻、白芍、当归、川芎、熟地黄、菟丝子各等份。共研细面，炼蜜为丸，每服9克，淡盐汤或温酒送下。本方原用于风邪所袭的脚膝无力、瘫痪、半身不遂、语言謇涩、气血凝滞、遍身疼痛等症。细观本方实可看作是以四物汤为基础的补肾、养血、祛风活络剂，根据"发乃血之余""肾藏精，其华在发"的理论，假本方养血益精以荣发，而治疗风盛血燥不能荣养毛发的油风（又名斑秃、鬼剃头、圆形脱发）等症。

2. 首乌丸（《中国药典》）制首乌360克，金樱子259克，墨旱莲235克，桑椹182克，制豨莶草、酒蒸菟丝子各80克，酒制牛膝、酒制女贞子、制桑叶、盐炒补骨脂各40克，地黄、制金银花各20克，黑芝麻16克。依法制为水蜜丸，每次服6克，每日2次。功用：补肝肾，强筋骨，乌须发。主治：肝肾两虚，头晕目花，耳鸣，腰酸肢麻，头发早白。

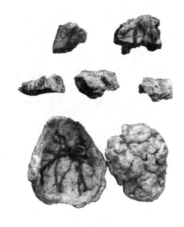

i河车

补天大造丸

◆程国彭 《医学心悟》

【组成】人参二两（6克），黄芪（蜜炙）、白术（陈土蒸）各三两（9克），当归（酒蒸）、枣仁（去壳，炒）、远志（去心）、甘草（水泡，炒）、白芍（酒炒）、山药（乳蒸）、茯苓（乳蒸）各一两五钱（4.5克），枸杞子（酒蒸）、大熟地黄（酒蒸，晒）各四两（12克），河车（甘草水洗）一具（48克），鹿角（熬膏）一斤（48克），龟板（与鹿角同熬膏）八两（24克）。

【用法】以龟鹿胶和药，加炼蜜为丸，每早开水下四钱，阴虚内热甚者，加丹皮二两，阳虚内寒者，加肉桂五钱。现代用法：蜜丸，每服9克。

【功效】补五脏虚损。

【主治】虚劳。气短乏力，食少神疲，心悸失眠，腰膝痿软，头晕目眩等。

【运用】

1. 辨证要点 本方为补益虚损的常用方。以气短乏力、头晕心悸、腰膝痿软为辨证要点。

2. 加减变化 原书加减有"阴虚内热甚者，加丹皮二两（6～10克）；阳虚内寒者，加肉桂五钱（3～5克）"；脾胃虚弱、运化不及者，宜加白豆蔻、砂仁和胃醒脾以使补而不滞。

3. 现代运用 本方常用于贫血、神经衰弱、免疫功能低下、内分泌失调、围绝经期综合征等证属阴阳气血俱虚者。

【附方】

1. 还少丹（《杨氏家藏方》）山茱萸、茯苓、杜仲、牛膝、肉苁蓉、楮实子、小茴香、巴戟天、怀山药、枸杞子、远志、石菖蒲、五味子、熟地黄各60克，大枣100克（加姜煮熟去皮、核用肉），依法炼蜜为丸，每次服9克，淡盐汤送下。主治：脾肾虚寒，身体瘦弱，腰膝酸软，神疲乏力，饮食无味，健忘怔忡或遗精白浊，阳痿早泄等症。

2. 延生护宝丹（《御药院方》）菟丝子90克，肉苁蓉60克，韭菜子、蛇床子、晚蚕蛾各120克，白龙骨、鹿茸、桑螵蛸、莲子、莲须、胡芦巴各30克，木香、丁香、南乳香各15克，麝香6克。依法制为丸，丸如梧桐子大，每次服30丸，空腹温酒送下。功用：补元气，壮筋骨，固精滋阴，通利血脉，润泽肌肤，久服益寿延年。主治：中老年人的体虚衰弱，男子的勃起功能障碍等。

3. 青娥丸（《中国药典》）盐炒杜仲480克，盐炒补骨脂240克，炒核桃仁150克，大蒜120克。依法制为蜜丸，每次服6～9克，每日2～3次。功用：补肾强腰。主治：肾虚腰痛，起坐不利，膝软乏力。

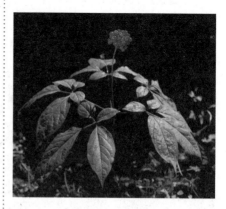

人参

第八章

固涩剂

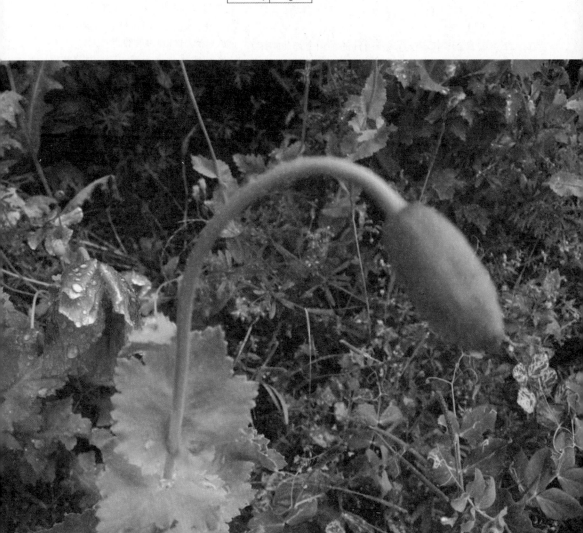

第一节　固表止汗

玉屏风散

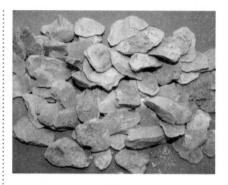
牡蛎

◆金礼蒙　《医方类聚》

【组成】防风一两（30克），黄芪（蜜炙）、白术各二两（60克）。

【用法】上药共为粗末，每次服6～9克，每日2次，水煎服；亦可作汤剂，用量按原方比例酌定。

【功效】益气固表止汗。

【主治】表虚自汗。汗出恶风，面色苍白，舌淡，苔薄白，脉浮虚；亦治虚人腠理不固，易于感冒。

【运用】

1. 辨证要点　本方为治气虚自汗的常用方剂。临床以自汗、恶风、面色苍白、舌淡、脉虚为辨证要点。

2. 加减变化　表虚外感风邪、汗出不解、脉缓者，可合桂枝汤以解肌祛风，固表止汗；自汗较甚者，可加牡蛎、浮小麦等以加强固表止汗的作用。

3. 现代运用　卫虚不固所致的感冒、多汗症、上呼吸道感染、过敏性鼻炎均可酌情加减用之。

4. 使用注意　若属外感自汗或阴虚盗汗，则不宜使用。

【附方】加减玉屏风散（《医宗金鉴》）　石膏、茵陈、黄芪、白术、防风。功用：固表止汗，清利湿热。主治：黄汗虚证，自汗。

牡蛎散

◆太平惠民和剂局　《太平惠民和剂局方》

【组成】黄芪（去苗土）、麻黄根（洗）、牡蛎（米泔浸，刷去土，火烧通赤）各一两（30克）。

【用法】上三味为粗散。每服三钱（9克），水一盏半，小麦百余粒（30克），同煎至八分，去渣热服，日二服，不拘时候。现代用法：为粗散，每服9克，加小麦30克，水煎温服；亦作汤剂，用量按原方比例酌减，加小麦30克，水煎温服。

【功效】敛阴止汗，益气固表。

【主治】体虚自汗、盗汗证。常自汗出，夜卧更甚，心悸惊惕，短气烦倦，舌淡红，脉细弱。

【运用】

1. 辨证要点　本方为治疗体虚卫外不固，又复心阳不潜所致自汗、盗汗的常用方。临床应用以汗出、心悸、短气、舌淡、脉细弱为辨证要点。

2. 加减变化　自汗应重用黄芪以固表，盗汗可再加糯稻根、稽豆衣以止汗，疗效更佳；气虚明显者，可加白术、人参以益气；偏于阴虚者，可加白芍、生地黄以养阴。

3. 现代运用　本方常用于病后、手术后或产后身体虚弱、植物神经功能失调以及肺结核等所致自汗、盗汗属体虚卫外不固，又复心阳不潜者。

4. 使用注意　阴虚火旺之盗汗忌用。

【附方】柏子仁丸（《汤头歌诀白话解》）　柏子仁60克，煅牡蛎、半夏、人参、麻黄根、白术、五味子各30克，麦麸15克。共研细面，枣肉泥为丸，每次服9克，每日3次。功用：补气固表，安心神。主治：心虚惊悸，自汗盗汗。方中之麦麸，可改用浮小麦。

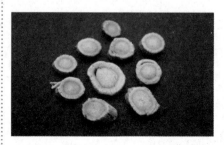
黄芪

当归六黄汤

◆李东垣 《兰室秘藏》

【组成】当归、生地黄、熟地黄、黄柏、黄芩、黄连各等份（各6克），黄芪加倍（12克）。

【用法】原方为粗末，每服五钱，水二盏，煎至一盏，食前服。小儿减半服之。现代用法：水煎服，用量按原方比例酌情增减。

【功效】滋阴泻火，固表止汗。

【主治】阴虚火扰，盗汗发热，面赤心烦，口干唇燥，便难溲赤，舌红，脉数。

【运用】

1. 辨证要点 本方是治疗阴虚火旺盗汗的常用方。临证应用以盗汗面赤、心烦溲赤、舌红、脉数为辨证要点。

2. 加减变化 本方固涩之力不足，故盗汗严重者可酌加浮小麦或麻黄根、牡蛎等，其效更佳。

3. 现代运用 本方可用于甲状腺机能亢进、糖尿病、结核病、更年期综合征等属阴虚火旺者。

4. 使用注意 本方滋阴泻火之力甚强，故宜于阴虚火旺，中气强盛者。若脾胃虚弱，纳减便溏，不宜用之，以免苦寒重伤胃气。

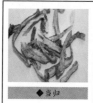
◆当归

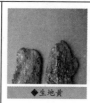
◆生地黄

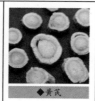
◆黄芪

第二节　敛肺止咳

九仙散（王子昭方）

◆罗天益 《卫生宝鉴》

【组成】贝母半两（15克），人参、款冬花、桑白皮、桔梗、五味子、阿胶、乌梅各一两（30克），罂粟壳（去顶，蜜炒黄）八两（240克）。

【用法】上为细末，每服三钱（9克），白汤点服，嗽住止后服。现代用法：为末，每服9克，温开水送下。亦可作汤剂，水煎服，用量按原方比例酌定。

【功效】敛肺止咳，益气养阴。

【主治】久咳肺虚证。久咳不已，咳甚则气喘自汗，痰少而黏，脉虚数。

【运用】

1. 辨证要点 本方为治疗久咳肺虚、气阴耗伤的常用方。临床应用以久咳不止、气喘自汗、脉虚数为辨证要点。

2. 加减变化 虚热明显，可加麦冬、地骨皮、玄参以加强润肺清热的功效。

3. 现代运用 本方常用于慢性支气管炎、肺结核、肺气肿、支气管哮喘、百日咳等属久咳肺虚、气阴两亏者。

4. 使用注意 凡外感咳嗽、痰涎壅肺咳嗽，皆应忌用，以免留邪为患。本方不可久服，应中病即止，恐罂粟壳性涩有毒，久服成瘾，或收敛太过。

【附方】

1. 补肺汤（《永类钤方》） 人参、五味子、紫菀、黄芪各30克，桑白皮、熟地黄各60克。共研细末，每次服6克，加白蜜少许，清水送服。功用：补肺止咳。主治：痨嗽，五脏亏损，久咳气短声怯，咳而无力，身倦，发热，自汗盗汗，舌淡，脉虚弱者。

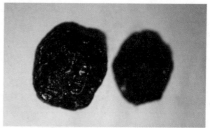

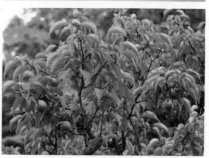
乌梅

2. 五味子汤（《奇效良方》） 人参、五味子、麦冬、杏仁、橘皮各6克，生姜3片，大枣3枚。水煎服。功用：补肺、化痰止咳。主治：肺虚气弱，呛咳少痰，喘促自汗，口干舌燥，脉虚而数者。

3. 加味救肺饮（《医宗金鉴》） 当归、芍药、麦冬、五味子、人参、黄芪、炙甘草、百合、款冬花、紫菀、马兜铃。水煎服。方中以人参、黄芪、甘草补养元气；以当归、白芍滋养荣血；麦冬、五味子敛降心火；百合、冬花、紫菀、兜铃补肺止嗽。主治：金被火刑，肺损嗽血。

4. 人参理肺汤（《医宗金鉴》） 人参、五味子、桔梗、麻黄、杏仁、罂粟壳、当归、木香。功用：平喘顺气，收敛肺气。主治：久病肺虚的咳喘。

5. 安肺宁嗽丸（《医学衷中参西录》） 嫩桑叶、儿茶、硼砂、苏子（炒捣）、粉甘草各一两（30克）。上药五味为细末，蜜作丸三钱（9克）重，早晚各服一丸，开水送下。主治：肺郁痰火及肺虚肺热作嗽，兼治肺结核。

6. 清凉华盖饮（《医学衷中参西录》） 甘草六钱（18克），生明没药（不去油）、丹参、知母各四钱（12克）。主治：肺中腐烂，浸成肺痈，时吐脓血，胸中隐隐作疼，或旁连胁下亦疼者。

7. 离中丹（《医学衷中参西录》） 生石膏细末二两（60克），甘草细末六钱（18克），朱砂末一钱半（4.5克）。共和匀，每服一钱（3克），日再服，白水送。热甚者，一次可服钱半。主治：肺病发热，咳吐脓血，兼治暴发眼疾，红肿作痛，头痛齿痛，一切上焦实热之证。

第三节　涩肠固脱

真人养脏汤（纯阳真人养脏汤）

◆太平惠民和剂局《太平惠民和剂局方》

【组成】罂粟壳、白芍各15克，诃子12克，人参、白术各9克，肉豆蔻、当归、炙甘草各6克，木香4.5克，肉桂3克。

【用法】上药为粗末，每次取6克，水500毫升，煎至200毫升，分3次，食前温服。忌酒、生冷、鱼腥、油腻。

【功效】涩肠止泻，温中补虚。

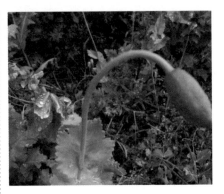

罂粟壳

【主治】久泻久痢。泻痢无度，滑脱不禁，甚或脱肛坠下，脐腹疼痛，不思饮食，舌淡苔白，脉迟细。

【运用】

1. 辨证要点　本方为脾肾虚寒、久泻久痢者设。以大便滑脱不禁、腹痛、食少神疲、舌淡苔白、脉迟细为辨证要点。

2. 加减变化　下利完谷不化、泄泻不止、四肢不温、脉沉微者，可加干姜、附子以温阳祛寒；兼见脱肛者，可加升麻、黄芪以升阳益气。

3. 现代运用　本方常用于治疗慢性肠炎、慢性结肠炎、小儿泄泻、慢性痢疾、肠结核等属脾肾虚寒者。

4. 使用注意　下痢或泄泻，初起邪实，积滞未去者，禁用本方。

【附方】

1. 秘方养脏汤（《世医得效方》）陈皮（去白）、枳壳（去瓤）、黄连（去须）、南木香、乌梅（去核）、厚朴（去粗皮，姜汁炒）、杏仁（去皮尖）、甘草各五钱（15克），罂粟壳（去蒂膜，蜜炒）一两半（45克）。五色痢，黑豆、枣子煎；红痢，生地黄、春茶、甘草节煎服。功用：理气清热，涩肠止泻。主治：五色痢。

2. 养脏丸（《杨氏家藏方》） 生硫黄一两（30克）、干姜（炮）、肉豆蔻（面裹，煨香）、附子（炮，去皮脐）、山药、鹿角霜各三两（90克）。每服30丸，渐加至50丸，食前、空心温米饮送下。功用：温肾暖脾，涩肠止泻。主治：肠胃虚寒，泄泻无度，时时刺痛。

桃花汤

◆ 张仲景 《伤寒论》

【组成】赤石脂（一半全用，一半筛末）一斤（20克），粳米一升（15克），干姜一两（12克）。

【用法】上三味，以水七升，煮米令熟，去滓，温服七合，内赤石脂末方寸匕，日三服。若一服愈，余勿服。现代用法：水煎服。

【功效】温中涩肠止痢。

【主治】虚寒久痢。下痢不止，便脓血，色黯不鲜，日久不愈，腹痛喜温喜按，舌淡苔白，脉迟弱或微细。

【运用】

1. 辨证要点 本方为涩肠止血止痢的方剂。以久痢

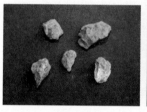
赤石脂

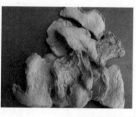
干姜

便脓血、色黯不鲜、腹痛喜温喜按、舌淡苔白、脉迟弱为辨证要点。

2. 加减变化 腹痛甚者，加白芍以养血柔肝止痛；阳虚阴寒盛者，加附子、人参、炙甘草以补虚散寒。

3. 现代运用 本方常用于慢性细菌性痢疾、慢性阿米巴痢疾、胃及十二指肠溃疡出血、慢性结肠炎、功能性子宫出血等证属阳虚阴盛、下焦不固者。

4. 使用注意 若热痢便脓血，里急后重，肛门灼热者，切忌应用。

【附方】赤石脂禹余粮汤（《伤寒论》）赤石脂（碎）、太乙禹余粮（碎）各一斤（50克）。上二味，以水六升，煮取二升，去滓，分温三服。功用：涩肠止泻。主治：泻痢日久，滑泻不禁。

桃花汤和赤石脂禹余粮汤中均有赤石脂，均可涩肠止泻，治疗久泻久痢之证。桃花汤用干姜和粳米，温中涩肠，治疗下痢脓血属虚寒证者；赤石脂禹余粮汤方中赤石脂配禹余粮，固涩力强，可作为泻痢日久、滑脱不禁者治标之用。

四神丸

◆ 薛己 《内科摘要》

【组成】补骨脂120克，肉豆蔻、五味子各60克，吴茱萸30克。

【用法】上药共为细末，以生姜120克，红枣五十枚同煮，取枣肉，和末为丸，每服6～9克，空腹或食前温开水送下；亦可作汤剂水煎服，用量按原方比例酌减。

【功效】温肾暖脾，涩肠止泻。

【主治】肾泄。五更泄泻，不思饮食，或久泻不愈，腹痛腰酸肢冷，神疲乏力，舌淡胖，苔薄白，脉沉迟无力。

【运用】

1. 辨证要点 本方是治疗脾肾虚寒、五更泄泻的专用方。以五更泄泻、不思饮食、舌淡苔白、脉沉迟无力为辨证要点。

2. 加减变化 久泻气陷脱肛者，可加党参、黄芪、柴胡、升麻等以益气升陷；泄泻不止、属肾阳虚甚者，可加肉桂、附子以温补肾阳。

3. 现代运用 本方常用于加减治疗慢性肠炎、慢性结肠炎、过敏性结肠炎、肠结核等属脾肾虚寒者。

4. 使用注意 湿热泄泻，腹痛者禁用。

【附方】

1. 益黄散（《小儿药证直诀》）（又名补脾散）陈皮30克，青皮、煨诃子、

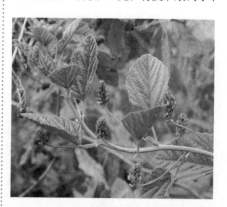
肉豆蔻

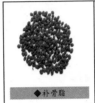
◆补骨脂

◆五味子

◆肉豆蔻

芡实

炙甘草各15克，丁香6克（一方用木香）。共研末，3岁以内小儿每用5克，水煎服。功用：温中止泻，理气。主治：小儿脾土虚寒，脐腹膨大，身形瘦削，呕吐泄泻者。

2.立效散（《世医得效方》）罂粟壳180克，芍药、地榆各60克，当归、石榴皮、甘草各30克。上药锉散，每服9克。功用：涩肠止泻，养血和营。主治：下痢赤白，日夜无度，里急后重，腹痛。

3.神圣散（《普济方》）罂粟壳、乌梅肉、干姜、肉豆蔻各15克。为末，每服6克，加生姜五片。水煎服。功用：温中涩肠。主治：虚寒泻痢，日久不止。

第四节　涩精止遗

金锁固精丸

◆汪昂　《医方集解》

【组成】沙苑蒺藜、芡实、莲须各12克，煅龙骨、煅牡蛎各10克。

【用法】上药为细末，以莲子粉糊丸，每次服9克，每日1～2次，空腹淡盐汤送服；亦可作汤剂，用量按原方用量比例酌减，并加莲子肉适量，水煎服。

【功效】补肾涩精。

【主治】遗精。遗精滑泄，神疲乏力，腰酸耳鸣，四肢酸软，舌淡苔白，脉细弱。

【运用】

1.辨证要点　本方为治疗肾虚遗精的常用方剂。以遗精滑泄、腰酸耳鸣为辨证要点。

2.加减变化　腰痛者，可加续断、杜仲以补肾强腰；肾阴虚而有火者，可加黄柏、知母以滋阴降火；兼见阳痿者，可加仙灵脾、锁阳以补肾壮阳；大便溏泄者，可加五味子、菟丝子以补肾固涩；大便秘结者，可加肉苁蓉、熟地黄以润肠通便。

3.现代运用　本方常用于治疗遗精、早泄、乳糜尿、重症肌无力，属肾虚精气不足、下元不固者。

4.使用注意　本方药物多为收涩之品，若因相火内盛或下焦湿热所致的遗精者，则不宜使用。

【附方】

1.锁阳固精丸（《中国药典》）熟地黄、山药各56克，制巴戟天30克，盐炒补骨脂、大青盐、杜仲炭、蒸肉苁蓉、八角茴香、莲须各25克，鹿角霜、煅龙骨、煅牡蛎、炒芡实、韭菜子、锁阳、菟丝子、莲子、牛膝各20克，制山茱肉17克，茯苓、丹皮、泽泻各11克，知母、黄柏各4克。依法制为蜜丸，水蜜丸每次服6克，大蜜丸每丸重9克，每次服1丸，每日2次。功用：温肾固精。主治：肾虚滑精，耳鸣目眩，腰膝酸软，四肢无力。

2.水陆二仙丹（《洪氏集验方》）芡实、金樱子各等份（各12克）。取鸡头（即芡实），去外皮，取实，连壳杂捣令碎，晒干为末。复取糖樱子去外刺、并其中子，洗净，捣碎，入甑中蒸令熟，却用所蒸汤淋三两过，取所淋糖樱汁入银铫慢火熬成稀膏，用以和鸡头末，丸如梧桐子大，每服盐汤下五十丸（9克）。功用：补肾涩精。主治：男子遗精白浊，小便频数，女子带下，纯属肾虚者。

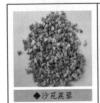
◆沙苑蒺藜

◆芡实（块根）

◆煅牡蛎

桑螵蛸散

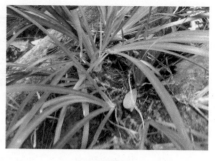

石菖蒲

◆寇宗奭 《本草衍义》

【组成】桑螵蛸、龙骨、龟板、人参、当归、茯神、远志、石菖蒲各 30 克。

【用法】上药研末，每次服 6 克，睡前以党参汤调下；亦可作汤剂，用量按原方比例酌减。

【功效】调补心肾，涩精止遗。

【主治】心肾两虚。小便频数，或尿如米泔色，心神恍惚，健忘食少，以及遗尿，滑精，舌淡苔白，脉细弱。

【运用】

1. 辨证要点　本方为治疗心肾两虚之小便频数或遗尿、滑精的代表方。以遗尿或尿频、滑精、心神恍惚为辨证要点。

2. 加减变化　失眠者，可加酸枣仁、五味子以宁心安神；肾阳虚者，可加附片、巴戟天等以温壮肾阳。

3. 现代运用　本方常用于治疗滑精、遗尿、尿频、糖尿病、神经衰弱等属心肾两虚者。

4. 使用注意　若由下焦火盛或湿热下注所致小便频数或遗尿滑精，以及脾肾阳虚所致的尿频，则非本方所宜。

【附方】

1. 缩泉丸（《校注妇人良方》）　乌药、益智仁各等份。酒煮山药糊为丸，每次服 6 克，每日 2 次，白开水送下。功用：温肾固涩，缩尿止遗。主治：下元虚冷，小便频数、失禁或遗尿等。

2. 菟丝子丸（《重订严氏济生方》）菟丝子（制）、酒制肉苁蓉各 60 克，五味子、煅牡蛎、炮附子、炙鹿茸各 30 克，鸡内金（炙）、桑螵蛸（酒炙）各 15 克。依法酒糊为丸，如梧桐子大，每次服 70 丸，空腹盐酒汤送下。功用：温肾固涩。主治：肾阳虚弱的小便多或不禁。

3. 秘精丸（《重订严氏济生方》）菟丝子、韭子、牡蛎、龙骨、五味子、桑螵蛸、白石脂、茯苓各等份。为细末，酒糊为丸，如梧桐子大，每服 9 克，每日服 2 次。空腹盐汤送下。功用：温肾补虚固涩。主治：下虚胞寒，小便白浊，或如米泔，或若凝脂，或小便不利，小儿夜间遗尿，尿液清长，余沥不尽，小便不畅，遗精早泄，阳事不举，腰重少力，女子带下，月经崩漏不止。

4. 秘精汤（《遗精阳痿证治》）由生龙骨、生牡蛎、生芡实、生莲子、肥知母、麦冬、北五味子组成。功用：涩精止遗。主治：梦遗，滑精，早泄，以及妇女带下色黄者。

5. 坎离既济汤（《医家四要》）生地黄、川柏、知母。功用：坚阴固精。主治：梦而后遗，火强久旷之证。

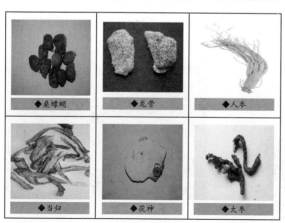

◆桑螵蛸　◆龙骨　◆人参
◆当归　◆茯神　◆大枣

玉锁丹

◆杨倓 《杨氏家藏方》

【组成】芡实、莲花蕊末、龙骨、乌梅肉各 30 克。

【用法】各为细末，以山药糊为丸，每服 9 克，空腹时用温酒或淡盐汤送下。

【功效】补脾固肾，涩精止遗。

【主治】脾肾气虚，梦遗精滑。

【运用】

1. 辨证要点　本方以梦遗、滑精、

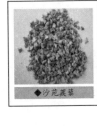
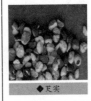
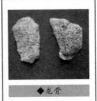

◆沙苑蒺藜　　◆艾实　　◆龙骨

食少便溏、神疲倦怠、舌淡、脉细弱为辨证要点。

2. 现代运用　本方可用于治疗遗精等病症。

3. 使用注意　心肝火旺，或湿热下注所致的遗精，不宜使用本方。

【附方】

1. 封髓丹（《奇效良方》）黄柏三两，砂仁一两（30克），甘草一钱（3克）。研末糊蜜丸，空腹时每服三钱（9克），淡盐水送下。功用：降心火，益肾水。主治：君相火动，心肾不交之遗精。见有少寐多梦，梦则遗精，伴有心中烦热，头晕目眩，精神不振，倦怠乏力，心悸不宁，善恐健忘，口干，小便短赤，舌质红，脉细数者。

2. 龙骨远志丸（《医宗金鉴》）龙骨、朱砂、远志、茯神、茯苓、石菖蒲、人参。功用：涩精止遗。主治：心肾虚弱，不梦而遗之证。

第五节　固崩止带

固经丸

◆朱震亨　《丹溪心法》

【组成】黄芩（炒）、白芍（炒）、龟板（炙）各一两（30克），椿树根皮七钱半（22.5克），黄柏（炒）三钱（9克），香附二钱半（7.5克）。

【用法】上为末，酒糊丸，如梧桐子大，每服50丸（6克），空心温酒或白汤下。现代用法：以上六味，粉碎成细粉，过筛，混匀，用水泛丸干燥即得。每服6克，每日2次，温开水送服；亦可作汤剂，水煎服，

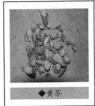
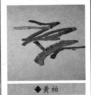

◆黄芩　　◆黄柏　　◆香附

用量按原书比例酌定。

【功效】滋阴清热，固经止血。

【主治】崩漏。经行不止或崩中漏下，血色深红，或夹紫黑瘀块，心胸烦热，腹痛溲赤，舌红，脉弦数。

【运用】

1. 辨证要点　本方是治疗月经过多及崩漏的常用方剂。以月经量多或崩中漏下、血色深红或夹紫黑瘀块、舌红、脉弦数为辨证要点。

2. 加减变化　出血日久者，可加牡蛎、龙骨、乌贼骨以固涩止血；阴虚不甚者，可去黄柏，加墨旱莲、女贞子以养阴凉血止血。

3. 现代运用　本方常用于月经过多、月经不调、慢性附件炎、功能性子宫出血等属阴虚内热者。

4. 使用注意　感冒发热病人不宜服用。

【附方】

1. 震灵丹（《太平惠民和剂局方》）禹余粮（火煅醋淬，不计遍次，以手捻得碎为度）、紫石英、赤石脂、丁头代赭石（如禹余粮炮制）各四两（120克）。以上四味，并作小块，入坩埚内，盐泥固济，候干，用炭一十斤煅通红，火尽为度，入地坑埋二宿，出火毒。滴乳香（别研）、五灵脂（去砂石，研）、没药（去砂石，研）各二两，朱砂（水飞过）一两。上为细末，以糯米粉煮糊为丸，如小鸡头子大，晒干出光。每服一粒，空心温酒下，冷水亦得。忌猪、羊血，恐减药力。妇人醋汤下，孕妇不可服。功用：止血化瘀。主治：冲任虚寒，瘀阻胞宫。症见妇女崩漏，血色紫红或紫黑，夹有血块，小腹疼痛，脉沉细弦。

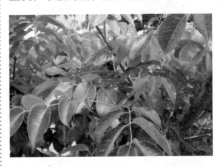

黄柏

2.固冲汤（《医学衷中参西录》） 炒白术 30 克，煅龙骨、煅牡蛎、山萸肉各 24 克，生黄芪 18 克，生杭芍、海螵蛸各 12 克，茜草 9 克，棕榈炭 6 克，五倍子（冲服）1.5 克。水煎服。功用：益气健脾，固冲摄血。主治：冲任不固所致的血崩或月经过多，色淡质稀，心悸气短，舌质淡，脉细弱或虚大者。可用于功能性子宫出血、产后出血过多、溃疡病出血等属气虚者。

阿胶丸

◆ 陈自明 《妇人大全良方》

【组成】阿胶、赤石脂各 45 克，续断、川芎、当归、甘草、丹参各 30 克，龙骨、鹿茸、乌贼骨、鳖甲各 60 克。

【用法】上药研末，炼蜜为丸，如梧桐子大。空腹时用温酒送下 9 克。

【功效】补益精血，固崩止血。

【主治】产后崩中，下血不止，虚羸无力。

【运用】

1. 辨证要点 本方以崩中漏下、出血过多、色淡质稀、神疲乏力、舌淡、脉细弱为辨证要点。

2. 加减变化 阴虚者，加女贞子、旱莲草；阳虚者，加附子、炮姜、艾叶；气虚者，加党参、黄芪、白术。

3. 现代运用 本方可用于治疗产后出血过多、功能性子宫出血、更年期经血过多等病症。

4. 使用注意 血热崩漏，不宜使用本方。

【附方】

1. 牡蛎丸（《太平圣惠方》） 牡蛎粉、代赭石、赤石脂各 30 克，阿胶、当归、川芎、续断、鹿茸、炮姜各 22.5 克，甘草 7.5 克。上药捣罗为末，炼蜜为丸，

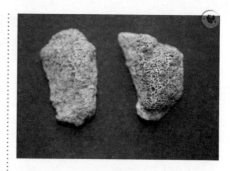

龙骨

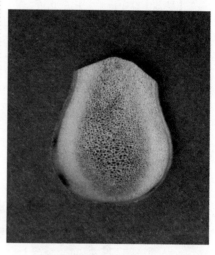

鹿茸

如梧桐子大。空腹时以温酒送下 6 克。功用：补肾养血，止血固冲。主治：妇人血海虚损，月水不断。

2. 温冲汤（《医学衷中参西录》）生山药、紫石英（煅研）各八钱（24 克），当归身四钱（12 克），后入补骨脂（炒捣）、乌附子、肉桂（去粗皮）、小茴香（炒）、核桃仁、真鹿角胶各二钱（6 克）。另炖，同服，若恐其伪，可代以鹿角霜三钱（9克）。主治：妇人血海虚寒不育。

3. 补宫丸（《杨氏家藏方》）鹿角霜、白术、白茯苓、香白芷、白薇、山药、白芍药、牡蛎、乌贼骨各等份。上药为细末，面糊为丸，如梧桐子大。每服 6 克，空腹时用温米饮送下。功用：补宫止血。主治：妇人诸虚不足，久不妊娠，骨热形羸，崩中带下。

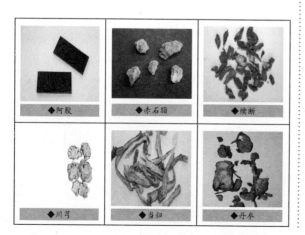

◆阿胶　　◆赤石脂　　◆续断

◆川芎　　◆当归　　◆丹参

完带汤

◆傅山 《傅青主女科》

【组成】白术、山药各30克，白芍15克，车前子、苍术各9克，人参6克，甘草3克，陈皮、黑芥穗、柴胡各1.5克。

【用法】水煎服。

【功效】补中健脾，化湿止带。

【主治】脾虚肝郁，湿浊下注。症见带下色白或淡黄，清稀无臭，面色苍白，倦怠便溏，舌淡，苔白，脉缓或濡弱。

【运用】

1. 辨证要点　本方为治脾虚带下的常用方剂。以带下清稀无臭、面色苍白为辨证要点。

2. 加减变化　少腹疼痛者，可加小茴香、乌药以散寒止痛；腰酸甚者，可加杜仲、菟丝子以补肾强腰；病久白带如崩，可加鹿角霜以温肾涩带。

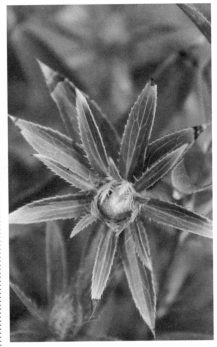

苍术

3. 现代运用　本方常用于慢性宫颈炎、慢性阴道炎、子宫附件炎属于脾虚湿盛带下者。

4. 使用注意　带下证属湿热下注者，非本方所宜。

【附方】千金止带丸(《中国药典》)党参、炒白术、白芍、木香、砂仁、盐炒小茴香、醋制元胡、盐炒杜仲、续断、煅牡蛎、盐炒补骨脂、青黛各50克，当归、川芎各100克，醋制香附、鸡冠花、炒椿皮各200克。依法制成水丸或大蜜丸，水丸，每次服6～9克，每日2～3次。大蜜丸每次9克，每日2次。功用：补虚止带，和血调经。主治：脾肾不足，冲任失调，湿热下注的赤白带下，月经不调，腹痛腰酸。

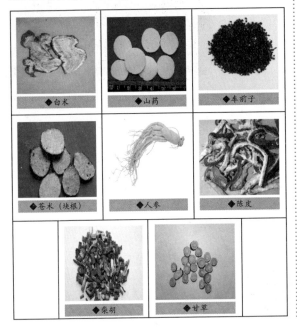

◆白术　◆山药　◆车前子

◆苍术（块根）　◆人参　◆陈皮

◆柴胡　◆甘草

第九章

安神剂

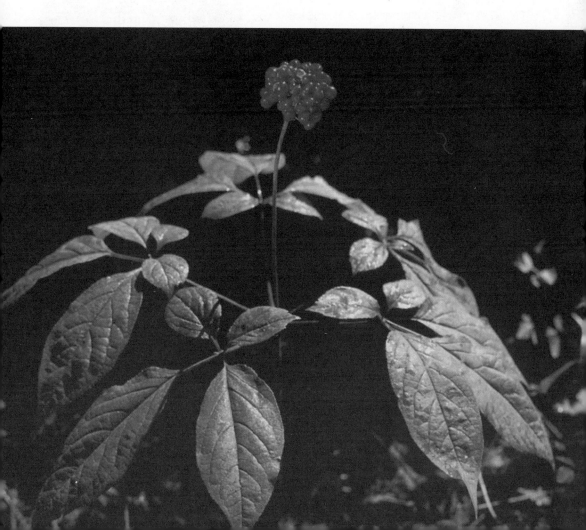

第一节　重镇安神

朱砂安神丸（安神丸）

◆ **李东垣　《内外伤辨惑论》**

【组成】朱砂（另研，水飞为衣）五钱（15克），黄连（去须，净，酒洗）六钱（18克），炙甘草五钱半（16.5克），生地黄一钱半（4.5克），当归（去芦）二钱半（7.5克）。

【用法】上药除朱砂外，四味共为细末，汤浸蒸饼为丸，如黍米大，以朱砂为衣。每服十五丸或二十丸（3～4克），津唾咽之，食后。现代用法：上药研末，炼蜜为丸，每次6～9克，临睡前温开水送服；亦可作汤剂，用量按原方比例酌减，朱砂研细末水飞，以药汤送服。

【功效】重镇安神，清心泻火。

【主治】心火亢盛，阴血不足证。心神烦乱，失眠，多梦，怔忡，惊悸，舌红，脉细数。

【运用】

1. 辨证要点　临床以心神烦乱、心悸失眠、舌红、脉细数为辨证要点。

2. 加减变化　心中烦乱、失眠甚者，可加莲子、栀子心以增强清心除烦的功效；兼夹痰热，见胸闷、苔腻者，可加竹茹、瓜蒌以清热化痰。

3. 现代运用　神经衰弱引起的健忘、失眠、心悸或精神抑郁症引起的精神恍惚等属心火偏盛、阴血不足者，均可用本方加减治疗。

4. 使用注意　方中朱砂含硫化汞，不宜多服或久服，以免引起汞中毒；阴虚、脾弱者忌用。

【附方】真珠圆（《普济本事方》）珍珠母0.9克，当归、熟地黄各45克，人参、酸枣仁、柏子仁各30克，犀角、茯神、沉香、龙齿各15克。依法制为小蜜丸，如梧桐子大，朱砂为衣，每次服40～50丸，薄荷煮

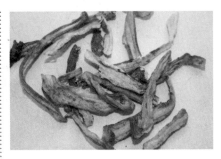

当归

汤送服。功用：补益心肝，镇惊安神。治心肝阴血不足，心神不安，惊悸，失眠多梦，头晕眼花，脉细而偏数者。主治：神经衰弱的失眠、心悸、头晕眼花、注意力不集中、健忘等。

磁朱丸（原名神曲丸）

◆ **孙思邈　《备急千金要方》**

【组成】磁石二两（30克），朱砂一两（15克），神曲四两（60克）。

【用法】三味末之，炼蜜为丸，如梧桐子大，饮服三丸（2克），日三服。现代用法：上药研末，炼蜜为丸，每次3克，每日2次，温水送服。

【功效】重镇安神，交通心肾，益阴明目。

【主治】心肾不交证。视物昏花，耳鸣耳聋，心悸失眠；亦治癫痫。

【运用】

1. 辨证要点　本方原为视物昏花之目疾而设，后世多用以治疗神志不安与癫痫等病。以心悸失眠、耳鸣耳聋、视物昏花为辨证要点。原方之后有"常服益眼力，众方不及，学者宜知，此方神验不可言"等语。柯琴更称"此丸治癫痫之圣剂"。

2. 加减变化　癫痫痰多者，可加制半夏、胆南星、天竺黄以祛痰；兼见头晕目眩、目涩羞明者，宜配合杞菊地黄丸以滋补肝肾。

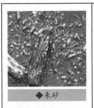
◆朱砂

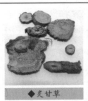
◆炙甘草

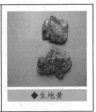
◆生地黄

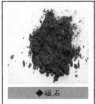
◆磁石

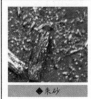
◆朱砂

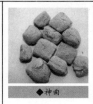
◆神曲

3.现代运用 本方可用于神经衰弱、高血压及视神经、视网膜、玻璃体、晶状体的病变以及房水循环障碍等证属心肾不交者。

4.使用注意 方中磁石、朱砂均为重坠之品，用量不宜过多。

【附方】悒神汤(《方剂心得十讲》)生石决明(先煎)20～45克，生龙骨、牡蛎(先煎)各15～30克，生地黄12～18克，生白芍10～15克，香附、炒黄芩各10克，夜交藤、茯神(苓)各15克，白蒺藜、远志各9～12克，炒枣仁12～20克，合欢花16克。水煎服。功用：养阴柔肝，潜阳安神。主治：肝肾阴虚，肝阳亢盛的头痛头晕，急躁易怒，失眠健忘，心悸不宁，阵阵烘热，心烦汗出，情绪不稳，精神不振，悒悒不乐，遗精滑精，腰酸腿软，不耐劳作，舌苔薄白，脉细弦等证。

珍珠母丸

◆许叔微 《普济本事方》

【组成】真珠母(未钻真珠也,研如粉同碾)三分(9克)，当归(洗，去芦，薄切，焙干后秤)、熟干地黄(酒洒，九蒸九曝焙干)各一两半(9克)，人参(去芦)、酸枣仁(微炒，去皮，研)、柏子仁(研)各一两(9克)，犀角[镑为细末(现用水牛角代)]、茯神(去木)、沉香(忌火)、龙齿各半两(5克)。

【用法】上为细末，炼蜜为丸，如梧子大，辰砂为衣，每服四、五十丸，金银、薄荷汤下，日午、夜卧服。现代用法：上药研末，炼蜜为丸，每次6～9克，临睡前温开水送服。

【功效】平肝潜阳，镇心安神，滋阴养血。

【主治】肝阳上亢，阴血不足证。夜卧不宁，时而惊悸，或入夜少寐，头晕目花，脉弦细等。

【运用】

1.辨证要点 本方为治疗肝阳上亢、阴血不足之神志不安证的常用方。以失眠、惊悸、头晕目眩、脉弦细为辨证要点。

2.加减变化 肝阳偏亢、阳亢化风、头晕目眩甚者，可加钩藤、天麻以平潜肝阳；惊悸失眠甚者，加牡蛎、磁石以镇惊安神。

3.现代运用 本方常用于神经症、高血压、癫痫等证属肝阳上亢、阴血不足者。

4.使用注意 方中金石、介类药，易碍胃，故脾胃虚弱、痰湿较甚者，应慎用；朱砂有毒，不可过量或久服。

桂枝甘草龙骨牡蛎汤

◆张仲景 《伤寒论》

【组成】桂枝(去皮)一两(9克)，甘草(炙)二两(15克)，龙骨、牡蛎(熬)各二两(20克)。

【用法】上四味，以水五升，煮取二升半，去滓，温服八合，日三服。现代用法：水煎服。

【功效】镇惊安神，温养心阳。

【主治】心阳不足，心神不宁证。烦躁不安，心悸神疲，舌淡苔白，脉沉细。

【运用】

1.辨证要点 本方为治疗心阳不足、神失温养之心神不宁证的常用方。以烦躁、心悸、舌淡、脉沉细为辨证要点。

2.加减变化 兼自汗者，加黄芪益气固表而止汗；心阳虚心悸较甚，兼见形寒肢冷者，加附子、人参以温阳益气而定悸。

3.现代运用 本方常用于多种原因

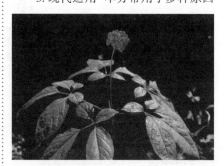
人参

引起的心律失常（心动过速、心动过缓、期前收缩、病态窦房结综合征等）以及心功能不全、神经症等，证属心阳不足、心神浮越者。

第二节　滋养安神

天王补心丹

◆ 薛己 《校注妇人良方》

【组成】人参（去芦）、茯苓、玄参、丹参、桔梗、远志各五钱（15克），当归（酒浸）、五味子、麦冬（去心）、天冬、柏子仁、酸枣仁（炒）各一两（30克），生地黄四两（120克）。

【用法】上为末，炼蜜为丸，如梧桐子大，用朱砂为衣，每服二三十丸（6~9克），临卧，竹叶煎汤送下。现代用法：上药共为细末，炼蜜为小丸，用朱砂水飞9~15克为衣，每服6~9克，温开水送下，或用桂圆肉煎汤送服；亦可改为汤剂，用量按原方比例酌减。

【功效】滋阴养血，补心安神。

【主治】阴虚血少，神志不安证。心悸失眠，虚烦神疲，梦遗健忘，手足心热，口舌生疮，舌红少苔，脉细而数。

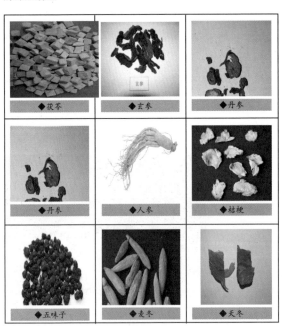

◆茯苓　◆玄参　◆丹参
◆丹参　◆人参　◆桔梗
◆五味子　◆麦冬　◆天冬

【运用】

1. 辨证要点　本方为心肾两虚、阴虚火旺引起的心神不宁之证而设。临床以心悸失眠、神疲健忘、手足心热、舌红少苔、脉细数为辨证要点。

2. 加减变化　遗精滑泄较重者，可加芡实、金樱子、牡蛎以固肾涩精；心悸怔忡较重者，可加夜交藤、龙眼肉以增强养心安神的作用；失眠较重者，可加磁石、龙骨以安神。

3. 现代运用　神经衰弱、精神分裂症、心脏病、甲状腺功能亢进等证属阴亏血少者，均可用本方加减治疗。

4. 使用注意　本方中之药多滋腻，对脾胃虚寒，胃纳欠佳或湿痰留滞者，均不宜使用。

【附方】枕中丹（《备急千金要方》）（旧名孔圣枕中丹）　龟板、龙骨、远志、菖蒲。为末，每服方寸匕，或蜜丸，每服三钱，黄酒送服。功用：补心益智，潜镇安神。主治：心神不安，健忘失眠。

大补心丹

◆ 陈言 《三因极一病证方论》

【组成】炙黄芪、茯神、人参、酸枣仁、熟地黄各30克，远志、五味子、柏子仁各15克。

【用法】上药为末，炼蜜为丸，如梧桐子大，辰砂为衣。每服6克，米汤或温酒送下。

【功效】益气养血，补心安神。

【主治】思虑过度，神志不宁，语言重复，怔悸眩晕，自汗呕吐，泻利频数；大病后虚烦不得眠，羸瘦困乏。

【运用】

1. 辨证要点　本方以思虑过度、神志不宁、虚烦不得眠、心悸怔忡、神疲乏力、舌淡、脉细弱为辨证要点。

2. 加减变化　肌热虚烦，麦冬汤下；盗汗不止，麦麸汤下；卒暴心痛，乳香汤下；卒中不语，薄荷、牛黄汤下；风痫涎潮，防风汤下；乱梦失精，人参、龙骨汤下；吐血，人参、卷柏汤下；小便尿血，赤茯苓汤下；大便下血，当归、地榆汤下。

3. 现代运用　本方用于治疗神经衰弱、心神经官能症、心律失常等病症。

【附方】定心汤（《医学衷中参西录》）　龙眼肉一两（30克），酸枣仁（炒捣）、萸肉（去净核）各五钱（15克），柏子仁（炒捣）、生龙骨（捣细）、生牡蛎（捣细）各四钱（12克），生明乳香、生明没药各一钱（3克）。水煎服。主治：心虚怔忡。

柏子养心丸

◆彭用光　《体仁汇编》

【组成】柏子仁120克，枸杞子90克，玄参、熟地黄各60克，麦冬、当归、石菖蒲、茯神各30克，甘草15克。

【用法】为末，蜜丸，梧桐子大，每服9克。亦可作汤剂水煎服，用量按原方比例酌减。

【功效】养心安神，补肾滋阴。

【主治】营血不足、心肾失调所致的精神恍惚；怔忡惊悸，夜寐多梦，健忘，盗汗。

【运用】

1. 辨证要点　本方以精神恍惚、惊悸怔忡、失眠多梦、健忘盗汗、舌淡苔燥、脉虚数为辨证要点。

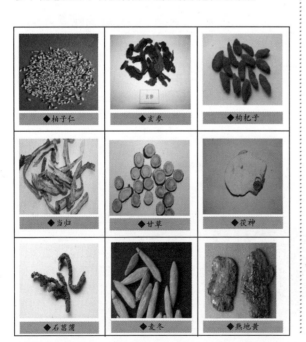

◆柏子仁　　◆玄参　　◆枸杞子
◆当归　　◆甘草　　◆茯神
◆石菖蒲　　◆麦冬　　◆熟地黄

2. 加减变化　精神倦怠，记忆力减退，加枣仁、远志、党参；心神恍惚，怔忡惊悸，自汗盗汗，加浮小麦、龙骨、五味子；夜睡多梦，失眠遗精，加芡实、金樱子、莲须。

3. 现代运用　本方用于治疗神经衰弱、神经官能症、更年期综合征、贫血、肾虚遗精、血虚肠燥便秘等病症。

4. 使用注意　脾胃湿滞、肠滑便溏者忌用。

【附方】远志丸（《重订严氏济生方》）　菖蒲、远志各60克，茯神、白茯苓、人参、龙齿各30克。依法制为蜜丸，朱砂为衣。每服9克，每日2次。功用：补心心气，镇心安神。主治：因事有所大惊，恶梦纷纭，神魂不安，惊悸恐怯。

黄连阿胶汤

◆张仲景　《伤寒论》

【组成】黄连四两（12克），阿胶三两（9克），黄芩、芍药各二两（6克），鸡子黄二枚。

【用法】上五味，以水六升，先煮三物，取二升，去滓。内胶烊尽，小冷，内鸡子黄，搅令相得。温服七合，日三服。

【功效】清热育阴，交通心肾。

【主治】心中烦，不得眠，多梦，口干、咽燥，或汗出，或头晕，或耳鸣，或健忘，或腰酸，舌红，少苔，脉细数。

【运用】

1. 辨证要点　本方以心烦失眠、多梦或头晕、舌质红、少苔、脉细或数为辨证要点。

2. 加减变化　心胸烦热明显者，加竹叶、栀子以清心泻热；肾阴虚明显者，加女贞子、枸杞子以育阴和肾；头晕目眩者，加钩藤、熟地黄以滋补阴血，利头目；失眠明显者，加柏子仁、酸枣仁以滋补阴血安神；大便干者，加麦冬、火麻仁以滋阴润燥生津。

3. 现代运用　本方可用于治疗西医临床中的室上性心动过速、神经衰弱、顽固性失眠、甲状腺功能亢进等。只要符合其主治病变证机，也可加减运用，辅助治疗如慢性胃炎、慢性咽炎、慢性胆囊炎、膀胱炎、溃疡性口腔炎等。

4. 使用注意 心肾阳虚证、瘀血证慎用本方。

【附方】安魂汤（《医学衷中参西录》） 龙眼肉六钱（18克），生龙骨（捣末）、生牡蛎（捣末）各五钱（15克），酸枣仁（炒捣）、生赭石（轧细）各四钱（12克），清半夏、茯苓片各三钱（9克）。水煎服。主治：心中气血虚损，兼心下停有痰饮，致惊悸不眠。

酸枣仁汤

◆ 张仲景 《金匮要略》

【组成】酸枣仁（炒）二升（15克），知母、茯苓、芎䓖（即川芎）各二两（6克），甘草一两（3克）。

【用法】上五味，以水八升，煮酸枣仁得六升，内诸药，煮取三升，分温三服。现代用法：水煎，分3次温服。

【功效】养血安神，清热除烦。

【主治】肝血不足，虚热内扰证。虚烦失眠，心悸不安，头目眩晕，咽干口燥，舌红，脉弦细。

【运用】

1. 辨证要点 本方是治疗心肝血虚而致虚烦失眠的常用方。临床应用以虚烦失眠、咽干口燥、舌红、脉弦细为辨证要点。

2. 加减变化 虚火重而咽干口燥甚者，加生地黄、麦冬以养阴清热；血虚甚而头目眩晕重者，加白芍、当归、枸杞子以增强养血补肝的功效；兼见盗汗，加牡蛎、五味子以安神敛汗；寐而易惊，加珍珠母、龙齿以镇惊安神。

3. 现代运用 本方常用于心脏神经官能症、神经衰弱、更年期综合征等属于心肝血虚、虚热内扰者。

【附方】

1. 秘传酸枣仁汤（《证治准绳》） 酸枣仁、远志、黄芪、茯苓、莲肉、当归、人参、茯神、陈皮、炙甘草各15克。每服12克，用水220毫升，加生姜三片，

大枣一枚，瓦器煎至160毫升，日三服，临卧一服。功用：养心安神。主治：心肾不交，精血虚耗，痰饮内蓄，怔忡恍惚，夜卧不宁。

2. 柴胡枣仁汤（《谢海洲临床经验辑要》） 柴胡、黄芩、白芍、党参、知母、川芎各10克，百合、酸枣仁各20克，五味子、茯苓各15克，甘草3克，大枣五枚。水煎2次，混匀，中午和晚上临睡前2次分服。每日1剂，一周为一个疗程。功用：养血柔肝，清热安神。主治：神经衰弱，以失眠多梦、神疲乏力、头晕头痛、记忆力差、心情烦躁为主症；兼证可见两胁胀痛，心情郁闷，胆小易惊，男子阳痿早泄，女子月经不调等。

3. 仁熟散（《医学入门》） 柏子仁、熟地黄各一钱（3克），人参、五味子、枳壳、山茱萸、肉桂、甘菊花、茯神、杞子各七分半（2克）。研细末。每服两钱（6克），温酒调下，或清水煎服亦可。功用：安神定志。主治：神经性衰弱，焦虑证等出现的失眠等证。

甘麦大枣汤

◆ 张仲景 《金匮要略》

【组成】小麦15克，甘草9克，大枣五枚。

【用法】水煎服。

【功效】养心安神，和中缓急。

【主治】脏躁。精神恍惚，时常悲伤欲哭，不能自主，心中烦乱，睡眠不安，甚则言行失常，呵欠频作，舌红少苔，脉细微数。

【运用】

1. 辨证要点 本方为心虚肝郁之脏躁而设。临床以精神恍惚、悲伤欲哭、舌红少苔、脉细数为辨证要点。

2. 加减变化 心悸失眠、脉弦数者，可加酸枣仁以养心安神；心烦失眠、属心阴虚较明显者，可加生地黄、百合滋养心阴；血少津亏、大便干燥者，可加生首乌、黑芝麻以养血润燥通便。

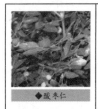
◆酸枣仁

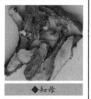
◆知母

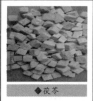
◆茯苓

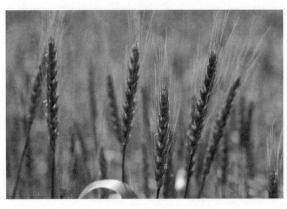

小麦

3. 现代运用 本方常用于癔症、神经衰弱、更年期综合征等属心阴不足、肝气失和者。

【附方】加味甘麦大枣汤（《妇科辑要》）由本方加芍药、紫石英组成。水煎服。功用：镇纳浮阳、缓急。主治：脏躁。精神恍惚，时常悲伤欲哭，不能自主，心中烦乱，睡眠不安，甚则言行失常，呵欠频作，舌红少苔，脉细微数。

养心汤

◆ 杨士瀛 《仁斋直指方论》

【组成】黄芪（炙）、白茯苓、茯神、半夏（曲）、当归、川芎各半两（15克），甘草（炙）四钱（12克），远志（取肉，姜汁淹，焙）、辣桂（即肉桂）、柏子仁、酸枣仁（浸，去皮，隔纸炒香）、北五味子、人参各一分（8克）。

【用法】上为粗末，每服三钱，姜五片，大枣二枚，水煎，食前服。现代用法：水煎服。

【功效】补益气血，养心安神。

【主治】气血不足，心神不宁证。惊惕不宁，心悸，失眠，舌淡，脉细。

【运用】

1. 辨证要点 本方为治疗气血不足、心神失养、神志不安证的代表方。以惊惕不宁、心悸、失眠、舌淡脉细为辨证要点。

2. 加减变化 忧愁抑郁者，加郁金、合欢皮以柔肝解郁；阴虚有热而兼见心烦口渴、手足心热者，可加生地黄、麦冬以滋阴清热。

3. 现代运用 本方常用于病毒性心肌炎、冠状动脉粥样硬化性心脏病、各种心律失常等证属气血不足、

心神失养者。

【附方】

1. 养心丹（《活人心统》）当归、熟地黄、阿胶（炒）、柏子仁、酸枣仁、黄芪、茯神、龙齿、茯苓、紫石英各30克，远志（去心）21克，丹砂15克（为衣）。上为细末，蜜丸，如梧桐子大，丹砂为衣。每服50丸，枣汤送下。功用：养心安神。主治：心虚血少，心神失养，神不守舍，恍惚怔忡，夜寐不宁，健忘。

2. 加味养心汤（《医醇賸义》）生地黄、龟板各五钱，丹参、茯神、柏子仁各二钱（6克），天冬、麦冬、当归、枣仁各一钱五分（4.5克），人参一钱（3克），远志五分（1.5克），甘草四分（1克），淡竹叶二十张。功用：滋阴补血，养血安神。主治：心血大亏，心阳鼓动，舌绛无津，烦躁不寐。

3. 定志小丸（《备急千金要方》）人参、茯苓各三两（9克），菖蒲、远志各二两（6克）。上四味，为末，蜜丸，饮服如梧子大七丸，日三服。功用：安神定志，益气补心。主治：心气不足，忧愁悲伤，惊悸健忘，心怯善恐，或发狂眩。

二丹丸

◆ 刘完素 《保命集》

【组成】丹参、天冬、熟地黄各45克，茯神、甘草、麦冬各30克，人参、远志、菖蒲各15克，丹砂6克。

【用法】上为细末，炼蜜为丸，丹砂为衣，梧桐子大，每服9克，空腹时服。

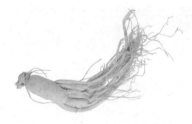

人参

【功效】益气养阴，安神益志。

【主治】失眠健忘，惊悸怔忡。

【运用】

1. 辨证要点　本方主要用于治疗气阴两虚、心神失养之证，以心悸、健忘、舌红、苔薄白、脉虚数为辨证要点。

2. 现代运用　本方可用于治疗神经衰弱、更年期综合征等病症。

3. 使用注意　心阳虚者非本方所宜。

【附方】

1. 加减固本丸（《杂病源流犀烛》）　即本方去丹参组成。功用：益气养阴，安神益志。主治：老年神衰健忘。

2. 茯神饮（《外台》卷十七引《延年》）　茯神12克，人参9克，橘皮、生姜各6克，炙甘草3克，酸枣仁30克。水煎服。功用：养心安神。主治：心虚不得睡，多不食。

3. 茯神饮（《仁术便览》）　茯神、茯苓、人参、石菖蒲、赤小豆。功用：益气，化痰，安神。主治：妇人心虚与鬼交通，妄有所见闻，言语错乱。

4. 茯神丸（《圣济总录》）　茯神（去木）、人参、远志（去心）、麦冬（去心，焙）、干地黄（焙）、青橘皮（汤浸，去白，焙）、甘草（炙，锉）、五味子、山芋、桔梗（去芦头，切，炒）、枳壳（去瓤，麸炒）、槟榔（生，锉）各一两（30克），白术、桂枝（去粗皮）、芍药各半两（15克）。上为末，炼蜜为丸，如鸡头子大。每服1丸，含化。功用：行气补血，养心安神。主治：风惊邪，心中恍惚，惊悸恐怖，精神不乐。

5. 宁志丸（《仁斋直指》）　人参、茯苓、茯神、枣仁、石菖蒲、当归、远志、柏子仁、琥珀各15克，乳香、朱砂各9克。为细末，炼蜜为丸，如梧桐子大，每服9克，食后枣汤送下。功用：益气补血，养心安神。主治：气血俱虚，梦中多惊，怔忡健忘。

6. 宁志膏（《百一选方》）　辰砂、酸枣仁、人参、茯神（去木）、琥珀各7.5克，滴乳香3克（别研）。上为细末，和匀。每服3克，浓煎灯心、大枣汤调下。功用：养心安神。主治：妇人因出血多，心神不安，不得睡卧，语言失常。

交泰丸

◆ 韩懋　《韩氏医通》

【组成】黄连30克，肉桂5克。

【用法】上药研为细末，炼蜜为丸。每服2克，下午、晚上各服1次，或临睡前1小时服。

【功效】交通心肾，安神。

【主治】心火旺盛，心肾不交，心烦不安，下肢不温，不能入睡，舌红无苔，脉虚数等症。

【运用】

1. 辨证要点　本方以心烦不安、下肢不温、失眠、舌红无苔、脉虚数为辨证要点。

2. 现代运用　本方常用于治疗神经衰弱以及心悸、虚劳、遗精、遗尿、抑郁症、精神病等病症。

3. 使用注意　阴虚不寐者忌用。

【附方】

1. 上下两济丹（《辨证录》）　熟地黄30克，人参、白术各15克，山茱萸9克，肉桂、黄连各1.5克。水煎服。功用：清上温下，交通心肾。主治：心肾不交，心甚烦躁，昼夜不能寐者。

2. 心肾两交汤（《辨证录》）　熟地黄一两，山茱、炒枣仁各八钱（24克），人参、当归、白芥子、麦冬各五钱（15克），肉桂、黄连各三分（1克）。水煎服。功用：补肾养心，交通心肾。主治：心肾不交。健忘失眠。

3. 朱雀丸（《百一选方》）　茯神（去皮）60克，沉香15克。上药并为细末，炼蜜为丸，如小豆大。每服30丸，食后人参汤下。功用：调气安神。主治：神志不定，事多健忘。

4. 朱雀丸（《类证治裁》）　由沉香、茯神、人参组成。功用：交通心肾。主治：健忘心火不降，肾水不升，神明不定者。

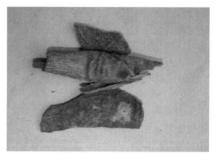

肉桂

第十章

开窍剂

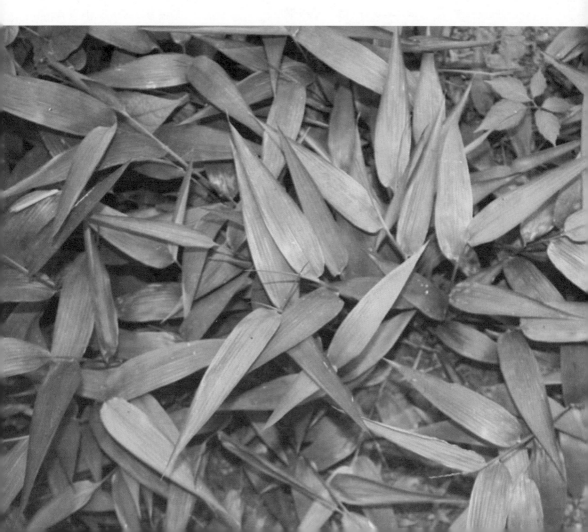

第一节　凉开

安宫牛黄丸（牛黄丸）

◆ **吴瑭** 《温病条辨》

【组成】牛黄、郁金、犀角（水牛角代）、黄连、朱砂、山栀、雄黄、黄芩各一两（30克），真珠（即珍珠）五钱（15克），梅片、麝香各二钱五分（7.5克）。

【用法】上为极细末，炼老蜜为丸，每丸一钱（3克），金箔为衣，蜡护。脉虚者人参汤下，脉实者金银花、薄荷汤下，每服一丸。大人病重体实者，日再服，甚至日三服；小儿服半丸，不知，再服半丸。现代用法：以水牛角浓缩粉50克替代犀角。以上11味，珍珠水飞或粉碎成极细粉，朱砂、雄黄分别水飞成极细粉；黄连、黄芩、栀子、郁金粉碎成细粉；将牛黄、水牛角浓缩粉及麝香、冰片研细，与上述粉末配研、过筛、混匀，加适量炼蜜制成大蜜丸。每服1丸，每日1次；小儿3岁以内1次1/4丸，4～6岁1次1/2丸，每日1次；或遵医嘱。亦作散剂：按上法制得，每瓶装1.6克。每服1.6克，1日1次；小儿3岁以内1次0.4克，4～6岁1次0.8克，1日1次；或遵医嘱。

◆牛黄　　◆郁金　　◆黄连
◆朱砂　　◆麝香　　◆雄黄
◆真珠　　◆黄芩

【功效】清热解毒，开窍醒神。

【主治】邪热内陷心包证。高热烦躁，神昏谵语，舌謇肢厥，舌红或绛，脉数有力。亦治中风昏迷，小儿惊厥属邪热内闭者。

【运用】

1. 辨证要点　本方为治疗热陷心包证的常用方，也是凉开法的代表方。凡神昏谵语属邪热内陷心包者，均可应用。临床应用以高热烦躁、神昏谵语、舌红或绛、苔黄燥、脉数有力为辨证要点。

2. 加减变化　用《温病条辨》清宫汤煎汤送服本方，可加强清心解毒的功效；邪陷心包，兼有腑实，症见神昏舌短、大便秘结、饮不解渴者，宜开窍与攻下并用，以安宫牛黄丸2粒化开，调生大黄末9克内服，先服一半，不效再服；温病初起，邪在肺卫，迅即逆传心包者，可用金银花、薄荷或银翘散加减煎汤送服本方，以增强清热透解作用；热闭证见脉虚，有内闭外脱之势者，急宜人参煎汤送服本方。

3. 现代运用　本方常用于流行性乙型脑炎、流行性脑脊髓膜炎、中毒性痢疾、尿毒症、肝昏迷、急性脑血管病、肺性脑病、颅脑外伤、小儿高热惊厥以及感染或中毒引起的高热神昏等属热闭心包者。

4. 使用注意　本方孕妇慎用。

【附方】牛黄清心丸（明，万全，《痘疹世医心法》）牛黄0.75克，朱砂4.5克，黄连15克，黄芩、栀子各9克，郁金6克。上药共为细末，炼蜜为丸，每次服3克，温开水送下，小儿酌减。功用：清热解毒，开窍安神。主治：热邪内陷心包证。高热烦躁，神昏谵语，舌红脉数，以及小儿惊厥，中风窍闭等证。

本方为明代万全《痘疹世医心法》之方，故又称万氏牛黄清心丸、万氏牛黄丸。安宫牛黄丸是在本方基础上加味衍化而成。安宫牛黄丸与牛黄清心丸均为凉开之剂，其功用主治基本相同，两者相比较，牛黄清心丸清热开窍作用稍弱，临床宜用于热闭之轻证。

紫雪

◆ 王焘 《外台秘要》

【组成】犀角、羚羊角、青木香、沉香各150克，麝香1.5克，石膏、滑石、寒水石、磁石各1500克，玄参、升麻各500克，丁香30克，黄金3000克，朴硝5000克，硝石96克，朱砂90克，炙甘草240克。

【用法】将石膏、寒水石、滑石、磁石砸成小块，加水煎煮3次；玄参、青木香、沉香、升麻、甘草、丁香用石膏等煎液煮3次，合并煎液，滤过，滤液浓缩成膏。朴硝、硝石粉碎入膏中，搅匀，干燥，粉碎成细粉；犀角、羚羊角锉研成细粉，朱砂水飞或粉碎成极细粉；将麝香研细，与朴硝等粉末及上述犀角、羚羊角、朱砂粉末配研，过筛，混匀。口服，每次1.5～3克，每日2次，小儿酌量。

【功效】清热开窍，熄风止痉。

【主治】热邪内陷心包及热盛动风之证。高热烦躁，神昏谵语，惊厥，斑疹吐衄，口渴引饮，唇焦舌燥，尿赤便秘，舌质红绛，苔干黄，脉数有力或弦数，以及小儿热盛惊厥。

【运用】

1. 辨证要点 本方为清热镇痉开窍的常用方，以高热狂躁、神昏、痉厥、舌绛苔黄、脉数有力为辨证要点。

2. 加减变化 伴见气阴两伤者，宜以生脉散煎汤送服本方，或本方与生脉注射液同用，以防其内闭外脱。

3. 现代运用 本方常用于治疗各种发热性感染性疾病，如乙型脑炎及流行性脑脊髓膜炎的极期、重症肺炎、猩红热、化脓性感染等疾患的败血症期，肝昏迷及小儿高热惊厥、小儿麻疹热毒炽盛所致的高热神昏抽搐。

4. 使用注意 本方服用过量有损伤元气之弊，甚至可出现大汗、肢冷、心悸、气促等，故应中病即止；孕妇禁用。方中犀角现已禁用，临床可用水牛角代替。

【附方】

1. 小儿回春丹（《敬修堂药说》）川贝母、陈皮、木香、白豆蔻、枳壳、法半夏、沉香、天竹黄、僵蚕、全蝎、檀香、天麻各一两二钱半（37.5克），牛黄、麝香各四钱（各12克），胆南星、大黄各二两（60克），钩藤八两（240克），甘草八钱七分半（26克），朱砂适量。上药为小丸，每丸重0.09克。口服，周岁以下，每次1丸；1～2岁，每次2丸，每日2～3次。功用：开窍定惊，清热化痰。主治：小儿急惊风，痰热蒙蔽心窍证。发热烦躁，神昏惊厥，或反胃呕吐，夜啼吐乳，痰嗽哮喘，腹痛泄泻。

2. 紫雪散（《医宗金鉴》）犀角（镑）、羚羊角（镑）、石膏、寒水石、升麻各30克，元参60克，甘草（生）24克，沉香（锉）、木香（锉）各15克。上药用水1升，煎至200毫升，用绢滤去滓，将汤再煎滚，投提净朴硝108克，文火慢煎，水尽欲凝之时，倾入碗内，下朱砂、冰片各9克，金箔100张，各预研细和匀，将药碗安于凉水盆中，候冷凝如雪为度。大人每用3克，小儿0.6克，十岁者1.5克，徐徐咽之。或用淡竹叶、灯心煎汤化服。咽喉肿痛，吹患处。功用：清热解毒。主治：咽喉肿痛等症。

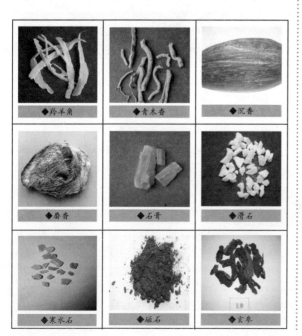

◆羚羊角　◆青木香　◆沉香

◆麝香　◆石膏　◆滑石

◆寒水石　◆磁石　◆玄参

行军散

◆ 王世雄 《霍乱论》

【组成】西牛黄、当门子（麝香）、真珠、梅片、硼砂各一钱（3克），明

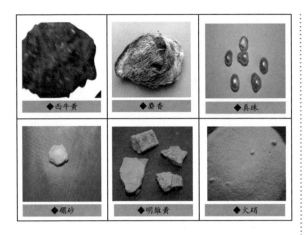

| ◆西牛黄 | ◆麝香 | ◆真珠 |
| ◆硼砂 | ◆明雄黄 | ◆火硝 |

雄黄（飞净）八钱（24克），火硝三分（1克），飞金二十页。

【用法】八味各研极细如粉，再合研匀，瓷瓶密收，以蜡封之，每服三五分，凉开水调下。现代用法：口服，每次0.3克～1克，每日2～3次。

【功效】清热开窍，辟秽解毒。

【主治】霍乱痧胀及暑痧。吐泻腹痛，烦闷欲绝，头目昏晕，不省人事。并治口疮、咽痛，点目去风热障翳，搐鼻辟时疫之气。

【运用】

1. 辨证要点 本方为治疗暑热秽浊、蒙蔽清窍的常用方。以吐泻腹痛、烦闷欲绝、头目昏晕、不省人事为辨证要点。

2. 加减变化 腹胀较甚，欲泻不得出，可用厚朴三物汤送服以行气通便；欲吐不能，可先用盐汤探吐使上下俱通；欲吐泻不得，心腹大痛，可煎檀香、乌药送服以行气止痛。

3. 现代运用 本方常用于夏季中暑、急性胃肠炎、食物中毒等证属暑热秽浊者。外用可治疗口腔黏膜溃疡、咽炎、急性扁桃体炎等热毒病证。以本品适量涂抹于鼻腔内，有预防温疫之效。

4. 使用注意 本方芳香走窜，且雄黄有毒，故不宜过服、久服；孕妇慎用。

抱龙丸

◆钱乙 《小儿药证直诀》

【组成】天竺黄一两（30克），雄黄（水飞）一钱（3克），辰砂、麝香（各别研）各半两（15克），天南星（腊月酿牛胆中，阴干百日，如无，只将生者去皮、脐、锉，

炒干用）四两（120克）。

【用法】上为细末，煮甘草水和丸，如皂子大，温水化下服之。百日小儿，每丸分作三四服，五岁一二丸，大人三五丸。亦治室女白带。伏暑用盐少许，嚼一二丸，新水送下。腊月中，雪水煮甘草和药尤佳。一法用浆水或新水浸天南星三日，候透软，煮三五沸，取出，乘软切去皮，只取白软者，薄切，焙干，炒黄色，取末八两，以甘草二两半，拍破，用水二碗，浸一宿，慢火煮至半碗，去滓，旋旋洒入天南星末，慢研之，令甘草水尽，入余药。现代用法：为丸剂。

【功效】清热化痰，熄风定惊。

【主治】小儿急惊之痰热证。身热昏睡，痰盛气粗，惊厥抽搐。

【运用】

1. 辨证要点 本方为治小儿急惊风之痰热内盛的常用方。以身热昏睡、痰盛气粗、惊厥抽搐为辨证要点。

2. 加减变化 临床使用时可酌加钩藤、僵蚕等煎汤调服，以加强熄风止惊的功效。

3. 现代运用 本方常用于流行性脑脊髓膜炎、急性肺炎、流行性乙型脑炎等，证属痰热抽搐者。

菖蒲郁金汤

◆时逸人 《温病全书》

【组成】石菖蒲、炒栀子、鲜竹叶、牡丹皮各9克，郁金、连翘、灯心各6克，木通4.5克，竹沥（冲）15克，玉枢丹（冲）1.5克。

【用法】水煎服。

【功效】清营透热，开窍辟秽。

【主治】伏邪风温，辛凉发汗后，表邪虽解，暂时热退身凉，而胸腹之热不除，继则灼热自汗，烦躁不寐，神识时昏时清，夜多谵语，四肢厥冷，舌质绛，脉细数等。

【运用】

1. 辨证要点 本方以发表之后，胸

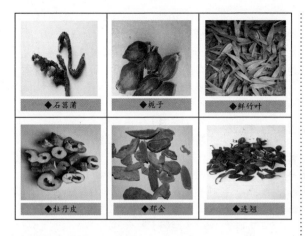

| ◆石菖蒲 | ◆栀子 | ◆鲜竹叶 |
| ◆牡丹皮 | ◆郁金 | ◆连翘 |

腹之热不除、身体灼热汗出、烦躁不安、夜寐不宁、神志昏蒙、谵语、舌红绛、脉细数为辨证要点。

2. 加减变化 烦躁不安、神昏谵语等热扰神明者，加龙胆草、天竺黄、远志、莲子心等；胸闷、纳呆、苔腻等夹湿者，可加薏苡仁、蔻仁、六一散、佩兰等；胸腹灼热、四肢厥冷等热厥者，加黄柏、黄芩、柴胡、黄连等。

3. 现代运用 本方常用于治疗流行性感冒、流行性乙型脑炎、流行性脑脊髓膜炎、风湿热、夏季发热、中暑等病症。

4. 使用注意 凡表证未解、头痛、鼻塞、骨节酸痛、脉浮以及暑病兼寒者忌用本方。

小惊丸

◆危亦林 《世医得效方》

【组成】郁金、黄连、牙硝、木香、藿香、龙胆草各15克，全蝎6个。

【用法】为细末，煮糊为丸，雄黄、朱砂、麝香、金箔、银箔为衣，金银、薄荷汤送下。

【功效】清热解毒，镇惊开窍。

【主治】小儿惊痫心热，恍惚惊悸，四肢抽搐，潮热昏迷，乍热乍醒等症。

【运用】

1. 辨证要点 本方以小儿惊痫心热、恍惚惊悸、四肢抽搐、发热昏迷、舌红、苔黄为辨证要点。

2. 加减变化 惊热，重用蝉蜕、麻仁、防风煎汤送下；潮热，用柳枝、桃枝煎汤送下；惊悸，用灯心、薄荷煎汤送下；呕吐，用藿香煎汤送下；咳嗽，用桑白皮、乌梅煎汤送下；吐不止，用丁香或黄荆叶煎汤送下；

赤痢，用乌梅、甘草煎汤送下；白痢，用罂粟壳、干姜煎汤送下；泄泻，用木瓜、陈仓米煎汤送下；精神不爽，用冬瓜子煎汤送下；气钓、天钓、盘肠钓，用钩藤煎汤送下；夜啼，用薄荷、灯心、灶心土煎汤送下。

3. 现代运用 本方可用于治疗小儿发热、惊厥、流行性乙型脑炎、癫痫等病症。

【附方】大惊丸（《太平惠民和剂局方》）蛇黄（火煅，醋淬九次，研飞）6克，青礞石（研）、虾蟆灰、雄黄各3克，朱砂（研飞）9克，铁粉（研）7.5克。上药研匀。用水浸蒸饼为丸，如梧桐子大。每服1丸。煎薄荷水磨剪刀股化下，每日二三服。功用：清热化痰，镇惊安神。主治：小儿惊风诸痫，壮热昏聩，神志恍惚，痰涎壅塞，或发搐搦，目睛直视。

第二节　温开

十香丸

◆宋太医院编　《圣济总录》

【组成】丁香、苏合香、檀香、沉香、木香、香附、白术、高良姜、安息香、麝香、熏陆香、朱砂各15克，冰片、荜茇、诃子皮、犀角屑、姜厚朴各30克。

【用法】上药共研细末，炼蜜为丸，梧桐子大。每服5丸，每日服3～4次，温酒送服。

【功效】温通开窍，理气止痛。

【主治】中恶，霍乱不识人，脘腹胀痛，心口闷痛，泛泛欲呕，不思饮食，两胁胀痛，嗳气不舒，胸痛，呕吐。泄泻，呃逆及卒然昏倒，不省人事等。

【运用】

1. 辨证要点 本方以伤暑中恶、霍乱不识人、脘腹疼痛、心口闷痛、胸腹诸痛、呕恶不舒、呃逆及卒然昏倒、不省人事为辨证要点。

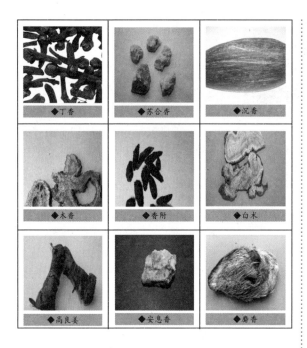

◆丁香	◆苏合香	◆沉香
◆木香	◆香附	◆白术
◆高良姜	◆安息香	◆麝香

麝香各 30 克，甘草 120 克，冰片 15 克，金箔 300 张。

【用法】上药研末和匀，炼蜜为丸，每丸重 3 克。每服 1 丸，每日服 1～2 次，温开水送服。

【功效】开窍镇惊，化痰安神。

【主治】中风痰厥，卒然昏倒，牙关紧闭，不省人事，痰涎壅盛，口眼㖞斜，暑湿胸痞，感触秽恶，吐泻不得，脘腹满闷，心胸作痛，头晕泛恶，四肢厥冷，烦躁不安，以及痰迷心窍，狂言乱语，哭笑无常，精神恍惚，昏厥等。

【运用】

1. 辨证要点　本方以风痰壅阻、突然昏倒、不省人事、牙关紧闭、痰涎壅塞、口眼㖞斜、神志昏迷、心胸痛闷、烦躁不宁、狂言乱语或精神恍惚为辨证要点。

2. 加减变化　躁狂不宁者，用莲子心、灯心草煎汤送服；脉虚体弱者，可用人参煎汤送服；呕恶不适者，用生姜煎汤送服；痰涎壅盛者，用鲜竹沥送服；肢体抽搐者，用钩藤煎汤送服；暑湿无汗者，用香薷煎汤送服。

3. 现代运用　本方常用于治疗脑血管意外、中暑、各种昏厥、冠心病心绞痛、胃脘痛、腹痛、胸胁痛、精神疾病等病症。

4. 使用注意　孕妇忌用。

2. 加减变化　暑病兼寒者，可用藿香、香薷、白芷、苍术、厚朴、淡豆豉煎汤送服；暑病兼痧者，可用藿香、省草头、大腹皮、通草、紫苏、连翘等煎汤送服；呕恶、嗳气、呃逆明显者，可用生姜、竹茹煎汤送服。

3. 现代运用　本方可用于治疗暑病夹痧、暑病兼寒、急性胃肠炎、昏厥、冠心病心绞痛等。

4. 使用注意　痰热内盛所致的神昏窍闭，阴虚所致的胸胁、脘腹诸痛以及孕妇忌用。

十香返魂丹

◆孟文瑞　《春脚集》

【组成】公丁香、木香、沉香、藿香、苏合香、降香、乳香、香附、诃子肉、僵蚕、天麻、郁金、瓜蒌仁、礞石、莲子心、檀香、朱砂、琥珀各 60 克，牛黄、安息香、

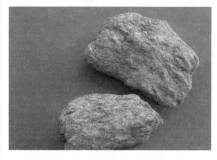

礞石

第十一章

理气剂

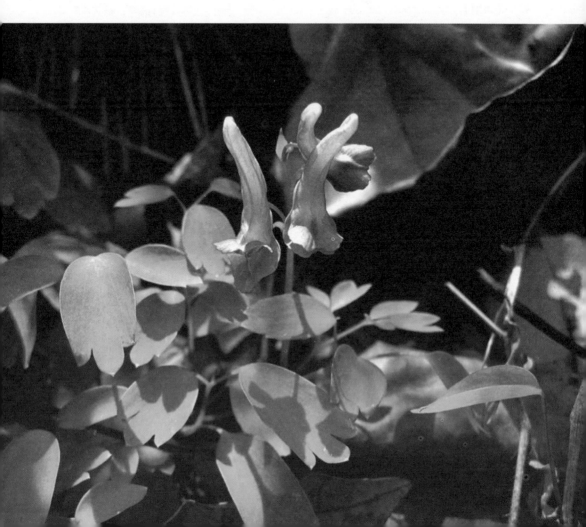

第一节　行气

越鞠丸（芎术丸）

◆朱震亨　《丹溪心法》

【组成】香附、川芎、苍术、栀子、神曲各等份（6～10克）。

【用法】上为末，水丸如绿豆大（原书未著用法用量）。现代用法：水丸，每服6～9克，温开水送服。亦可按参考用量比例作汤剂煎服。

【功效】行气解郁。

【主治】六郁证。胸膈痞闷，脘腹胀痛，嗳腐吞酸，恶心呕吐，饮食不消。

【运用】

1. 辨证要点　本方是主治气血痰火湿食"六郁"的代表方。临床应用以胸膈痞闷、脘腹胀痛、饮食不消等为辨证要点。

2. 加减变化　食郁偏重者，重用神曲，酌加麦芽、山楂以助消食；痰郁偏重者，酌加瓜蒌、半夏以助祛痰；湿郁偏重者，重用苍术，酌加泽泻、茯苓以助利湿；火郁偏重者，重用山栀，酌加黄连、黄芩以助清热泻火；气郁偏重者，可重用香附，酌加枳壳、木香、厚朴等以助行气解郁；血郁偏重者，重用川芎，酌加赤芍、桃仁、红花等以助活血祛瘀。

3. 现代运用　本方常用于胃神经官能症、慢性胃炎、胃及十二指肠溃疡、胆石症、肝炎、胆囊炎、痛经、月经不调、肋间神经痛等辨证属"六郁"者。

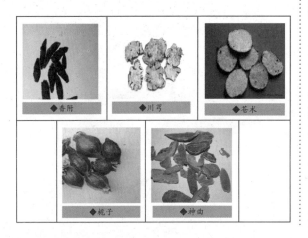

◆香附　◆川芎　◆苍术
◆栀子　◆神曲

【附方】

1. 爽胃饮（宋向元先生经验方）川楝子、瓜蒌皮、白茯苓、半夏各9克，当归、佛手花各6克，绿萼梅3克，生姜二片，大枣二枚。水煎服。功用：舒肝和胃。主治：肝胃不和，胃脘痞满，嗳噫呕恶，不思饮食。

2. 五膈宽中散（《张氏医通》）姜厚朴60克，炙甘草30克，木香15克，白豆蔻9克。研末，每用9克，加生姜三片，盐少许。水煎服。功用：疏肝行气。主治：七情郁结，痰气痞结而成五膈。

3. 越鞠汤《丹溪心法》香附酒炒、川芎、苍术、神曲、黑山栀。功用：行气解郁。主治：气郁乃至血、痰、火、湿、食诸郁轻证。

4. 越鞠保和丸（《古今医鉴》）苍术（米泔浸三宿，炒）、抚芎（酒洗）、神曲（炒）、香附（童便浸，炒）、陈皮、半夏（炮）、白茯苓、枳实（麸炒）、黄连（酒炒）、当归（酒洗）各一两（30克），栀子（炒）、连翘、莱菔子（炒）、木香各五钱（15克），白术三两（90克），山楂（去核）二两（60克）。上为末，姜汁泡蒸饼为丸，如梧桐子大。每服50丸，淡姜汤送下；或酒下亦可。功用：扶脾开郁，行气消食，清热化痰。主治：气、血、痰、火、湿、食诸郁，胸膈痞闷，或脘腹胀痛，饮食不化，嗳气呕吐，食疟下痢等症。

柴胡疏肝散

◆王肯堂　《证治准绳》

【组成】柴胡、陈皮（醋炒）各二钱（6克），川芎、枳壳（麸炒）、芍药、香附各一钱半（4.5克），甘草（炙）五分（1.5克）。

【用法】上作一服，水二盅，煎八分，食前服。现代用法：水煎服。

【功效】疏肝解郁，行气止痛。

【主治】肝气郁结证。胁肋疼痛，或兼脘腹胀痛，嗳气，善太息，或往来

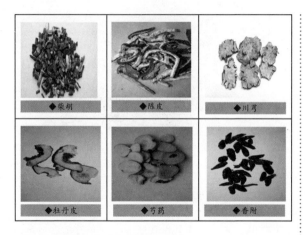

◆柴胡　　◆陈皮　　◆川芎

◆牡丹皮　　◆芍药　　◆香附

寒热，或月经不调，苔薄，脉弦。

【运用】

1. 辨证要点　本方为治疗肝气郁结的常用方。以胁肋疼痛、脘腹胀满、善太息、苔薄、脉弦为辨证要点。

2. 加减变化　腹胀者，加厚朴、木香以行气除胀；胁痛甚者，加川楝子、延胡索以疏肝行气止痛；嗳气甚者，加代赭石、旋覆花以增降逆的功效。

3. 现代运用　本方常用于慢性胆囊炎、慢性肝炎、肝硬化、慢性胃炎、肠胃神经紊乱、慢性胰腺炎、肋间神经痛、经前期紧张综合征、围绝经期综合征、乳腺小叶增生等证属肝气郁结者。

4. 使用注意　肝阴虚者慎用本方。

【附方】

1. 木香顺气散（《医学统旨》）　木香、香附、槟榔、青皮（醋炒）、陈皮、厚朴（姜汁炒）、苍术（米泔浸一宿，炒）、枳壳（麸炒）、砂仁各一钱（3克），炙甘草五分（1.5克）。为末，水二盅，加生姜三片，煎八分，食前服。功用：行气解郁，和胃化湿。主治：气郁夹湿证。脘腹胀痛，胸膈胀闷，恶心呕吐，饮食不消，或大便不畅等。

2. 八味顺气散（《重订严氏济生方》）　白术、白茯苓、白芷、青皮、陈皮（去白）、人参、乌药各一两（30克），甘草（炙）五钱（15克）。研细末，每服三钱或四钱、五钱，清水一盏，煎至七分，温服。方用人参、茯苓、白术、甘草和脾胃，补中气即扶助正气；青皮、陈皮行气消滞化痰；白芷祛风；乌药降气。主治：中风、中气、气滞痰阻、神志昏聩、牙关紧闭、痰涎上壅、腹胀气喘，亦可用于气滞腰痛。

3. 木香流气饮（《太平惠民和剂局方》）　半夏（汤洗七次）二两（60克），陈皮（去白）二斤（600克），厚朴（去粗皮，姜制，炒）、青皮（去白）、甘草、香附（炒，去毛）、紫苏叶（去枝，梗）各一斤（300克），人参、赤茯苓（去黑皮）、干木瓜、石菖蒲、

白术、白芷、麦冬各四两（120克），草果仁、肉桂（去粗皮，不见火）、蓬莪（煨，切）、大腹皮、丁香皮、槟榔、木香（不见火）、藿香叶各六两（180克），木通（去节）八两（240克）。上粗末。每四钱（12克），水盏半，姜三片，枣二枚，煎七分，去滓热服。功用：快利三焦，通行荣卫，外达表气，内通里气，中开胸膈之气。主治：诸气痞滞不通，胸膈膨胀，口苦咽干，呕吐少食，肩背腹胁走注刺痛，及喘急痰嗽，面目虚浮，四肢肿满，大便秘结，水道赤涩。

4. 分心气饮（《仁斋直指》）　紫苏梗、叶三两（90克），半夏、枳壳各一两五钱（45克），青皮、陈橘红、大腹皮、桑白皮、木通、赤茯苓、南木香、槟榔、蓬莪术、麦冬、桔梗、官桂、制香附、广藿香各一两（30克），白术、甘草各一两二钱（36克）。上锉粗末，每服三钱（9克），清水一大盏，加生姜三片，大枣二枚，灯心十茎，煎汤服。功用：祛痰消瘀、理气止痛。主治：七情气滞，胸腹之病。

瓜蒌薤白白酒汤

◆张仲景　《金匮要略》

【组成】瓜蒌、薤白各12克，白酒适量。

【用法】水煎服。

【功效】通阳散结，行气祛痰。

【主治】胸痹。胸中闷痛，甚至胸痛彻背，喘息咳唾，短气，舌苔白腻，脉沉弦或紧。

【运用】

1. 辨证要点　本方为治疗胸痹的常用方剂。以胸痛、喘息短气、苔白腻、

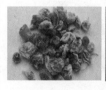
薤白

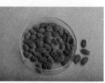
瓜蒌

脉沉弦为辨证要点。

2. 加减变化　心血瘀阻、痛如刀绞，可加红花、丹参、赤芍、川芎以活血止痛；胸痹遇寒发作而痛剧、脉沉迟者，可加附子、干姜、桂枝以增强温散寒邪、振奋胸阳的功效。

3. 现代运用　本方常用于治疗非化脓性肋软骨炎、冠心病心绞痛、肋间神经痛等属于胸阳不振、痰阻气滞者。

4. 使用注意　方中白酒亦可改用黄酒，一般可用30～60毫升。如患者平素不善饮酒，可酌情减量。

【附方】

1. 瓜蒌薤白半夏汤（东汉，张仲景，《金匮要略》）瓜蒌、半夏各12克，薤白9克，白酒适量。水煎服。功用：通阳散结，祛痰宽胸。主治：胸痹。胸中满痛彻背，背痛彻胸，不能安卧者。

2. 枳实薤白桂枝汤（东汉，张仲景，《金匮要略》）枳实、瓜蒌、厚朴各12克，薤白9克，桂枝6克。水煎服。功用：通阳散结，祛痰下气。主治：胸痹。气结在胸，胸满而痛，心中痞闷，气从胁下上冲于心，舌苔白腻，脉沉弦或紧。

3. 加味旋覆花汤（《中医内科新论》）旋覆花(包)、青葱管、丹参、赤芍各15克，瓜蒌仁12克，茜草、红花、川芎、降香各9克。水煎服。功用：开胸通痹。主治：胸痛偏左，满闷，甚或上引肩臂，脉律不整，舌苔黏腻，睡眠不佳，严重时可见肢冷唇青，猝然昏厥。

半夏厚朴汤

◆ 张仲景　《金匮要略》

【组成】半夏一升（12克），厚朴三两（9克），茯苓四两（12克），生姜五两（15克），苏叶二两（6克）。

【用法】以水七升，煮取四升，分温四服，日三夜一服。现代用法：水煎服。

【功效】行气散结，降逆化痰。

【主治】梅核气。咽中如有物阻，咯吐不出，吞

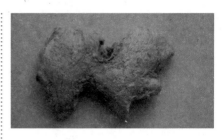
生姜

咽不下，胸膈满闷，或咳或呕，舌苔白润或白滑，脉弦缓或弦滑。

【运用】

1. 辨证要点　本方为治疗情志不畅、痰气互结所致的梅核气的常用方。临床应用以咽中如有物阻、吞吐不得、胸膈满闷、苔白腻、脉弦滑为辨证要点。

2. 加减变化　咽痛者，酌加桔梗、玄参以解毒散结，宣肺利咽；胁肋疼痛者，酌加延胡索、川楝子以疏肝理气止痛；气郁较甚者，可酌加郁金、香附以助行气解郁的功效。

3. 现代运用　本方常用于癔病、慢性咽炎、慢性支气管炎、胃神经官能症、食道痉挛等属气滞痰阻者。

4. 使用注意　方中多辛温苦燥之品，仅适宜于痰气互结而无热者。若见颧红口苦、舌红少苔属于气郁化火、阴伤津少者，虽具梅核气之特征，亦不宜使用本方。

【附方】

1. 橘皮枳实生姜汤（《金匮要略》）橘皮一斤（12克），生姜半斤（10克），枳实三两（9克）。水煎服。功用：行气降逆。主治：胸痹，胸中气塞、短气。

2. 四七汤（《太平惠民和剂局方》）姜半夏一钱五分（4.5克），伏苓一钱二分（3.6克），川朴（姜制）九分（2.7克），紫苏叶六分（1.8克）。煎加生姜七片、大枣两枚。功用：行气散结、降逆化痰。主治：七情过度，七气病生，郁结生痰，如絮如膜，凝结喉间，咯之不尽，咽之不下之梅核气。

3. 紫苏散（《太平圣惠方》）　即本方加枳壳、柴胡、槟榔、桂心组成。功用：行气散结，降逆化痰。主治：气郁不舒、胸膈烦闷，痰壅不下食。

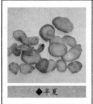
◆半夏

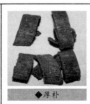
◆厚朴

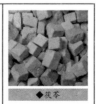
◆茯苓

枳实消痞丸

◆李杲 《兰室秘藏》

【组成】干生姜、炙甘草、麦芽（曲）、白茯苓、白术各二钱（6克），半夏（曲）、人参各三钱（9克），厚朴（炙）四钱（12克），枳实、黄连各五钱（15克）。

【用法】上为细末，汤浸蒸饼为丸，如梧桐子大，每服五七十丸，白汤送下，食远服。现代用法：共为细末，水泛小丸或糊丸，每服6～9克，饭后温开水送下，每日2次；亦可作为汤剂，水煎服。

【功效】行气消痞，健脾和胃。

【主治】脾虚气滞，寒热互结证。心下痞满，不欲饮食，倦怠乏力，大便不调，苔腻略黄，脉弦无力。

【运用】

1. 辨证要点 本方为治疗脾虚气滞、寒热互结证的常用方。以心下痞满、倦怠乏力、苔腻略黄为辨证要点。

2. 加减变化 气滞甚者，加砂仁、陈皮以行气和胃；中寒甚者，重用干姜，加肉桂以温中散寒。

3. 现代运用 本方常用于慢性胃炎、慢性肠炎、萎缩性胃炎、胃及十二指肠溃疡、肠易激综合征等证属脾虚气滞、寒热互结者。

4. 使用注意 脾胃虚寒者慎用本方。

【附方】枳术汤（《金匮要略》）枳实七枚（12克），白术二两（6克）。上二味，以水五升，煮取三升，分温三服，腹中软即当散也。功用：行气消痞。主治：气滞水停。心下坚，大如盘，边如旋盘。

厚朴生姜半夏甘草人参汤

◆张仲景 《伤寒论》

【组成】厚朴（炙，去皮）、生姜（切）各半斤（24克），半夏（洗）半升（12克），甘草（炙）二两（6克），人参一两（3克）。

【用法】上五味，以水一斗，煮取三升，去滓。温服一升，日三服。

【功效】温补脾胃，行气除满。

【主治】腹胀满，饮食不佳，四肢无力，或腹痛，或腹满时减复如故，舌淡，苔白，脉弱。

【运用】

1. 辨证要点 以脘腹痞满或疼痛、饮食不佳、舌质淡、苔薄略腻、脉弱或浮为辨证要点。

2. 加减变化 腹痛者，加木香、白芍以行气止痛；少气者，加白术、黄芪以益气健脾；脾湿者，加白扁豆、薏苡仁以利湿健脾；便溏者，加山药、茯苓以渗湿止泻。

3. 现代运用 本方可用于治疗西医临床中的慢性胃炎、慢性肠炎、慢性肝炎、慢性胆囊炎、慢性胰腺炎等，还可辅助治疗支气管炎、慢性支气管肺炎等。

4. 使用注意 脾胃湿热证、脾胃阴虚证慎用本方。

【附方】

1. 厚朴散（《医宗金鉴》）厚朴、槟榔、木香、枳壳、青皮、陈皮、甘遂、大戟。功用：攻下消积、理气宽中。主治：单腹鼓胀、肠覃属气实者。因原方中毒性药物较多，现在临床应用不多。

2. 茴楝五苓散（《医宗金鉴》）桂枝、猪苓、茯苓、泽泻、白术、小茴香、川楝子。功用：化气行水，理气止痛。主治：水疝、膀胱气。

3. 化滞丸（《医宗金鉴》）沉香、厚朴、半夏、白术、陈皮、木香、砂仁、藿香、槟榔、枳实、大黄、黄芩、山楂。功用：清热消积，祛痰化湿。主治：积滞。

4. 颠倒木金散（《医宗金鉴》）木香、郁金各等份。上二味，杵为散，每服二钱，老酒调服。功用：行气解郁，去除血瘀。主治：气病及血，胸痛连胁，肝郁气滞的胃脘痛及经前期综合征等。

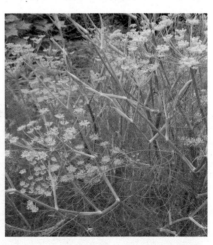

茴香

厚朴温中汤

◆李东垣 《内外伤辨惑论》

【组成】厚朴(姜制)、陈皮(去白)各一两(30克)，甘草(炙)、茯苓(去皮)、草豆蔻仁、木香各五钱(15克)，干姜七分(2克)。

【用法】合为粗散，每服五钱匕(15克)，水二盏，生姜三片，煎至一盏，去滓温服，食前。忌一切冷物。现代用法：按原方比例酌定用量，加姜三片，水煎服。

【功效】行气除满，温中燥湿。

【主治】脾胃寒湿气滞证。脘腹胀满或疼痛，不思饮食，四肢倦怠，舌苔白腻，脉沉弦。

【运用】

1. 辨证要点 本方为治疗脾胃寒湿气滞的常用方。临床应用以脘腹胀痛、舌苔白腻为辨证要点。本方重点在于温中，对于客寒犯胃致脘腹呕吐者，亦可用之。

2. 加减变化 兼身重肢肿者，可加大腹皮以下气利水消肿；痛甚者，可加良姜、肉桂以温中散寒止痛。

3. 现代运用 本方常用于慢性胃炎、胃溃疡、慢性肠炎、妇女白带等属寒湿气滞者。

4. 使用注意 服药期间，忌一切冷物。

【附方】

1. 良附丸(《良方集腋》) 高良姜(酒洗七次，焙，研)、香附子(醋洗七次，焙，研)各等份(各9克)。上药各焙、各研、各贮，用时以米饮加生姜汁一匙，盐一撮为丸，服之立止。现代用法：上为细末，作散剂或水丸，每日1~2次，每次6克，开水送下。功用：行气疏肝，祛寒止痛。主治：肝胃气滞寒凝证。胃脘疼痛，胸胁胀闷，畏寒喜温，苔白脉弦，以及妇女痛经等。

本方与厚朴温中汤均能温中行气止痛，但厚朴温中汤逐寒燥湿，脾胃并治，本方则功专治胃，兼能疏肝，是二方同中之异。

2. 推气丸(《重订严氏济生方》) 炒枳壳、桂心、片子姜黄各15克，炙甘草9克。研细末，每用6克，姜枣煎汤调服。功用：行气止痛。主治：右胁疼痛，胀满不食。

3. 柴芍六君丸[《中国基本中成药》(Ⅱ部)] 柴胡、白芍、党参、炒白术、茯苓、陈皮(制)、法半夏、炙甘草。依法制为水丸，每次服9克，每日2次。饭后服。7岁以上儿童减半。3~7岁服3克。功用：疏肝解郁，和胃健脾。主治：胁痛，胃脘胀痛，食纳呆钝，嗳气等。

天台乌药散(乌药散)

◆宋．太医院编 《圣济总录》

【组成】天台乌药、木香、小茴香(微炒)、青皮(汤浸，去白，焙)、高良姜(炒)各半两(15克)，槟榔(锉)二个(9克)，川楝子十个(12克)，巴豆七十粒(12克)。

【用法】上八味，先将巴豆微打破，同川楝子用麸炒黑，去巴豆及麸皮不用，合余药共研为末，和匀，每服一钱(3克)，温酒送下。现代用法：巴豆与川楝子同炒黑，去巴豆，水煎取汁，冲入适量黄酒服。

【功效】行气疏肝，散寒止痛。

【主治】小肠疝气。少腹痛引睾丸，偏坠肿胀，或少腹疼痛，苔白，脉弦。

【运用】

1. 辨证要点 本方为治疗寒疝腹痛实证的常用方。以少腹痛引睾丸、舌淡苔白、脉弦为辨证要点。

2. 加减变化 兼瘀，加红花、桃仁以活血化瘀；寒邪较重者，可加肉桂、吴茱萸以温经散寒；痛甚，加沉香、延胡索以止痛。

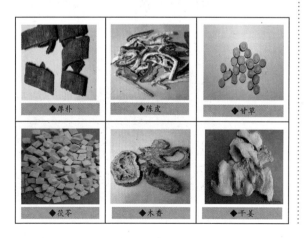

◆厚朴　　◆陈皮　　◆甘草
◆茯苓　　◆木香　　◆干姜

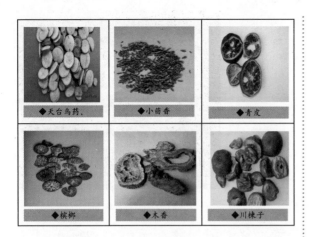

◆天台乌药、　　　　◆小茴香　　　　　◆青皮

◆槟榔　　　　　　　◆木香　　　　　　◆川楝子

3. 现代运用　本方常用于治疗附睾炎、睾丸炎、慢性胃炎、胃及十二指肠溃疡等属于寒凝气滞者。

4. 使用注意　湿热下注之疝痛不宜使用本方。

【附方】导气汤（《医方集解》）川楝子四钱（12克），木香三钱（9克），小茴香二钱（6克），吴茱萸（汤泡）一钱（3克）。水煎服。功用：疏肝行气，散寒止痛。主治：寒疝疼痛，小肠疝气，小腹疼痛。

橘核丸

◆ 严用和　《济生方》

【组成】橘核（炒）、海藻（洗）、昆布（洗）、海带（洗）、川楝子（去肉，炒）、桃仁（麸炒）各一两（15克），厚朴（去皮，姜汁炒）、木通、枳实（麸炒）、延胡索（炒，去皮）、桂心（不见火）、木香（不见火）各半两（7.5克）。

【用法】为细末，酒糊为丸，如桐子大，每服七十丸，空心盐酒汤送下。现代用法：为细末，酒糊为小丸，每日1～2次，每次9克，空腹温酒或淡盐汤送下；亦可作汤剂，水煎服。

【功效】行气散寒，软坚散结。

【主治】癫疝证。睾丸肿胀疼痛或坠胀，或坚硬如石，或痛引脐腹，舌淡苔薄，脉沉迟。

【运用】

1. 辨证要点　本方为治疗寒湿疝气的常用方。以睾丸肿胀疼痛或坚硬、痛引少腹、舌淡苔薄、脉沉迟为辨证要点。

2. 加减变化　瘀肿甚者，加虻虫、水蛭以活血消肿；寒甚者，加吴茱萸、小茴香以温阳散寒；阴囊湿痒者，加车前子、土茯苓以利湿止痒。

3. 现代运用　本方常用于附睾炎、睾丸炎、前列腺炎、睾丸结核、鞘膜积液、腹股沟疝等证属寒湿气滞者。

4. 使用注意　下焦湿热证者慎用本方。

【附方】茴香橘核丸（《全国中药成药处方集》）橘核（盐炒）、桃仁、昆布、川楝子（炒）、海藻、海带各二两（60克），小茴香（酒炒）八钱（24克），厚朴（姜炙）、木通、肉桂、延胡索（醋炙）、木香、枳实（麸炒）各五钱（15克）。桃仁单放，余药共为细末，另取精白面一两（30克），黄酒二两（60克），加适量清水，打成稀糊，取上药粉，泛为小丸。每服2～3钱，空腹时温酒或淡盐汤送下，每日2次。功用：软坚消肿，理气止瓤。主治：小肠疝气，睾丸肿胀，偏有大小，或坚硬，或痛引脐腹。

暖肝煎

◆张景岳　《景岳全书》

【组成】枸杞子三钱（9克），当归、乌药、小茴香、茯苓各二钱（6克），肉桂、沉香（木香亦可）一钱（3克）。

【用法】水一盅半，加生姜三五片，煎七分，食远温服。现代用法：水煎服。

【功效】温补肝肾，行气止痛。

【主治】肝肾不足，寒滞肝脉证。睾丸冷痛，或小腹疼痛，疝气痛，畏寒喜暖，舌淡苔白，脉沉迟。

【运用】

1. 辨证要点　本方为治疗肝肾不足、寒凝气滞之睾丸、疝气或少腹疼痛的常

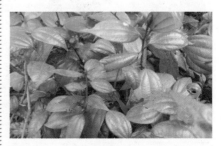

乌药

用方。临床应用以睾丸、疝气或少腹疼痛、畏寒喜温、舌淡苔白、脉沉迟为辨证要点。

2. 加减变化　原书于方后说："如寒甚者加吴茱萸、干姜，再甚者加附子"。说明寒有轻重，用药亦当相应增减，否则药不及病，疗效必差。睾丸痛甚者，加橘核、青皮以疏肝理气；腹痛甚者，加香附以行气止痛。

3. 现代运用　本方常用于精索静脉曲张、附睾炎、睾丸炎、鞘膜积液、腹股沟疝等属肝肾不足、寒凝气滞者。

4. 使用注意　若因湿热下注、阴囊红肿热痛者，切不可误用。

【附方】

1. 舒肝丸（《中国药典》）　川楝子150克，酒炒白芍120克，醋制元胡、片姜黄、沉香、炒枳壳、茯苓各100克，陈皮、木香、砂仁各80克，豆蔻仁、姜厚朴各60克，朱砂27克。依法制为蜜丸，水蜜丸每次服4克，大蜜丸每次服9克，每日2次；水丸一次2.3克（20丸），每日2～3次。功用：疏肝和胃，理气止痛。主治：肝郁气滞，胸胁胀满，胃脘疼痛，呕逆嘈杂，嗳气泛酸。

2. 升降汤（《医学衷中参西录》）　知母、生杭芍各三钱（9克），野台参、生黄芪、白术、广陈皮、川厚朴、生鸡内金（捣细）各二钱（6克），桂枝（尖）、川芎、生姜各一钱（3克）。主治：肝郁脾弱，胸胁胀满，不能饮食，宜与医论篇论肝病治法参看。

加味乌药汤

◆武之望　《济阴纲目》

【组成】乌药、缩砂、木香、延胡索各一两（10克），

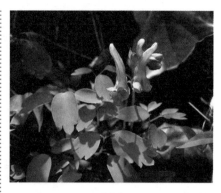
延胡索

香附（炒，去毛）二两（15克），甘草一两半（5克）。

【用法】上细锉，每服七钱，水一盏半，生姜三片，煎至七分，不拘时温服。现代用法：水煎服。

【功效】行气活血，调经止痛。

【主治】痛经。经前或经期少腹胀痛，胀甚于痛，或胸胁乳房胀痛，或经行不畅，舌淡苔白，脉弦。

【运用】

1. 辨证要点　本方为治疗肝郁气滞之痛经的常用方。以经前或经期少腹胀痛、胀甚于痛为辨证要点。

2. 加减变化　胞宫寒甚者，加桂枝、小茴香以温阳散寒；血瘀甚者，加川芎、当归以活血行血；经血色黯或夹有血块者，加红花、桃仁以活血散瘀；胀痛甚者，加枳实、厚朴以行气理气。

3. 现代运用　本方常用于慢性盆腔炎、慢性宫颈糜烂、慢性附件炎、慢性前列腺炎、附睾炎等，证属肝郁气滞、血行不畅者。

4. 使用注意　肝肾亏虚证者慎用本方。

【附方】

1. 乌药汤（《济阴纲目》）　乌药二钱半（8克），香附二钱（6克），当归一钱（3克），木香、甘草（炙）各五分（2克）。上锉，水煎服。功用：行气活血，散寒止痛。主治：血海疼痛，痛经，小腹胀痛。

2. 正气天香散（刘河间方，录自《医学纲目》）　香附末八两（15克），乌药二两（6克），陈皮、苏叶、干姜各

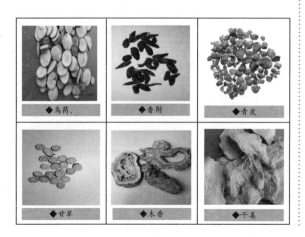
◆乌药、　　◆香附　　◆青皮
◆甘草　　◆木香　　◆干姜

一两（3克）。上为细末，每次三钱（9克），水调服。功用：温中行气，调经止痛。主治：妇人诸气作痛，或上冲心胸，或攻筑胁肋，腹中结块刺痛，月经不调。

加味乌药汤、乌药汤与正气天香散均具有行气之功，主治肝郁气滞之痛经。加味乌药汤用延胡索兼以活血止痛，主治气郁证以胀痛为主者；乌药汤行气作用较弱，主治痛经之轻证；正气天香散以行气散寒为主，主治气郁寒凝之证。

第二节　降气

四磨汤

◆严用和　《济生方》

【组成】槟榔、沉香、天台乌药各10克，人参6克（原著本方无用量）。

【用法】四味各浓磨水，合作七分盏，煎三五沸，放温服。现代用法：水煎服。

【功效】行气降逆，宽胸散结。

【主治】肝气郁结证。胸膈胀闷，上气喘息，舌淡，苔薄白，脉沉弦。

【运用】

1. 辨证要点　本方为治疗肝气郁结重证的常用方。以胸膈胀闷、上气喘息、舌淡、苔薄白、脉沉弦为辨证要点。

2. 加减变化　心腹疼痛者，加白芍、川芎以活血行气、缓急止痛；肝郁甚者，加香附、柴胡以疏肝解郁；心下痞满者，加生姜、半夏以降逆和胃散结。

3. 现代运用　本方常用于慢性支气管炎、慢性胃炎、慢性肠炎、肺气肿、肺源性心脏病等证属气滞兼有气逆者。

4. 使用注意　气虚者忌用本方。

【附方】

1. 五磨饮子（《医便》）沉香、槟榔、乌药、木香、

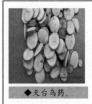
◆天台乌药、

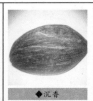
◆沉香

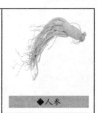
◆人参

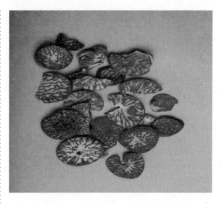
槟榔

枳实各等份（6克）。以白酒磨服。功用：行气降逆，宽胸散结。主治：大怒暴厥，或七情郁结，上气喘急，心腹胀痛，走注攻痛等。

2. 六磨汤（《古今医鉴》）沉香、木香、槟榔、乌药、枳壳、大黄各等份。原方各磨浓汁，合一处，重汤煮，温服之即通。功用：降气通便。主治：气滞腹急，大便闭结。

本方即五磨饮子加大黄，既能降气，又能通便，故适用于气滞腹急，大便闭结的病证。

以上三方，四磨汤是寓补于攻之法；而五磨饮子力专攻破，仅宜于体壮气实者；六磨汤则较五磨饮子更为力猛势峻，用治气滞实证而兼便闭者。三方同中有异，临床运用须加辨别。

苏子降气汤

◆太平惠民和剂局　《太平惠民和剂局方》

【组成】紫苏子、半夏（汤洗七次）各二两半（75克），川当归（去芦）两半（45克），甘草（爁）二两（60克），前胡（去芦）、厚朴（去粗皮，姜汁拌炒）各一两（30克），肉桂（去皮）一两半（45克）[一方有陈皮（去白）一两半（45克）]。

【用法】上为细末，每服二大钱（6克），水一盏半，生姜二片，枣子一枚，

苏叶五叶,同煎至八分,去滓热服,不拘时候。现代用法:加苏叶2克,生姜二片,枣子一枚,水煎服,用量按原方比例酌定。

【功效】降气平喘,祛痰止咳。

【主治】上实下虚喘咳证。咳喘痰多,胸膈满闷,喘咳短气,呼多吸少,或腰疼脚弱,肢体倦怠,或肢体浮肿,舌苔白滑或白腻,脉弦滑。

【运用】

1. 辨证要点 本方为治疗痰涎壅盛、上实下虚之喘咳的常用方。临床应用以胸膈满闷、痰多稀白、苔白滑或白腻为辨证要点。

2. 加减变化 兼气虚者,可酌加人参等益气;兼表证者,可酌加杏仁、麻黄以宣肺平喘,疏散外邪;痰涎壅盛、喘咳气逆难卧者,可酌加沉香以加强其降气平喘的功效。

3. 现代运用 本方常用于慢性支气管炎、支气管哮喘、肺气肿等属上实下虚者。

4. 使用注意 本方药性偏温燥,以降气祛痰为主,对于肺肾阴虚的喘咳以及肺热痰喘之证,均不宜使用。

【附方】黄连半夏汤(《医宗金鉴》) 黄连、生姜、半夏。功用:清热燥湿,和胃降逆。主治:湿热留胃肠,胃气上逆的呕吐诸证。

定喘汤

◆ 张时彻 《摄生众妙方》

【组成】白果、麻黄、款冬花、杏仁、半夏、桑白皮各9克,苏子、黄芩各6克,甘草3克。

【用法】水煎服。

【功效】宣肺降气,清热化痰。

【主治】风寒外束,痰热内蕴之哮喘。咳嗽痰多

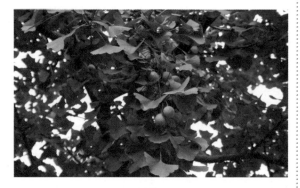

白果

气急,痰稠色黄,恶寒发热,舌苔黄腻,脉滑数。

【运用】

1. 辨证要点 本方是治疗风寒外束、痰热内蕴之哮喘的常用方剂。以咳喘痰黄稠、微恶风寒、苔黄腻、脉滑数为辨证要点。

2. 加减变化 肺热较甚者,可加鱼腥草、生石膏、金荞麦等以清泄肺热;痰稠咳吐不利者,可加蛤壳、胆星、瓜蒌以增强清肺化痰的功效。

3. 现代运用 本方常用于治疗慢性支气管炎、支气管哮喘等属于痰热内蕴、外感风寒者。

4. 使用注意 新感风寒、无汗而喘、内无痰热者及哮喘日久肺肾阴虚者,均不宜使用。

【附方】葶苈大枣泻肺汤(《金匮要略》) 葶苈子(熬令黄色,捣丸如弹子大)10克,大枣十二枚(4枚)。上先以水三升,煮枣取二升,去枣,内葶苈,煮取一升,顿服。功用:泻肺行水,下气平喘。主治:痰水壅实之咳喘胸满。

小半夏汤

◆ 张仲景 《金匮要略》

【组成】半夏一升(20克),生姜半斤(10克)。

【用法】以水七升,煮取一升半,分温再服。

【功效】化痰散饮,和胃降逆。

【主治】痰饮呕吐。呕吐痰涎,口不渴,或干呕呃逆,谷不得下,小便自利,舌苔白滑。

【运用】

1. 辨证要点 本方为治疗痰饮呕吐的基础方。临床应用以呕吐不渴、苔白滑为辨证要点。

2. 现代运用 本方常用于胃炎、内耳眩晕症及化疗后所致的胃肠反应等属痰饮呕吐者。

3. 使用注意 忌羊肉、饧。

图解名医名方大全

150

【附方】大半夏汤（《金匮要略》）半夏二升（15克，洗完用），人参三两（9克），白蜜一升（9克）。以水一斗二升，和蜜扬之二百四十遍，煮药取二升半，温服一升，余分再服。功用：和胃降逆，益气润燥。主治：胃反证。朝食暮吐，或暮食朝吐，宿谷不化，吐后转舒，神疲乏力，面色少华，肢体羸弱，大便燥结如羊屎状，舌淡红，苔少，脉细弱。

小半夏加茯苓汤

◆张仲景　《金匮要略》

【组成】半夏一升（24克），生姜半斤（24克），茯苓三两（9克）。

【用法】上三味，以水七升，煮取一升五合。分温再服。

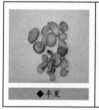
◆半夏

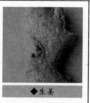
◆生姜

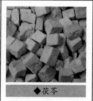
◆茯苓

【功效】温胃化饮，利水散水。

【主治】呕吐频繁，或吐后即渴，或渴欲饮水又吐，心下痞满有水声，头晕目眩，心悸，或胃脘悸动，苔滑，脉沉。

【运用】

1.辨证要点　本方以呕吐频繁、吐后即渴、渴欲饮水又吐、舌质淡、苔滑、脉沉为辨证要点。

2.加减变化　肾阳虚者，加附子以温肾助阳；胸膈痞满者，可加陈皮、枳壳以行气宽胸；心悸失眠者，加酸枣仁以宁心安神；脾虚夹湿，加白扁豆、黄芪以益气健脾。

3.现代运用　本方可用于治疗西医临床中的急慢性胃炎、胃手术后排空障碍、幽门水肿、幽门不全梗阻、慢性支气管炎、慢性肝炎、慢性胆囊炎等，还可辅助治疗病毒性心肌炎、前庭神经元炎、蛛网膜下腔出血致呕吐等。

4.使用注意　脾胃湿热证慎用本方。

半夏干姜散

◆张仲景　《金匮要略》

【组成】半夏、干姜各等份。

【用法】上二味，杵为散，取方寸匕，浆水一升半，煮取七合。顿服之。

【功效】温暖阳气，化饮降逆。

【主治】干呕或呕吐，吐涎沫，胃脘支结，喜温恶寒，手足不温，舌淡，苔薄白，脉迟或沉。

【运用】

1.辨证要点　本方以干呕、吐涎沫、或咳嗽、手足不温、舌质淡、苔薄白、脉迟或沉为辨证要点。

2.加减变化　气逆者，加代赭石、陈皮以降逆止呃；气虚者，加人参、白术以益气补虚；大便溏者，加白扁豆、山药以健脾止泻。

3.现代运用　本方可用于治疗西医临床中的急慢性胃炎、胃扩张、慢性肝炎、慢性胆囊炎等，还可辅助治疗病毒性心肌炎、前庭神经元炎等。

4.使用注意　脾胃湿热证慎用本方。

生姜半夏汤

◆张仲景　《金匮要略》

【组成】半夏半升（12克），生姜汁一升（60毫升）。

【用法】上二味，以水三升，煮半夏，取二升，内生姜汁，煮取一升半。小冷，分四服。日三夜一服，止，停后服。

【功效】通阳散水，开胸化饮。

【主治】胸中烦闷，似喘不喘，胃脘支结，似呕不呕，心下筑筑动，似哕不哕，苔薄白，脉沉或迟。

【运用】

1.辨证要点　本方以胸中烦闷似喘不喘、胃脘支结似呕不呕、舌质淡、苔薄白、脉沉或迟为辨证要点。

2.加减变化　腹泻者，加茯苓、白

术以健脾化湿止泻；呕吐甚者，加丁香、陈皮以降逆止呕；胸膈痞满者，加陈皮、枳壳以行气宽胸；气虚者，加人参、黄芪以益气补虚。

3. 现代运用　本方可用于治疗西医临床中的急慢性胃炎、胃或贲门痉挛、食管炎、胆汁反流性胃炎等，还可辅助治疗病毒性心肌炎、前庭神经元炎等。

4. 使用注意　脾胃湿热证慎用本方。

旋覆代赭汤

◆张仲景　《伤寒论》

【组成】旋覆花、代赭石、半夏各9克，人参、炙甘草各6克，生姜10克，大枣四枚。

【用法】水煎服。

【功效】降逆化痰，益气和胃。

【主治】胃气虚弱，痰浊内阻证。心下痞硬，嗳气不除，或反胃呕逆，吐涎沫，舌淡，苔白滑，脉弦而虚。

【运用】

1. 辨证要点　本方主治胃虚痰阻、气逆不降之证。临床以心下痞硬、嗳气频作、呕吐、呃逆、苔白滑、脉弦虚为辨证要点。

2. 加减变化　痰多者，可加陈皮、茯苓以和胃化痰；胃气不虚者，可去大枣、人参、甘草；胃寒较甚者，可改生姜为干姜，并酌加柿蒂、丁香以温胃降逆。

3. 现代运用　临床常用本方加减治疗胃虚痰阻的胃神经官能症、慢性胃炎、胃扩张、胃及十二指肠溃疡、神经性呕逆、幽门不全梗阻等属胃虚痰阻者。

【附方】干姜人参半夏丸（《金匮要略》）干姜、人参各一两（6克），半夏二两（9克）。三味末之，以生姜汁糊为丸如梧子大，饮服十丸，日三服。近代

用法：按原方比例酌减用药量，改作汤剂，水煎服。功用：温中补虚，降逆止呕。主治：妊娠及脾胃虚寒之呕吐。

按：本方与旋覆代赭汤均有降逆止呕之功。但本方以温补为主，服量亦小，原书用于"妊娠呕吐不止"；而旋覆代赭汤以降逆为主，补虚为辅，重在除噫气，止呕吐。

橘皮竹茹汤

◆张仲景　《金匮要略》

【组成】橘皮、竹茹各12克，生姜9克，人参3克，大枣5枚，甘草6克。

【用法】水煎服。

【功效】降逆止呃，益气清热。

【主治】胃虚有热，气逆不降之呃逆。呃逆或干呕，舌红嫩，脉虚数。

【运用】

1. 辨证要点　本方为治疗胃虚有热，气逆不降而呃逆、干呕或呕吐的常用方。临床以呃逆、呕吐、舌红嫩、脉虚数为辨证要点。

2. 加减变化　胃热呕逆气阴两伤者，可加茯苓、麦冬、枇杷叶以养阴和胃；兼胃阴不足者，可加石斛、麦冬等以滋养胃阴。

3. 现代运用　本方常用于治疗妊娠呕吐、幽门不全梗阻、腹部手术致呃逆不止等属胃虚有热者。

4. 使用注意　若呃逆呕吐属虚寒者或实热者，不宜使用。

【附方】橘皮半夏汤《备急千金要方》半夏、生姜、橘皮。功用：理气化痰，和胃降逆。主治：脾胃气滞，痰湿内停以致胃气上逆的呕吐证。

丁香柿蒂汤

◆秦景明　《症因脉治》

【组成】丁香、生姜各6克，柿蒂

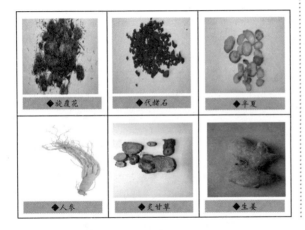

◆旋覆花　　◆代赭石　　◆半夏

◆人参　　◆炙甘草　　◆生姜

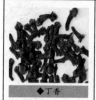
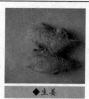

◆丁香　　　　◆生姜　　　　◆柿蒂

9克，人参3克。

【用法】水煎服。

【功效】温中益气，降逆止呃。

【主治】虚寒呃逆。呃逆不已，胸脘痞闷，舌淡苔白，脉沉迟。

【运用】

1.辨证要点　本方为治疗胃中虚寒、气逆不降之呃逆的常用方。以呃逆不已、舌淡苔白、脉沉迟为辨证要点。

2.加减变化　兼有气郁痰滞者，可加半夏、陈皮以理气化痰；寒甚者，可加吴茱萸、肉桂以温阳散寒；胃气不虚者，可去人参。

3.现代运用　本方常用于加减治疗腹部手术后膈肌痉挛、神经性呃逆等属胃气虚寒者。

4.使用注意　胃热呃逆者不宜应用。

【附方】

1.降逆止呃汤（《中医治法与方剂》）代赭石24克，橘皮15克，旋覆花、竹茹、太子参各12克，丁香、柿蒂、甘草、天冬、麦冬、枇杷叶各9克，水煎服。功用：降逆止呃。主治：寒热错杂，胃气上逆，其声低怯，下肢欠温，口干舌红，苔薄脉细。

2.丁香柿蒂散（《伤寒全生集》）丁香、柿蒂各一钱五分（5克），茴香、干姜、良姜、陈皮各一钱（3克）。上药各为细末，用热姜汤调下，未止，宜再服。功用：温胃降逆，行气止呃。主治：胃寒呃逆证。呃逆不止，舌淡，苔薄白，脉沉或迟。

乌沉汤

◆太平惠民和剂局《太平惠民和剂局方》

【组成】乌药300克，沉香150克，甘草135克，人参90克。

【用法】上药共研细末，每服6～9克，每日服3次，饭前空腹时温开水送服。亦可用饮片作汤剂水煎服，用量按各药常规剂量酌情增减。

【功效】行气散寒，温中补虚。

【主治】中虚寒滞，胸腹胀痛，绵绵不休，喜暖喜按，甚则呕吐，或寒疝腹痛，或经行腹痛，神疲乏力，舌淡苔白，脉沉迟。

【运用】

1.辨证要点　本方以脘腹胀痛、喜暖喜按、恶心呕吐、舌淡苔白为辨证要点。

2.加减变化　气虚，加白术、黄芪；气滞甚，加厚朴、香附；阳虚，加干姜、肉桂；痰涎壅盛，加陈皮、半夏；腹痛甚，加川楝子、元胡。

3.现代运用　本方常用于治疗胃、十二指肠溃疡、慢性胃炎、胃神经官能症、痛经、胎粪性肠梗阻等。

【附方】

1.小乌沉汤（《太平惠民和剂局方》）乌药（去心）300克，甘草（炒）30克，香附子（沙盆内断去皮、毛，焙干）600克。上药研为细末。每服3克，沸汤点服，不拘时。功用：行气止痛，散寒调中。主治：脘腹胀痛，或寒疝腹痛，或经行腹痛。

2.乌沉散（《瘴疟指南》）乌药、甘草（炒）各一两（30克），香附（焙干）三两（90克）。上为细末。加盐少许，滚汤调服。功用：行气止痛。主治：瘴疟，心腹刺痛。

加味苏叶黄连汤

◆陈潮祖《中医治法与方剂》

【组成】黄连2克，苏叶3克，半夏、茯苓、竹茹、枇杷叶、柿蒂各9克。

【用法】水煎，频频冷服。

【功效】清热降逆。

【主治】肺胃不和，呕吐，稍偏热者。

【运用】

1.辨证要点　本方以呕吐呃逆、舌红苔黄为辨证要点。

2.加减变化　痰湿内盛，去黄连，加干姜、陈皮；胃阴虚，加麦冬、天冬、石斛；胃寒，去黄连，加胡椒、吴茱萸等。

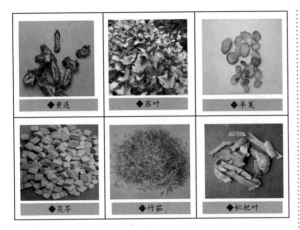

◆黄连 ◆苏叶 ◆半夏

◆茯苓 ◆竹茹 ◆枇杷叶

3. 现代运用 本方常用于治疗慢性胃炎、消化道溃疡、胃神经官能症、膈肌痉挛、神经性呕吐、妊娠恶阻、幽门痉挛或不完全性肠梗阻等。

【附方】苏叶黄连汤(《温热经纬》)苏叶 0.6～0.9克，川连 0.9～1.2克。煎汤服。功用：清热止呕。主治：湿热证，呕恶不止，昼夜不瘥欲死者。

芩连橘茹汤

◆陈潮祖 《中医治法与方剂》

【组成】黄芩、焦栀、半夏各 9 克，黄连、吴茱萸各 3 克，竹茹、陈皮、石斛、白芍各 12 克。

【用法】水煎，频服。

【功效】清热疏肝，调中降逆。

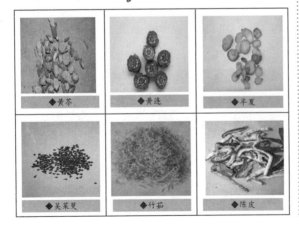

◆黄芩 ◆黄连 ◆半夏

◆吴茱萸 ◆竹茹 ◆陈皮

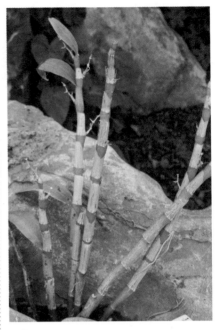

石斛

【主治】妊娠呕吐，头晕目眩，苔黄，脉滑数。

【运用】

1. 辨证要点 本方以妊娠呕吐、头晕目眩、苔黄、脉滑数为辨证要点。

2. 加减变化 脾湿内盛、舌苔厚腻者，去石斛，加白豆蔻、茯苓、砂仁。

3. 现代运用 本方常用于治疗神经性呕吐、妊娠剧吐、慢性胃炎、放化疗后副反应等。

【附方】

1. 镇逆汤（《医学衷中参西录》）生赭石(轧细)、生杭芍各 12 克，清半夏、龙胆草各 9 克，青黛、生姜、野台参各 6 克，吴茱萸 3 克。水煎服。主治：呕吐，因胃气上逆，胆火上冲者。

2. 安胃饮（《医学衷中参西录》）清半夏（温水淘洗两次，至毫无矾味，然后入煎）、赤石脂各 30 克，净青黛 9 克。用做饭小锅，煎取清汁一大碗，调入蜂蜜二两，徐徐温饮下。一次只饮一口，半日服尽。主治：恶阻。

第十二章

理血剂

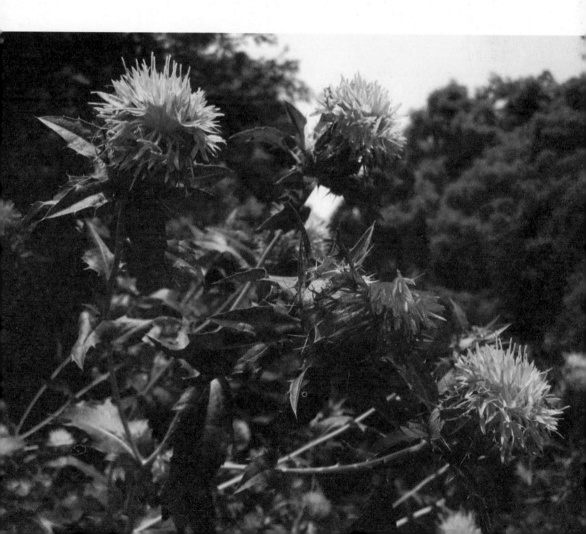

第一节 活血祛瘀

桃核承气汤

◆ 张仲景 《伤寒论》

【组成】 桃仁（去皮尖）五十个（12克），大黄四两（12克），桂枝（去皮）、甘草（炙）、芒硝各二两（6克）。

【用法】 上四味，以水七升，煮取二升半，去滓，内芒硝，更上火，微沸，下火，先食，温服五合，日三服，当微利。现代用法：作汤剂，水煎前四味，芒硝冲服。

【功效】 逐瘀泻热。

【主治】 下焦蓄血证。少腹急结，小便自利，神志如狂，甚则烦躁谵语，至夜发热；以及血瘀经闭，痛经，脉沉实而涩者。

【运用】

1. 辨证要点 本方为治疗瘀热互结、下焦蓄血证的常用方。临床应用以少腹急结、小便自利、脉沉实或涩为辨证要点。

2. 加减变化 后世对本方的运用有所发展，不论何处的瘀血证，只要具备瘀热互结这一基本病机，均可加减使用。跌打损伤、瘀血停留、疼痛不已者，加当归尾、赤芍、苏木、红花、三七等以活血祛瘀止痛；妇人血瘀经闭、痛经以及恶露不下等症，常配合四物汤同用；兼气滞者，酌加乌药、香附、青皮、枳实、木香等以理气止痛；火旺而血郁于上之吐血、衄血，可以本方釜底抽薪，引血下行，并可酌加丹皮、生地黄、

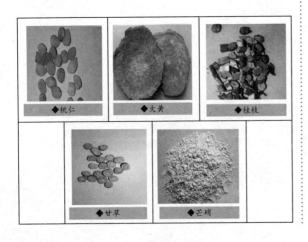

◆ 桃仁　◆ 大黄　◆ 桂枝　◆ 甘草　◆ 芒硝

栀子等以清热凉血。

3. 现代运用 本方常用于急性盆腔炎、附件炎、胎盘滞留、肠梗阻、子宫内膜异位症、急性脑出血等属瘀热互结下焦者。

4. 使用注意 表证未解者，当先解表，而后用本方。因本方为破血下瘀之剂，故孕妇禁用。

【附方】

1. 下瘀血汤（《金匮要略》） 大黄二两（6克），䗪虫（熬，去足）二十枚（9克），桃仁二十枚（12克）。上三味末之，炼蜜和为四丸，以酒一升，煎一丸，取八合，顿服之，新血下如豚肝。功用：泻热逐瘀。主治：瘀血化热，瘀热内结证。产后少腹刺痛拒按，按之有硬块，或见恶露不下，口燥舌干，大便结燥，甚则肌肤甲错，舌质紫红而有瘀斑瘀点，苔黄燥，脉沉涩有力。亦治血瘀而致经水不利之证。

2. 抵当汤（《伤寒论》） 桃仁（去皮尖）二十个（5克），水蛭（熬）、虻虫（去翅足，熬）各三十个（6克），大黄（酒洗）三两（9克）。上四味，以水五升，煮取三升，去滓，温服一升。不下，更服。功用：破血下瘀。主治：下焦蓄血之少腹鞭满，小便自利，喜忘，如狂或发狂，大便色黑易解，脉沉实，及妇女经闭少腹鞭满拒按者。

3. 抵当丸（《伤寒论》） 水蛭（熬）、虻虫（去翅足，熬）各二十个（4克），桃仁（去皮尖）二十五个（6克），大黄三两（9克）。上四味，捣分四丸。以水一升，煮一丸，取七合服之。晬时当下血，若不下者，更服。功用：破血下瘀。主治：下焦蓄血之少腹满，小便自利，脉沉结。

血府逐瘀汤

◆ 王清任 《医林改错》

【组成】 桃仁12克，红花、当归、生地黄、牛膝各9克，赤芍、枳壳各6克，

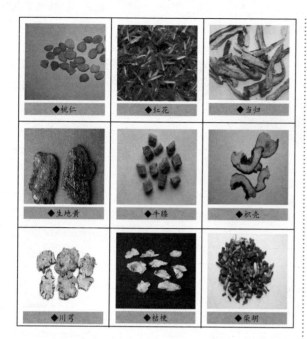

◆桃仁　　◆红花　　◆当归
◆生地黄　　◆牛膝　　◆枳壳
◆川芎　　◆桔梗　　◆柴胡

川芎、桔梗各5克，柴胡、甘草各3克。

【用法】水煎服。

【功效】活血祛瘀，行气止痛。

【主治】胸中血瘀证。胸痛、头痛日久不愈，痛如针刺而有定处，或呃逆日久不止，或内热烦闷，或心悸失眠，急躁易怒，入暮潮热，唇暗或两目暗黑，脉涩或弦紧。

【运用】

1. 辨证要点　本方为治疗血瘀胸中的常用方。以胸痛、痛有定处、舌暗红或有瘀斑为辨证要点。

2. 加减变化　气机郁滞较重，加香附、川楝子、青皮等以疏肝理气止痛；瘀痛入络，可加穿山甲、全蝎、三棱、地龙、莪术等以破血通络止痛；胁下有痞块、属血瘀者，可酌加郁金、丹参、水蛭、䗪虫等以活血破瘀，消癥化滞；血瘀经闭、痛经者，可用本方去桔梗，加益母草、香附、泽兰等以活血调经止痛。

3. 现代运用　本方常用于加减治疗风湿性心脏病、冠心病心绞痛、胸部挫伤与肋软骨炎之胸痛，以及脑血栓形成、高血压、神经官能症、脑震荡后遗症之头痛头晕等属血瘀气滞者。

4. 使用注意　本方活血祛瘀药物较多，孕妇忌服。

【附方】

1. 通窍活血汤（清，王清任，《医林改错》）　桃仁、红花各9克，红枣5克，赤芍、川芎、老葱各3克，麝香0.15克，黄酒250毫升。水煎去渣，麝香研末冲服。功用：活血通窍。主治：瘀阻头面的头痛昏晕，或耳聋年久，或头发脱落，面色青紫，或酒渣鼻，或白癜风，

以及妇女干血痨，小儿疳积而见肌肉消瘦，腹大青筋，潮热等。

2. 膈下逐瘀汤（清，王清任，《医林改错》）　五灵脂、当归、桃仁、甘草、红花各9克，川芎、牡丹皮、赤芍、乌药各6克，枳壳5克，延胡索、香附各3克。水煎服。功用：活血祛瘀，行气止痛。主治：瘀在膈下，形成积块，或小儿痞块；或肚腹疼痛，痛处不移，或卧则腹坠似有物者。

3. 少腹逐瘀汤（清，王清任，《医林改错》）　小茴香1.5克，干姜（炒）、官桂、延胡索、没药、川芎各3克，赤芍、五灵脂各6克，当归、蒲黄各9克。水煎服。功用：活血祛瘀，温经止痛。主治：少腹瘀血积块疼痛或不痛，或痛而无积块，或少腹胀满；或经期腰酸，少腹作胀，或月经一月见三五次，连接不断，断而又来，其色或紫或黑，或有瘀块，或崩漏兼少腹疼痛，或瘀血阻滞，久不受孕等证。

4. 身痛逐瘀汤（清，王清任，《医林改错》）　羌活、秦艽、香附各3克，地龙、川芎、甘草、没药、五灵脂各6克，桃仁、红花、当归、牛膝各9克。水煎服。功用：活血行气，祛瘀通络，通痹止痛。主治：气血痹阻经络所致的肩痛、臂痛、腰痛、腿痛，或周身疼痛，经久不愈。

王清任善于运用活血化瘀药物，创制了一系列活血化瘀的名方。血府逐瘀汤、通窍活血汤、膈下逐瘀汤、少腹逐瘀汤、身痛逐瘀汤，常称为五逐瘀汤。各方多以川芎、当归、桃仁、红花、赤芍为基础药物，均有活血祛瘀止痛作用。其中血府逐瘀汤配有行气开胸的枳壳、桔梗、柴胡及引血下行的牛膝，故宣通胸胁气滞、引血下行之力较好，主治胸中血瘀之证；通窍活血汤配有通阳开窍的麝香、老葱等，故辛香通窍作用较好，主治瘀阻头面之证；膈下逐瘀汤配有香附、延胡索、乌药、枳壳等疏肝行气止痛药，故行气止痛作用较好，主治瘀阻膈下，肝郁气滞之两胁及腹部胀痛有结块者；少腹逐瘀汤配有温中散寒之小茴香、官桂、干姜等，故温通止痛作用较好，主治血瘀少腹之痞块、月经不调，

痛经等；身痛逐瘀汤配有通络宣痹止痛之秦艽、羌活、地龙等，主治瘀血痹阻经络所致的肢体痹痛或周身疼痛等证。

补阳还五汤

◆王清任 《医林改错》

【组成】生黄芪120克，当归尾、赤芍各6克，川芎、桃仁、红花、地龙各3克。

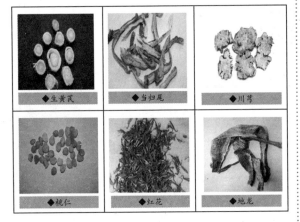

◆生黄芪　◆当归尾　◆川芎

◆桃仁　◆红花　◆地龙

【用法】水煎服。

【功效】补气，活血，通络。

【主治】中风后遗症。半身不遂，口眼㖞斜，语言塞涩，口角流涎，下肢痿废，小便频数，或遗尿不禁，苔白，脉缓。

【运用】

1. 辨证要点　本方是治疗中风后气虚血滞所致半身不遂的常用方剂。以半身不遂、口眼㖞斜、苔白、脉缓或脉细弱无力为辨证要点。

2. 加减变化　方中生黄芪用量宜重，一般可以从30～60克开始，逐渐增加；痰多者，可加天竺黄、制半夏以化痰；偏寒者，可加熟附子以温经散寒；脾胃虚弱者，可加白术、党参以补气健脾；语言不利者，可加郁金、石菖蒲、远志等以开窍化痰。

3. 现代运用　本方对冠心病后遗症、脑血管意外后遗症、小儿麻痹后遗症，以及其他原因引起的瘫痪、截瘫，或单侧上肢或下肢痿软等属气虚血瘀者，均可酌情使用。

4. 使用注意　愈后还须继续服用一段时间，以巩固

疗效，防止复发。

桃红饮

◆林佩琴 《类证治裁》

【组成】桃仁、红花、当归尾、川芎、威灵仙各9克。

【用法】水煎服。

【功效】活血祛瘀，祛风利痹。

【主治】痹证日久，瘀血阻滞所致肢节疼痛。

【运用】

1. 辨证要点　本方以痹证瘀阻、肢节疼痛为辨证要点。

2. 加减变化　寒甚，加制川乌、制草乌、附子；气虚，加黄芪、党参；腰痛，加狗脊、桑寄生；痛风，加木瓜、防己；筋络不利，加海风藤、伸筋草。

3. 现代运用　本方常用于治疗颈椎病、坐骨神经痛、类风湿关节炎、食管癌、痛风、扁平疣等。

4. 使用注意　孕妇忌用，血热者慎用。

复元活血汤

◆李杲 《医学发明》

【组成】大黄30克，柴胡15克，当归、桃仁、瓜蒌根各9克，红花、穿山甲、甘草各6克。

【用法】水煎服。

【功效】活血祛瘀，疏肝通络。

【主治】跌打损伤，瘀血留于胁下，痛不可忍。

【运用】

1. 辨证要点　本方主要用于跌打损伤。以胁肋瘀肿疼痛、痛不可忍为辨证要点。

2. 加减变化　气滞甚者，可加香附、木香、枳壳以行气止痛；疼痛较甚者，

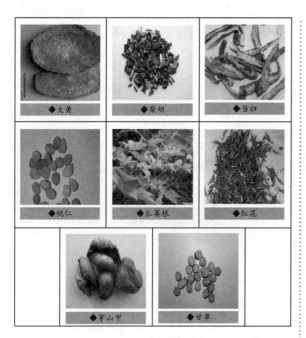

◆大黄　　◆柴胡　　◆当归

◆桃仁　　◆瓜蒌根　　◆红花

◆穿山甲　　◆甘草

可加三七粉或酌加川芎、郁金、没药等以增强活血祛瘀的功效。

3. 现代运用　本方常用于治疗肋间神经痛、肋软骨炎等血瘀气滞者。

4. 使用注意　运用本方，服药后应"以利为度"，若虽"得利痛减"，而病未痊愈，需继续服药者，必须更换剂方或调整原方剂量。孕妇忌服。

【附方】

1. 复方通气汤（《中西医结合治疗骨与关节损伤》）由穿山甲、青皮、茴香、浙贝母、漏芦、白芷、陈皮、木香、甘草组成。功用：行气止痛。主治：损伤气滞作痛。

2. 跌打丸（《中国药典》）　三七、赤芍各64克，红花、苏木、醋制三棱、甘草、白芍、制乳香、制没药、血竭各48克，桃仁、土鳖虫、自然铜（煅）、当归、北刘寄奴、烫骨碎补、牡丹皮、甜瓜子、防风、炒枳实、桔梗、木通各32克，姜黄24克，续断320克。依法制为蜜丸，每次服1丸（3克），每日2次。功用：活血散瘀，消肿止痛。主治：跌打损伤，筋断骨折，瘀血肿痛，闪腰岔气。

3. 五虎散（《中国药典》）　当归、红花、防风、制天南星各350克，白芷240克。依法制为散，每次服6克，温黄酒或温开水送服；外用白酒调敷患处。功用：活血散瘀，消肿止痛。主治：跌打损伤，瘀血肿痛，扭伤。孕妇慎用。

4. 九分散（《中国药典》）　马钱子粉、麻黄、制乳香、制没药各250克。依法制为散，每次服2.5克，每日只服1次，饭后服；外用适量，创伤青肿未破者

以酒调敷。功用：活血散瘀，消肿止痛。主治：跌打损伤，瘀血肿痛。高血压及心肾病患者、小儿及体弱者，遵医嘱服用；孕妇忌服。本品有毒，不可多服，破伤出血者不可外敷。

温经汤

◆张仲景　《金匮要略》

【组成】吴茱萸三两（9克），当归、芍药、川芎、人参、桂枝、阿胶、牡丹皮（去心）、生姜、甘草各二两（6克），半夏半升（6克），麦冬（去心）一升（9克）。

【用法】上十二味，以水一斗，煮取三升，分温三服。现代用法：水煎服，阿胶烊冲。

【功效】温经散寒，养血祛瘀。

【主治】冲任虚寒、瘀血阻滞证。漏下不止，血色暗而有块，淋漓不畅，或月经超前或延后，或逾期不止，或一月再行，或经停不至，而见少腹里急，腹满，傍晚发热，手心烦热，唇口干燥，舌质暗红，脉细而涩。亦治妇人宫冷，久不受孕。

【运用】

1. 辨证要点　本方为妇科调经的常用方，主要用于冲任虚寒而有瘀滞的月经不调、痛经、崩漏、不孕等。临床应用以月经不调、小腹冷痛、经血夹有瘀块、时有烦热、舌质暗红、脉细涩为辨证要点。

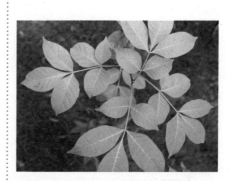

吴茱萸

2. 加减变化　寒凝而气滞者，加乌药、香附以理气止痛；小腹冷痛甚者，去麦冬、丹皮，加小茴香、艾叶，或桂枝易为肉桂以增强散寒止痛的功效；气虚甚者，加白术、黄芪以益气健脾；傍晚发热甚者，加地骨皮、银柴胡以清虚热；漏下不止而血色暗淡者，去丹皮，加艾叶、炮姜以温经止血。

3. 现代运用　本方常用于功能性子宫出血、慢性盆腔炎、痛经、不孕症等属冲任虚寒、瘀血阻滞者。

4. 使用注意　月经不调属实热或无瘀血内阻者忌用，服药期间忌食生冷之品。

【附方】

1. 温经汤（《妇人大全良方》）　当归、川芎、肉桂、莪术（醋炒）、牡丹皮各五分（6克），人参、牛膝、甘草各七分（9克）。水煎服。功用：温经补虚，化瘀止痛。主治：血海虚寒，血气凝滞证。月经不调，脐腹作痛，其脉沉紧。

《金匮要略》温经汤与《妇人良方》温经汤组成中均有当归、川芎、丹皮、人参、甘草等，皆有温经散寒，祛瘀养血之功，均可用于治疗血海虚寒，瘀血阻滞之月经不调之证。然《金匮要略》温经汤的组成中还配伍吴茱萸、生姜、阿胶、麦冬、白芍等，故以温经散寒养血之功见长；而《妇人良方》温经汤则配以莪术、牛膝，故以活血祛瘀止痛之力为强。

2. 艾附暖宫丸（《仁斋直指》）　香附（去毛，俱要合时采者，用醋五升，以石一昼夜，捣烂为饼，慢火焙干）六两（12克）、艾叶（大叶者，去枝梗）、吴茱萸（去枝梗）、大川芎（雀胎者）、川椒（酒洗）各三两（6克），白芍药（用酒炒）二两（6克），黄芪（取黄色、白色软者）各二两（12克），续断（去芦）一两五钱（5克），生地黄（酒洗焙干，生用）一两（3克），官桂五钱（3克）。为细末，米醋打糊为丸，如梧子大，每服五七十丸（6克），淡醋汤食远送下。忌恼怒，生冷。功用：暖宫温经，养血活血。主治：妇人子宫虚冷，带下白淫，面色萎黄，四肢疼痛，倦怠无力，饮食减少，经脉不调，肚腹时痛，久无子息。

生化汤

◆傅山　《傅青主女科》

【组成】全当归八钱（24克），川芎三钱（9克），桃仁（去皮尖，研）十四枚（6克），干姜（炮黑）、甘草（炙）五分（2克）。

【用法】黄酒、童便各半煎服。现代用法：水煎服，

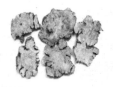
川芎

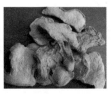
干姜

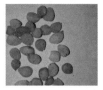
桃仁

或酌加黄酒同煎。

【功效】养血祛瘀，温经止痛。

【主治】血虚寒凝，瘀血阻滞证。产后恶露不行，小腹冷痛。

【运用】

1. 辨证要点　本方为妇女产后常用方，甚至有些地区民间习惯作为产后必服之剂，虽多属有益，但应以产后血虚瘀滞偏寒者为宜。临床应用以产后恶露不行、小腹冷痛为辨证要点。

2. 加减变化　瘀滞较甚、腹痛较剧者，可加五灵脂、延胡索、蒲黄、益母草等以祛瘀止痛；恶露已行而腹微痛者，可减去破瘀的桃仁；气滞明显者，加香附、木香、乌药等以理气止痛；小腹冷痛甚者，可加肉桂以温经散寒。

3. 现代运用　本方常用于产后子宫复旧不良、产后宫缩疼痛、胎盘残留等属产后血虚寒凝、瘀血内阻者。

4. 使用注意　若产后血热而有瘀滞者不宜使用；若恶露过多、出血不止，甚则汗出气短神疲者，当属禁用。

【附方】

1. 黑神散（《太平惠民和剂局方》）熟地黄、归尾、赤芍、蒲黄、桂心、炒干姜、甘草各120克，黑豆（炒去皮）30克。共研末，每次用6克，酒、童便煎服；现用汤剂，水加黄酒少许煎服。功用：温经养血，活血止痛。主治：产后恶露不尽，攻冲作痛；以及胞衣不下，胎死腹中。

2. 四神散（《太平惠民和剂局方》）

当归、炮干姜、川芎、赤芍药各等份。研末,每次用6克,温酒调下。主治:产后留血不消,积聚作块,腹痛及心腹绞痛下痢。

失笑散

◆太平惠民和剂局 《太平惠民和剂局方》

【组成】蒲黄、五灵脂各6克。

【用法】共为细末,每次服6克,用黄酒或醋冲服;亦可作汤剂,用量酌定。

【功效】活血祛瘀,散结止痛。

【主治】瘀血停滞。心胸刺痛,脘腹疼痛,或产后恶露不行,或月经不调,少腹急痛等。

【运用】

1. 辨证要点 本方是治疗瘀血作痛的常用基础方,尤以肝经血瘀者为宜。以心腹刺痛、或妇人月经不调、少腹急痛为辨证要点。

2. 加减变化 兼寒证者,可加小茴香、炮姜;气滞较甚者,可加香附、川楝子、延胡索;兼见血虚者,可与四物汤同用。

3. 现代运用 本方加味可治疗慢性胃炎、痛经、心绞痛及宫外孕等属瘀血停滞者。

4. 使用注意 本方孕妇禁用,脾胃虚弱及妇女月经期慎用。

【附方】手拈散(《是斋百一选方》) 草果、延胡索、五灵脂、没药各等份(各8克)。 研细末,每服三钱(9克),温酒调下。功用:活血祛瘀,行气止痛。主治:气血凝滞之心腹疼痛。

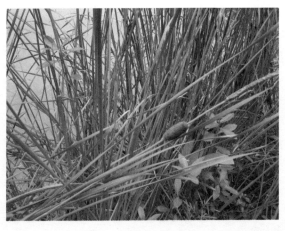

蒲黄

活络效灵丹

◆张锡纯 《医学衷中参西录》

【组成】当归、丹参、生明乳香、生明没药各五钱(各15克)。

【用法】上四味作汤服。若为散,一剂分作四次服,温酒送下。现代用法:水煎服。

【功效】活血祛瘀,通络止痛。

【主治】气血凝滞证。心腹疼痛,或腿臂疼痛,或跌打瘀肿;或内外疮疡,以及癥瘕积聚等。

【运用】

1. 辨证要点 本方为治疗气血凝滞心腹腿臂诸痛的常用方。以瘀痛明显为辨证要点。

2. 加减变化 臂痛,可加桂枝以温通上行;腿痛,可加牛膝以助活血祛瘀并引药下行;脏腑内痛,可加贝母、三七以行血散结消痈;妇女瘀血腹痛,可加生五灵脂、桃仁以祛瘀止痛;疮疡红肿属阳者,可加连翘、金银花以清热解毒。

3. 现代运用 本方常用于冠状动脉粥样硬化性心脏病、心绞痛、异位妊娠、脑血栓形成、坐骨神经痛、急性腰扭伤、颈椎病、肋间神经痛等证属气血凝滞者。

4. 使用注意 孕妇慎用;方中乳香、没药辛苦香烈,用量过大易致恶心呕吐。

【附方】姜芩四物汤(《医宗金鉴》)当归、熟地黄、赤芍、川芎、姜黄、黄芩、丹皮、延胡索、香附(制)各等份。水煎服。功用:活血理气、清热凉血。主治:热郁血滞所致月经先期。

丹参饮

◆陈念祖 《时方歌括》

【组成】丹参一两(30克),檀香、砂仁各一钱(6克)。

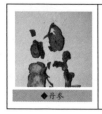
◆丹参

◆川芎

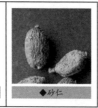
◆砂仁

【用法】以水一杯，煎七分服。现代用法：水煎服。

【功效】活血行气止痛。

【主治】血瘀气滞证。心胸刺痛，胃脘疼痛，痛有定处，拒按。

【运用】

1. 辨证要点　本方为化瘀行气止痛的良方。以心胃诸痛、兼胸闷脘痞为辨证要点。

2. 加减变化　胁肋少腹疼痛者，可加川楝子、延胡索以活血疏肝止痛；瘀重痛甚者，可加乳香、郁金以助祛瘀调气止痛；气虚乏力者，可加炙甘草、黄芪以益气补虚。

3. 现代运用　本方常用于慢性胃炎、胃神经症、胃及十二指肠溃疡以及心绞痛等证属气滞血瘀者。

4. 使用注意　因方中丹参有活血作用，且用量较大，故出血性疼痛慎用本方。

【附方】羌桂四物汤（《医宗金鉴》）即四物汤[熟地黄、白芍（炒）、当归各二钱（6克），川芎一钱（3克）]加羌活、桂枝。功用：活血化瘀、通络止痛。主治：瘀血阻滞、经脉不通所致经行身痛。

桂枝茯苓丸

◆张仲景 《金匮要略》

【组成】桂枝、茯苓、丹皮（去心）、桃仁（去皮尖，熬）、芍药各等份（9克）。

【用法】上三味，末之，炼蜜和丸，如兔屎大，每日食前服一丸（3克），不知，加至三丸。现代用法：共为末，炼蜜和丸，每日服3～5克。

【功效】活血化瘀，缓消癥块。

【主治】瘀阻胞宫证。妇人素有癥块，妊娠漏下不止，或胎动不安，血色紫黑晦暗，腹痛拒按，或经闭腹痛，或产后恶露不尽而腹痛拒按者，舌质紫暗或有瘀点，脉沉涩。

【运用】

1. 辨证要点　本方为治疗瘀血留滞胞宫、妊娠胎动不安、漏下不止的常用方。临床应用以少腹有癥块、

血色紫黑晦暗、腹痛拒按为辨证要点。妇女经行不畅、闭经、痛经，以及产后恶露不尽等属瘀阻胞宫者，亦可以本方加减治之。

2. 加减变化　疼痛剧烈者，宜加没药、延胡索、乳香等以活血止痛；瘀血阻滞较甚，可加川芎、丹参等以活血祛瘀；气滞者，加陈皮、香附等以理气行滞；出血多者，可加蒲黄、茜草等以活血止血。

3. 现代运用　本方常用于子宫肌瘤、子宫内膜异位症、附件炎、卵巢囊肿、慢性盆腔炎等属瘀血留滞者。

4. 使用注意　对妇女妊娠而有瘀血癥块者，只能渐消缓散，不可峻猛攻破。原方对其用量、用法规定甚严，临床使用切当注意。

【附方】

1. 槐连四物汤（《济阴纲目》）当归、川芎、赤芍药、生地黄、槐花、黄连（炒）各一钱（3克），御米壳（去蒂，蜜炙）五分（1.5克）。上锉，水煎服。功用：养血活血、清热止痢。主治：产后瘀热相兼痢疾。

2. 佛手散（《普济本事方》）当归180克，川芎120克。共研粗末，每次用6克，水煎服；现用汤剂，水煎服。主治：妊娠伤胎，难产，胞衣不下等证。

3. 痛经丸（《中国药典》）益母草551.7克，熟地黄184克，当归、山楂炭、丹参、醋制香附各138克，白芍、元胡、醋炒五灵脂各92克，川芎69克，茺蔚子、红化各46克，木香、青皮、炮姜、肉桂各23克。依法制为浓缩丸，每次服6～9克，每日1～2次，临经

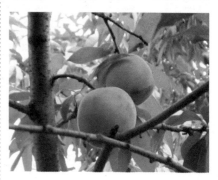
桃仁

时服。功用：活血，散寒，调经止痛。主治：寒凝血滞，经来腹痛。

4. 当归散（《历代名医良方注释》）　醋制延胡索、当归、没药、红花各3克。共研末，黄酒调服。功用：养血活血，调经止痛。主治：月经欲来前后腹中痛。

鳖甲煎丸

◆张仲景　《金匮要略》

【组成】鳖甲（炙）、赤硝各十二分（90克），柴胡、蜣螂（熬）各六分（45克），芍药、牡丹（去心）、䗪虫（熬）各五分（37克），蜂窠（炙）四分（30克），乌扇（烧）、黄芩、鼠妇（熬）、干姜、大黄、桂枝、石韦（去毛）、厚朴、紫葳、阿胶各三分（22.5克），桃仁、瞿麦各二分（15克），人参、半夏、葶苈各一分（7.5克）。

【用法】上二十三味，取煅灶下灰一斗，清酒一斛五斗，浸灰，候酒尽一半，着鳖甲于中，煮令泛烂如胶漆，绞取汁，内诸药，煎为丸，如梧桐子大。空心服七丸，日三服。现代用法：除硝石、鳖甲胶、阿胶外，20味烘干碎断，加黄酒600克拌匀，加盖封闭，隔水炖至酒尽药熟，干燥，与硝石等三味混合粉碎成细粉，炼蜜为丸，每丸重3克。每次服1～2丸，每

日2～3次，温开水送下。

【功效】行气活血，祛湿化痰，软坚消癥。

【主治】疟母、癥瘕。疟疾日久不愈，胁下痞硬（或硬）成块，结成疟母；以及癥瘕结于胁下，推之不移，腹中疼痛，肌肉消瘦，饮食减少，时有寒热，女子月经闭止等。

【运用】

1. 辨证要点　本方为治疗疟母、癥瘕的常用方。临床应用以癥瘕结于胁下、推之不移、腹中疼痛、肌肉消瘦、饮食减少、时有寒热、女子月经闭止等为辨证要点。

2. 加减变化　寒湿甚者，去大黄、黄芩，加肉桂、附子；气滞甚者，加木香、枳壳；腹水甚者，加车前、大腹皮、茯苓、椒目等；湿热甚者，去桂枝、干姜，加栀子、茵陈。

3. 现代运用　本方常用于肝硬化、肝脾肿大、肝癌、卵巢囊肿、子宫肌瘤等证属正气日衰、气滞血瘀者。

4. 使用注意　忌苋菜、生葱、胡荽、羊肉、饧等物；虚人忌用，体力较强者亦不宜久用；孕妇禁用。

【附方】过期饮（《医宗金鉴》）熟地黄、白芍（炒）、当归、香附各二钱（6克），川芎一钱（3克），木香八分（2.4克），红花七分（2.1克），桃仁泥六分（1.8要），蓬莪术、木通各五分（1.5克），甘草（炙）、肉桂各四分（1.2克）。上药，水二盅煎一盅，食前温服。功用：活血行气、调经止痛。主治：血瘀气滞所致月经过期。

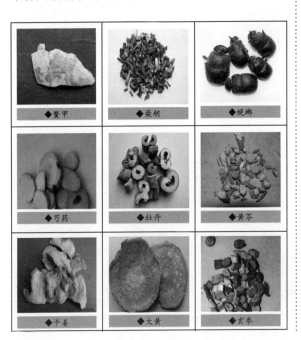

◆鳖甲　　◆柴胡　　◆蜣螂
◆芍药　　◆牡丹　　◆黄芩
◆干姜　　◆大黄　　◆玄参

大黄䗪虫丸

◆张仲景　《金匮要略》

【组成】大黄（蒸）十分（7.5克），干地黄十两（30克），芍药四两（12克），甘草三两（9克），桃仁、杏仁、虻虫、蛴螬各一升（6克），黄芩二两（6克），水蛭百枚（6克），干漆一两（3克），

蜜虫半升（3克）。

【用法】上十二味，末之，炼蜜和丸小豆大，酒饮服五丸，日三服。现代用法：共为细末，炼蜜为丸，重3克，每服1丸，温开水送服；亦可作汤剂，水煎服。

【功效】活血消癥，祛瘀生新。

【主治】瘀血内停之干血痨。形体虚羸，腹满不能饮食，肌肤甲错，两目黯黑，或潮热，或闭经，舌质紫黯，或边有瘀斑，脉象迟涩。

【运用】

1. 辨证要点　本方为治疗干血痨的主方。以瘀积日久、体瘦食少、两目黯黑、脉涩为辨证要点。

2. 加减变化　本方多用丸剂，临证可根据需要选用相关药物煎汤送服。

3. 现代运用　本方适用于肝硬化、慢性活动性肝炎、肥胖性脂肪肝、周围血管疾病、脑栓塞、慢性白血病、再生障碍性贫血以及肺癌、肝癌等证属正气亏损、瘀血内停者。

4. 使用注意　方中破血祛瘀之品较多，补虚扶正不足，虽有"去病补虚"之意，但在干血去后，还应另选方药以补虚；孕妇禁用；有出血倾向者慎用；初服时少数患者可能会出现轻度腹泻，一周左右即可消失；皮肤过敏者停服。

【附方】三和汤（《医宗金鉴》）　当归、川芎、大黄、朴硝、白芍、地黄、黄芩、栀子、连翘、薄荷、甘草各等份。上锉，每服八钱，水煎服。功用：活血化瘀，清热泄邪。主治：血滞经闭属热者。

趁痛丸

◆朱佐　《朱氏集验方》

【组成】麝香3克，没药12克，五灵脂、赤芍药各15克，川乌一个。

【用法】上药共研细末，酒糊为丸，每服1～3克，空腹温酒或温开水送服。也可用饮片作汤剂，水煎服。

【功效】活血散瘀，蠲痹止痛。

【主治】腰背疼痛。

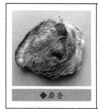◆麝香　◆没药　◆五灵脂

【运用】

1. 辨证要点　本方以痹痛较剧、痛有定处为辨证要点。

2. 加减变化　胸部闭合性创伤，加丁香、肉桂；骨质增生，加三七、炙马钱子；氟骨症，去麝香，加白芥子、麻黄、地鳖虫、乳香、全蝎。

3. 现代运用　本方常用于治疗腰椎骨质增生、颈椎综合征、胸部闭合性创伤、氟骨症等。

4. 使用注意　妇女月经期慎用，孕妇忌用。

【附方】趁痛散（《校注妇人良方》）由牛膝、炙甘草、薤白、当归、桂心、白术、黄芪、独活、生姜组成。功用：祛风散寒，活血止痛。主治：产后骨节疼痛、发热头重、四肢不举。

第二节　止血

十灰散

◆葛可久　《十药神书》

【组成】大蓟、小蓟、荷叶、侧柏叶、茅根、茜根、山栀、大黄、牡丹皮、棕榈皮各等份（9克）。

【用法】上药各烧灰存性，研极细末，用纸包，碗盖于地上一夕，出火毒，用时先将白藕捣汁或萝卜汁磨京墨半碗，调服五钱，食后服下。现代用法：各药烧炭存性，为末，藕汁或萝卜汁磨京墨适量，调服9～15克；亦可作汤剂，水煎服，用量按方比例酌定。

【功效】凉血止血。

【主治】血热妄行之上部出血证。呕血、吐血、咯血、嗽血、衄血等，血色鲜红，来势急暴，舌红，脉数。

【运用】

1. 辨证要点　本方为主治血热妄行所致的各种上部出血证的常用方。临床应用以血色鲜红、舌红苔黄、脉数为辨

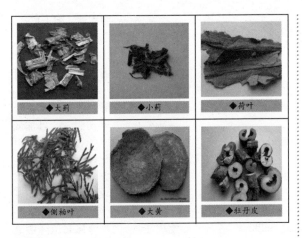

| ◆大蓟 | ◆小蓟 | ◆荷叶 |
| ◆侧柏叶 | ◆大黄 | ◆牡丹皮 |

证要点。

2. 加减变化　气火上逆、血热较盛者，可用本方改作汤剂使用，此时当加大栀子、大黄的用量，作为君药，并可配入代赭石、牛膝等镇降之品，引血下行。

3. 现代运用　本方常用于上消化道出血、支气管扩张及肺结核咯血等属血热妄行者。

4. 使用注意　本方为急则治标之剂，血止之后，还当审因图本，方能巩固疗效；对虚寒性出血则不宜使用。本方为散剂，既可内服，也能外用，但应预先制备，使火气消退，方可使用。方中药物皆烧炭，但应注意"存性"，否则药效不确。

【附方】

1. 十灰丸（《济生方》）　绵灰、黄绢灰、艾叶灰、马尾灰、藕节灰、莲蓬灰、油发灰、赤松皮灰、棕榈灰、蒲黄灰各等份。上为细末，用醋煮糯米糊为丸，如梧桐子大。每服70丸，加至100丸，空心米饮送下。功用：凉血化瘀止血。主治：崩中下血不止。

2. 九炭方 [《中华医学杂志》（1973年）] 艾绒炭4.5克，贯众炭、棕榈炭各7.5克，当归、白芍炭、蒲黄炭、牡丹皮炭、藕节炭、生地黄炭、阿胶珠、陈皮、制香附各9克，续断15克。水煎服。主治：各种类型子宫出血。

四生丸

◆陈自明　《妇人大全良方》

【组成】生柏叶、生地黄、生荷叶、生艾叶各等份（9克）。

【用法】共研，丸如鸡子大，每服一丸，水三盏，煎至一盏，去滓温服，不拘时候。现代用法：水煎服。

【功效】凉血止血。

【主治】血热妄行证。吐血、衄血、咳血，血色鲜红，口干咽燥，舌红或绛，脉弦数。

【运用】

1. 辨证要点　本方为治疗血热吐衄的常用方。以血色鲜红、舌红、脉数为辨证要点。

2. 加减变化　火热较甚者，可加入栀子、大黄、牛膝以降火引血下行；出血较多者，可适当加入白茅根、小蓟、藕节、仙鹤草等以增强止血的功效；津伤较重而咽干口燥者，可加天花粉、玄参以清热生津。

3. 现代运用　本方常用于肺结核、支气管扩张之咯血和胃溃疡吐血，证属血热妄行者。

4. 使用注意　本方对血热暴作之吐血、衄血疗效较好，然当中病即止，若多服、久服，则寒凉太过，使血凝成瘀；虚寒性出血者忌用。

【附方】生地连栀汤 [《名医名方录》（第一辑）] 生地黄20～30克，瞿麦12克，黄连、炒黑栀子、赤芍、丹皮、滑石、木通、地骨皮各9克。水煎服，急重者每日2剂，分4次服。功用：凉血、通淋、清热。主治：热淋、血淋、急性膀胱炎。

柏叶汤

◆张仲景　《金匮要略》

【组成】柏叶、干姜各三两（9克），

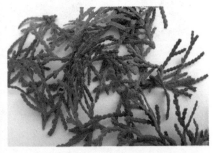

柏叶

艾三把（3克）。

【用法】以水五升，取马通汁一升，合煮取一升，分温再服。现代用法：水煎服。

【功效】温中止血。

【主治】中焦虚寒之吐血证。吐血不止，血色清稀黯淡，面色㿠白或萎黄，舌淡苔白，脉象虚弱无力。

【运用】

1. 辨证要点 本方为治疗虚寒性吐血的专方。以血色黯淡清稀、舌淡、脉虚弱为辨证要点。

2. 加减变化 属溃疡病出血而腹中闷痛者，可加延胡索、乌贼骨以制酸止痛；出血量多，可加三七、阿胶、白及以增强止血之功；气虚者，可加黄芪、人参以益气健脾摄血；方中马通汁，临床多以童便代之，艾叶、侧柏叶、干姜可炒炭入药。

3. 现代运用 本方常用于胃及十二指肠溃疡出血、消化道出血、肝硬化食管静脉曲张出血、血小板减少性紫癜出血等证属中焦虚寒者。

4. 使用注意 血热出血者忌用。

【附方】侧柏散（《淡潦方》） 侧柏叶45克，人参30克。功用：益气摄血。主治：吐血，下血，血如泉涌，口鼻皆流。

咳血方

◆朱震亨 《丹溪心法》

【组成】青黛、诃子各6克，山栀子、瓜蒌仁、海浮石各9克。

【用法】水煎服。

【功效】清肝宁肺，凉血止血。

【主治】肝火犯肺之咯血。咳嗽痰稠带血，咯吐

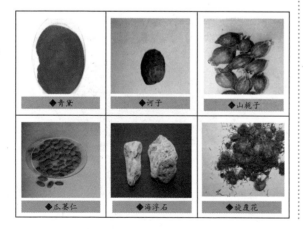

◆青黛　　◆诃子　　◆山栀子

◆瓜蒌仁　　◆海浮石　　◆旋覆花

不爽，心烦易怒，胸胁作痛，咽干口苦，颊赤便秘，舌红苔黄，脉弦数。

【运用】

1. 辨证要点 本方主要用于治疗肝火灼肺的咯血。以咳痰带血、胸胁作痛、口苦颊赤、舌红苔黄、脉弦数为辨证要点。

2. 加减变化 火盛伤阴者，可加麦冬、沙参以清热养阴；咳甚痰多者，可加天竺黄、浙贝母以化痰止咳。

3. 现代运用 本方常用于治疗支气管扩张、肺结核等病咯血而属肝火犯肺者。

4. 使用注意 因本方属寒凉降泄之剂，故肺肾阴虚及脾虚便溏者，不宜使用。

【附方】

1. 黛蛤散（《医说》引《类编》） 青黛、蚌粉（用新瓦将蚌粉炒令通红，拌青黛少许）。每服三钱（9克），米饮下。功用：清火宁肺，化痰止咳。主治：痰嗽。

2. 宁咳方（《验方新编》） 青黛、海蛤粉、海浮石、旋覆花、诃子、贝母、瓜蒌仁、白蜜。依法制膏滋剂，每次服15～20克。功用：清热润肺，化痰止咳。主治：燥火犯肺，咳嗽少痰，痰稠难出，面赤气急，痰中带血。

小蓟饮子

◆严用和 《济生方》，录自徐彦纯《玉机微义》

【组成】生地黄、小蓟、滑石、木通、蒲黄、藕节、淡竹叶、当归、山栀子、甘草各等份（9克）。

【用法】上咬咀，每服半两(15克)，水煎，空心服。现代用法：作汤剂，水煎服，用量据病证酌情增减。

【功效】凉血止血，利水通淋。

【主治】下焦热结之血淋、尿血。尿中带血，小便频数，赤涩热痛，舌红脉数。

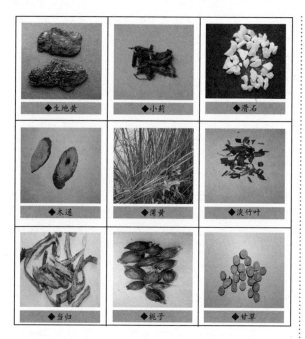

◆生地黄　　◆小蓟　　◆滑石

◆木通　　◆蒲黄　　◆淡竹叶

◆当归　　◆栀子　　◆甘草

【运用】

1. 辨证要点　本方是治疗下焦热结之血淋、尿血的常用方剂。以尿中带血或尿血、小便赤涩热痛、舌红、脉数为辨证要点。

2. 加减变化　方中甘草应以生甘草为宜，以增强清热泻火之力；血淋、尿血日久，气阴两伤者，可减滑石、木通等寒滑渗利之品，酌加黄芪、太子参、阿胶等以补气养阴；尿道刺痛者，可加琥珀末 1.5 克吞服以通淋化瘀止痛。

3. 现代运用　本方常用于治疗急性泌尿系感染及泌尿系结石而属下焦瘀热者。

4. 使用注意　方中药物多属寒凉通利之品，只宜于实热证。若血淋、尿血日久兼寒或阴虚火动或气虚不摄者，均不宜使用。

【附方】地榆苦酒煎（《医宗金鉴》）地榆一两（30克）。醋煎，露一宿，次早温服，立止。止后，随证调治之。功用：止血化瘀。主治：瘀血停滞，血崩不止，崩漏。

槐花散

◆许叔微 《 普济本事方》

【组成】槐花（炒）（12 克）、柏叶（杵，焙）（12克）、荆芥穗（6 克）、枳壳（麸炒）（6 克）各等份。

【用法】上为细末，用清米饮调下二钱，空心食前服。现代用法：为细末，每服 6 克，开水或米汤调下；亦可作汤剂，水煎服，用量按原方比例酌定。

【功效】清肠止血，疏风行气。

【主治】风热湿毒，壅遏肠道，损伤血络证。便前出血，或便后出血，或粪中带血，以及痔疮出血，血色鲜红或晦暗，舌红苔黄，脉数。

【运用】

1. 辨证要点　本方是治疗肠风、脏毒下血的常用方。临床应用以便血、血色鲜红、舌红、脉数为辨证要点。

2. 加减变化　大肠热甚，可加入黄芩、黄连等以清肠泄热；便血日久血虚，可加入当归、熟地黄等以养血和血；脏毒下血紫暗，可加入茯苓、苍术等以祛湿毒；便血较多，荆芥可改用荆芥炭，并加入地榆炭、黄芩炭、棕榈炭等以加强止血的功效。

3. 现代运用　本方常用于治疗痔疮、结肠炎或其他大便下血属风热或湿热邪毒壅遏肠道、损伤脉络者。肠癌便血亦可应用。

4. 使用注意　本方药性寒凉，故只可暂用，不宜久服。便血日久属气虚或阴虚者，以及脾胃素虚者均不宜使用。

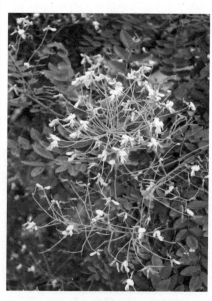

槐花

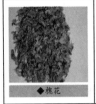
◆槐花

◆柏叶

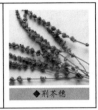
◆荆芥穗

【附方】

1. 槐角丸（《太平惠民和剂局方》） 槐角（去枝梗，炒）一斤（20克），防风（去芦）、地榆、当归（酒浸一宿，焙）、黄芩、枳壳（去瓤，麸炒）各半斤（10克）。上为末，酒糊丸如梧桐子大。每服三十丸（9克），米饮下，不拘时候。功用：清肠止血，凉血止血，清热除湿。主治：肠风下血，痔疮出血、脱肛等属风邪热毒或湿热者。

2. 荷叶丸（《中国药典》） 荷叶320克，地黄炭、棕榈炭、白茅根炭、玄参各96克，藕节、焦栀子、知母、白芍、黄芩炭各64克，大蓟炭、小蓟炭各48克，当归32克，香墨8克。依法制为蜜丸，每丸重9克，每次服1丸，每日2～3次。功用：凉血，止血。主治：咯血、衄血、尿血、便血、崩漏。

3. 脏连丸（《中国药典》）黄芩150克，槐角100克，地黄、地榆炭、槐花各75克，阿胶、赤芍、当归、荆芥穗各50克，黄连25克。依法用猪大肠蒸熟，制为蜜丸，大蜜丸或小蜜丸每次服9克，水蜜丸每次服6～9克，每日2次。功用：清肠止血。主治：便血，肛门灼热，痔疮出血肿痛。

4. 赤小豆当归散（《金匮要略》） 赤小豆（3升，浸令芽出，曝干）30克，当归15克（原书无用量）。共为散，每次服6克，浆水调服；现用汤剂，水煎服。功用：清热和血。主治：湿热蕴毒，积于肠中，形成痈脓。

5. 止血神效丸（《山西省中药成方选辑》） 椿根皮500克，三七参（不用亦可）15克。研为细面，陈醋制成小丸，滑石为衣，每次服6克，白开水送下。主治：肠风下血，一切便血、痔疮等。

黄土汤

◆张仲景 《金匮要略》

【组成】灶心土30克，白术、附子、干地黄、阿胶、黄芩、甘草各9克。

【用法】先将灶心土水煎过滤取汤，再煎余药。

【功效】温阳健脾，养血止血。

【主治】阳虚便血。大便下血，先便后血，或呕血、衄血，以及妇人崩漏，血色暗淡，四肢不温，面色萎黄，舌淡苔白，脉沉细无力。

【运用】

1. 辨证要点 本方主要用于脾阳不足所致的大便下血或妇女崩漏。以血色暗淡、舌淡苔白、脉沉细无力为辨证要点。

2. 加减变化 出血多者，可加炮姜、三七、白及、艾叶炭等止血之品；气虚者，可加黄芪、党参以益气摄血。

3. 现代运用 本方常用于治疗慢性胃肠道出血及功能性子宫出血属于脾阳不足者。

4. 使用注意 凡热迫血妄行所致出血者忌用。

【附方】阿胶汤（《圣济总录》）阿胶（炙燥）、熟地黄（焙）、艾叶（微炒）、芎䓖、当归（切，焙）、杜仲（去粗皮，炙，锉）、白术各一两（30克）。上㕮咀，每服四钱，水一盏半，枣三枚（擘破），同煎至八分，去滓，食前温服。功用：止血安胎。主治：体虚血热型胎漏。

阿胶汤在本书中治胎漏下血。《济阴纲目》指出本方适宜于多次堕胎的孕妇使用："阿胶汤，治妊娠数堕胎，小腹绞痛不可忍"；《妇人大全良方》还有用于妇人胎动不安的预防同名方，应注意区别："阿胶汤，妊妇伤寒、瘟疫时气，先服此以安胎，宜阿胶汤，却以治病药相间服：阿胶（炙）、白术、桑寄生、人参、白茯苓。上等份为细末，煮糯米饮调服方寸匕，日三服。"

地榆散

◆宋代官修方书 《太平圣惠方》

【组成】地榆、黄芪、枳壳、槟榔、黄芩、赤芍、当归各30克。

【用法】上药共研为散，每用12克，水煎服。亦可用饮片作汤剂，水煎服，

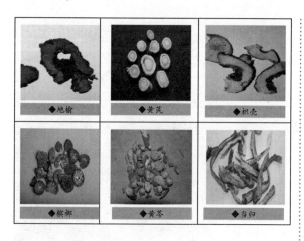

◆地榆 ◆黄芪 ◆枳壳

◆槟榔 ◆黄芩 ◆当归

用量按原方比例酌情增减。

【功效】清热理气，行瘀止血。

【主治】痔疮肿痛，下血不止等。

【运用】

1. 辨证要点 本方以痔血、便血、口苦、舌红绛、苔黄腻、脉滑数为辨证要点。

2. 加减变化 高热烦躁、舌红绛者，加至宝丹、安宫牛黄丸；便血严重者，加云南白药、血余炭；腹胀甚者，加大腹皮、厚朴、木香；大便稀溏者，加地锦草、马齿苋、山药；气阴两虚者，加麦冬、生地黄、人参。

3. 现代运用 本方常用于治疗急性坏死性肠炎、细菌性痢疾、上消化道出血、血小板减少性紫癜、崩漏、咯血、中暑、烫伤、湿疹、宫颈糜烂等。

4. 使用注意 本方苦寒较甚，中病即止，不宜久用；阴虚者慎用。

【附方】

1. 三鲜饮 鲜茅根、鲜藕节各120克，鲜小蓟根60克。水煎服。功用：凉血止血。主治：虚劳证，痰中带血，兼有虚热等。

2. 二鲜饮（《医学衷中参西录》） 鲜茅根（切

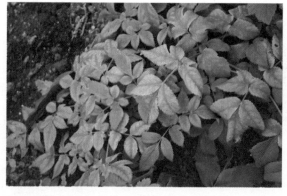

当归

碎）、鲜藕（切片）各120克。二药煮汁，常常饮之，旬日中自愈。若大便滑者，茅根宜减半，再用生山药末30克，调入药汁中，煮作茶汤服之。功用：凉血止血。主治：虚劳证痰中带血。

3. 清肠汤 当归、生地黄、炒栀子、黄连、芍药、黄柏、瞿麦、赤茯苓、木通、萹蓄、知母、乌梅、麦冬各3克，甘草、灯心各1.5克。水煎服。功用：清热通淋，凉血止血。主治：尿血、血淋等。

保阴煎

◆张景岳 《景岳全书》

【组成】生地黄、熟地黄、芍药各6克，黄芩、黄柏、山药、续断各4.5克，甘草3克。

【用法】水煎服。

【功效】凉血滋阴，清热止血。

【主治】阴虚内热，带下淋浊，色赤带血，血崩便血，月经先期，脉滑。

【运用】

1. 辨证要点 本方以五心烦热、带下淋浊、经来量多、舌红、脉数为辨证要点。

2. 加减变化 伴气虚，加黄芪、党参；腹胀有血块，加泽兰、延胡索、茺蔚子；肝火盛而动血者，加丹皮、焦山栀；肺热汗多者，加乌梅、麦冬；夜热甚者，加地骨皮、秦艽；胎动不安，加杜仲、寄生、菟丝子；阴挺，加升麻、黄芪等。

3. 现代运用 本方常用于治疗月经先期、子宫颈炎、功能性子宫出血、更年期综合征、习惯性流产、先兆流产、不孕症、阴挺等。

【附方】

1. 先期汤（《证治准绳》） 生地黄、川当归、白芍药各二钱（6克），黄柏、知母各一钱（3克），条芩、黄连、川芎、阿胶（炒）各八分（2.4克），艾叶、香附、炙甘草各七分（2.1克）。水二盅，煎一盅，食前温服。功用：凉血固经。主治：月经先期、色鲜量多，或经行血多如崩。

2. 清热止血汤（《妇产科学》） 由鲜生地黄、当归炭、生白芍、丹皮、槐花、旱莲草、仙鹤草、炒蒲黄、大黄炭组成。功用：凉血祛瘀。主治：妇女瘀热内盛，崩漏色褐，小腹疼痛等。

安冲汤

◆张锡纯 《医学衷中参西录》

【组成】白术、生黄芪、生龙骨、生牡蛎、生地黄、生杭芍各18克，海螵蛸、川续断各12克，茜草9克。

【用法】水煎服。

【功效】益气健脾，安冲摄血。

【主治】脾气虚弱，冲脉不固，妇女月经过多，经行时久，过期不止或不时漏下等。

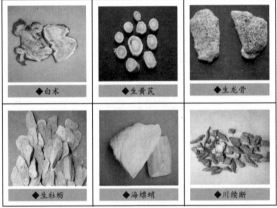

◆白术　◆生黄芪　◆生龙骨
◆生牡蛎　◆海螵蛸　◆川续断

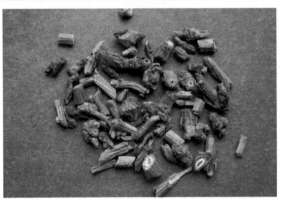

茜草（块根）

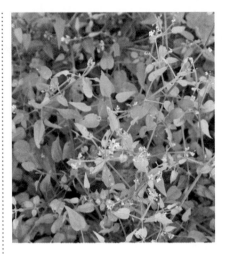

茜草

【运用】

1. 辨证要点　本方以经血过多、色淡质稀、舌淡脉细弱为辨证要点。

2. 加减变化　肾阳虚，加肉桂、附子、枸杞子；肾阴虚，加女贞子、山药、旱莲草；肢软乏力、面色白等气虚证，加升麻、人参、炙甘草；经来量多、质黏稠、色鲜红或深红、舌红等血热证，加黄柏、地榆、黄芩、槐花。

3. 现代运用　本方常用于治疗功能性子宫出血、产后出血过多等。

4. 使用注意　经色紫黑、有血块或伴小腹疼痛拒按等血瘀证者，不宜应用。

【附方】

1. 清热止崩汤　白芍、椿根白皮、侧柏叶炭各30克，生地黄、地榆各24克，煅龟板、炒黄芩各15克，丹皮、栀子、黄柏各9克。水煎服。功用：清热止血。主治：肝经血热，迫血妄行，血崩，色红量多，口燥唇焦，舌红脉数。

2. 小品生地黄汤（《中医治法与方剂》） 由生地黄、侧柏叶、黄芩、阿胶、甘草组成。功用：养肾清热。主治：阴虚血热。经血暴下，色鲜红，两颧发赤，头目眩晕，口干心烦，手心热，舌红无苔，脉细数。

第十三章

治风剂

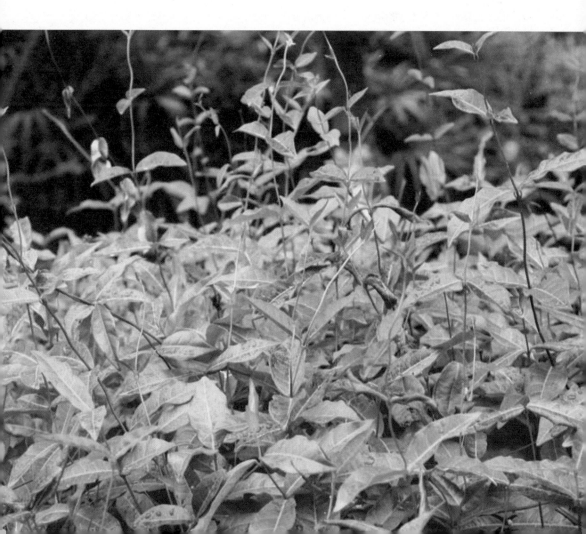

第一节 疏散外风

川芎茶调散

◆太平惠民和剂局《太平惠民和剂局方》

【组成】川芎、荆芥、薄荷各12克，白芷、羌活、炙甘草各6克，防风4.5克，细辛3克。

【用法】以上药共为细末，每次服6克，清茶调下；亦作汤剂，用量按原方比例酌定。

【功效】疏风止痛。

【主治】外感风邪头痛。偏正头痛或巅顶作痛，恶寒发热，目眩鼻塞，舌苔薄白，脉浮。

【运用】

1. 辨证要点 本方为主治风邪头痛的常用方剂。临床使用当以头痛、鼻塞、脉浮为辨证要点。

2. 加减变化 风热，可去细辛、羌活，加菊花、蔓荆子；风寒甚者，可重用川芎，并可酌加生姜、苏叶；头痛日久不愈，可配僵蚕、全蝎、桃仁等以搜风活血止痛。

3. 现代运用 本方常用于偏头痛、神经性头痛以及感冒、流感、慢性鼻炎、副鼻窦炎所引起的头痛，属风邪的患者。

4. 使用注意 本方药多辛散，若为气虚、血虚或肝肾阴亏、肝阳上亢、肝风内动引起的头痛，非本方所宜。

【附方】

1. 菊花茶调散（录自清，汪昂，《医方集解》）由川芎茶调散加菊花6克、僵蚕3克组成，用法同上。

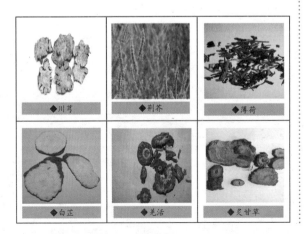

◆川芎　◆荆芥　◆薄荷

◆白芷　◆羌活　◆炙甘草

功用：疏风止痛，清利头目。主治：风热上扰头目。偏正头痛或巅顶痛，头晕目眩。

本方与川芎茶调散均有疏风邪止头痛之功。但川芎茶调散组方辛温，所治头痛以属风寒者为宜；本方在川芎茶调散的基础上加菊花、僵蚕以疏散风热，故对偏正头痛及眩晕而偏于风热者，较为适宜。

2. 芎芷石膏汤（《医宗金鉴》）川芎、白芷、石膏、菊花、羌活、藁本。水煎服。功用：疏散风邪、清热止痛。主治：风热头痛。

3. 都梁丸（《中药制剂手册》）（又名头风镇痛丸、头风痛丸）白芷（酒制）4920克，川芎1200克。依法制为蜜丸，每丸9克，每次服1丸，日2次，白开水送下。功用：散风止痛。主治：感受风寒，鼻塞不通；头风头痛。

4. 大天麻汤（经验方）大黄5克，天麻、川芎、菊花各10克。水煎服，每日1剂。功用：平肝降压，祛风定痛。主治：肝热头晕、头痛、高血压、高血脂伴有便秘者。

防风通圣散

◆刘完素《宣明论方》

【组成】防风、荆芥、连翘、麻黄、薄荷、川芎、当归、白芍、炒白术、黑山栀、大黄（酒蒸）、芒硝各五钱（15克），石膏、黄芩、桔梗各一两（30克），甘草二两（60克），滑石三两（90克）。

【用法】为末，每服二钱，水一大盏，生姜三片，煎至六分，温服。（近代用法：作汤剂，或为丸，吞服三四钱，开水送下。）

【功效】解表通里，疏风清热。

【主治】风热壅盛，表里俱实。症见憎寒壮热，头目昏眩，目赤睛痛，口苦口干，咽喉不利。胸膈痞闷，咳呕喘满，涕唾稠黏，大便秘结，小便赤涩。并治疮疡肿毒，肠风痔漏，惊狂谵语，手足

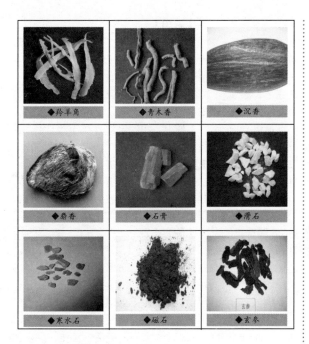

◆羚羊角　◆青木香　◆沉香
◆麝香　◆石膏　◆滑石
◆寒水石　◆磁石　◆玄参

玄参、木贼、草决明、荆子、青葙子各一两（30克），滑石、归尾、赤芍、荆芥、麻黄、白术、大黄、薄荷各五钱（15克），石膏、川芎、桔梗、芒硝、白菊、蝉蜕、栀子、白蒺藜各四钱（12克），细辛三钱（9克）。研为细末，加清茶叶五分（1.5克），清水煎，去滓，食后温服。功用：疏风散热，清肝明目。主治：风热弦烂，眼目赤肿，内外障翳，羞明流泪，倒睫出泪，两睑赤烂者。

大秦艽汤

◆刘完素 《素问病机气宜保命集》

【组成】秦艽三两（90克），甘草、川独活、川芎、当归、白芍药、石膏各二两（60克），川羌活、防风、黄芩、吴白芷、白术、生地黄、熟地黄、白茯苓各一两（30克），细辛半两（15克）。

【用法】上十六味，锉。每服一两（30克），水煎，去滓，温服。现代用法：上药用量按比例酌减，水煎，温服，不拘时候。

【功效】疏风清热，养血活血。

【主治】风邪初中经络证。口眼㖞斜，舌强不能言语，手足不能运动，或恶寒发热，苔白或黄，脉浮数或弦细。

【运用】

1. 辨证要点　本方是治疗风邪初中经络的常用方。临床应用以口眼㖞斜、舌强不能言语、手足不能运动、微恶风发热、苔薄微黄、脉浮数为辨证要点。

2. 加减变化　无内热，可去石膏、黄芩等清热之品，专以疏风养血通络为治。原方有"如遇天阴，加生姜煎七八片；如心下痞，每两加枳实一钱同煎"的用法，可资参考。

3. 现代运用　本方常用于颜面神经麻痹、缺血性脑卒中等属于风邪初中经络者。对风湿性关节炎属于风湿热痹者，亦可斟酌加减用之。

4. 使用注意　本方辛温发散之品较

瘰疬，丹瘢瘾疹等证。

【运用】

1. 辨证要点　本方以憎寒壮热无汗、口苦咽干、二便秘涩、舌苔黄腻、脉数为辨证要点。

2. 加减变化　涎嗽，加半夏（姜制）半两。

3. 现代运用　本方用于治疗感冒、急性结膜炎、头面部疖肿、高血压、肥胖症、习惯性便秘、痔疮等属于风热壅盛、表里俱实者。

4. 使用注意　若时毒饥馑之后胃气亏损者，须当审察，非大满大实不用。

【附方】

1. 黄连防风通圣散（《医宗金鉴》）防风、荆芥、连翘、麻黄、薄荷、川芎、当归、白芍（炒）、白术、山栀（炒黑）、大黄（酒蒸）、芒硝各五钱、黄芩、石膏、桔梗、川连各一两（30克），甘草二两（60克），滑石三两（90克）。加生姜、葱白煎服。功用：清热散风。主治：鼻渊，久病热郁深者。

2. 菊花通圣散（《医宗金鉴》）防风、川芎、当归、芍药、人参、大黄、薄荷、麻黄、连翘、芒硝各五钱（15克），石膏、黄芩、桔梗各一两（30克），生甘草、菊花各二两（60克），荆芥穗、白术、栀子各二两五钱（75克），滑石三两（90克）。研末，每服二三钱，清水一大盏，加生姜三片，煎至六分，食前温服，白汤调下亦可。功用：疏风解表，泻热通便。主治：暴发火眼，外障。

3. 洗刀散（《证治准绳·类方》）黄芩四两（120克），甘草三两（90克），防风、羌活、连翘、独活、

多，若属内风所致者，不可使用。

【附方】

1. 小续命汤（《备急千金要方》） 麻黄、人参、黄芩、防己、芍药、甘草、芎䓖、杏仁、桂心各二两（6克），生姜五两（5克），防风一两半（4.5克），附子一枚（3克）。上㕮咀，以水一斗，先煮麻黄三沸，去沫，内诸药，煮取三升，分三服，甚良。不愈更合三四剂，必佳，取汗随人风轻重虚实也。诸风服之皆验，不令人虚。功用：温阳益气，祛风通络。主治：中风不省人事，半身不遂，筋脉拘挛，口眼㖞斜，语言謇涩，以及肢体麻痹，骨节烦痛等。

2. 乌药顺气汤（《太平惠民和剂局方》） 乌药、陈皮、麻黄各60克，川芎、白芷、枳壳、桔梗、炒僵蚕、炙甘草各30克，炮干姜15克。研细末，每次用9克，加大枣一枚，水煎服。功用：发汗，调气，祛风。主治：男女一切风气，攻疰四肢，骨节疼痛，遍身顽麻，头目眩晕，语言謇涩，瘫痪，筋脉拘挛，以及脚气，步履艰难，脚膝软弱等。

3. 乌药顺气散（《医宗金鉴》）乌药、橘红各二钱（6克），麻黄去节、川芎、白芷、桔梗、枳壳各一钱（3克），僵蚕、干姜、甘草各五分（1.5克）。上药研末，入姜三片、枣二枚，水煎服。功用：疏肝理气，调和阴阳。主治：大怒气逆，突然昏厥，不省人事，牙关紧闭，四肢脉厥或脉沉伏者。

4. 黄芪五物汤（《金匮要略》） 黄芪、白芍、桂枝、生姜、大枣。以水六升，煮取三升，温服七合，日三服。功用：益气助阳，和血行痹。主治：体虚受风证，症见肌肤麻木不仁，甚则瘫痪，脉微细或小紧，舌淡红或略紫。

小活络丹（原名活络丹）

◆太平惠民和剂局《太平惠民和剂局方》

【组成】川乌、草乌、天南星、地龙各180克，乳香、没药各66克。

【用法】以上药为细末，混匀，加炼蜜制成大蜜丸，每丸重3克。口服，每次1丸，每日2次，用陈酒或温开水送服。

【功效】祛风除湿，化痰通络，活血止痛。

【主治】风寒湿痹。肢体筋脉挛痛，麻木拘急，关节屈伸不利，疼痛游走不定。亦治中风，手足不仁，日久不愈；或经络中有湿痰瘀血，而见腰腿沉重，或腿臂间作痛。

【运用】

1. 辨证要点 本方为治疗风寒湿邪留滞经络的常用方。以肢体筋脉挛痛、关节屈伸不利、舌淡苔白为辨证要点。

2. 加减变化 兼见肝肾气血不足，可配独活寄生丸同服。

3. 现代运用 风湿性关节炎、类风湿性关节炎、脑血管意外后遗症等属寒痰瘀阻者，亦可以本方治之。

4. 使用注意 本方性燥峻烈，以体质壮实，痹证偏于寒者为宜；阴虚内热、肝阳上亢及孕妇等均应慎用。

【附方】

1. 大活络丹（《兰台轨范》） 人参三两（90克），防风二两半（75克），白花蛇、乌梢蛇、威灵仙、两头尖（俱酒浸）、草乌、天麻（煨）、全蝎（去毒）、首乌（黑豆水浸）、龟板（炙）、麻黄、贯众、炙草、羌活、官桂、藿香、乌药、黄连、熟地黄、大黄（蒸）、木香、沉香各二两（60克），葛根、豹骨（炙）、当归各一两半（45克），细辛、赤芍、没药（去油，另研）、丁香、乳香（去油，另研）、僵蚕、天南星（姜制）、青皮、骨碎补、白蔻、安息香（酒熬）、黑附子（制）、黄芩（蒸）、茯苓、香附（酒浸，焙）、玄参、白术各一两（30克），血竭（另研）七钱（21克），地龙炙、犀角（水牛角代）、麝香（另研）、松脂各五钱（15克），牛黄（另

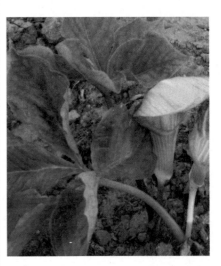

天南星

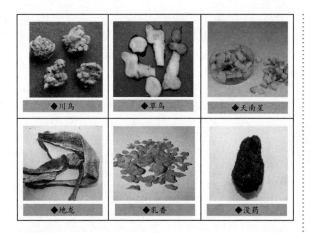

| ◆川乌 | ◆草乌 | ◆天南星 |
| ◆地龙 | ◆乳香 | ◆没药 |

研）、片脑（另研）各一钱五分（4.5 克）。上共五十味为末，蜜丸如桂圆核大，金箔为衣，每服一丸（5 克），陈酒送下。功用：祛风湿，益气血，活络止痛。主治：风湿痰瘀阻于经络，正气不足之中风瘫痪、痿痹、阴疽、流注以及跌打损伤等。

本方与小活络丹的功用、主治相仿。但本方以祛风、除湿、温里、活血药配伍益气、养血、滋阴、助阳等扶正之品组方，属于标本兼顾之治，适用于邪实而正虚者；小活络丹以祛风、除湿、逐寒药配伍化痰、活血之品组方，纯为祛邪而设，适用于邪实而正气不衰者。

2. 换骨丹（《医宗金鉴》）苍术、槐实、川芎、白芷、威灵仙、桑皮、人参、防风、何首乌、蔓荆子各一两（30 克），苦参、五味子、木香各五钱（15 克），龙脑、麝香各五分（1.5 克）。上药为末，以麻黄煎膏和捣，每一两分作十丸，朱砂滚衣（将丸药放在朱砂末内拌滚），每取一丸，温酒送服，服后盖被而卧，得汗后即愈。方用白芷、防风、蔓荆子疏散风邪；川芎、威灵仙活血通络；桑皮、槐实清热祛风；苦参凉血清热；麝香、龙脑通络开窍；麻黄膏祛风解表；五味子敛阴并能缓和麻黄之辛散；人参、苍术、木香健脾理气；首乌活血养血，使气血充盛，达到扶正祛邪之目的。

牵正散

◆ 杨倓 《杨氏家藏方》

【组成】白附子、僵蚕、全蝎各 3 克。

【用法】以上药共为细末，每次服 3 克，热酒或温开水送下；亦可作汤剂，用量据原方比例酌定。

【功效】祛风化痰，通络止痉。

【主治】风痰阻滞经络证。口眼喎斜，或面肌时抽动。

【运用】

1. 辨证要点 本方适用于风痰阻滞经络而偏于寒性者。临床当以猝然口眼喎斜、舌淡苔白为辨证要点。

2. 加减变化 面肌抽动甚者，可酌加天麻、蜈蚣、地龙等祛风通络止痉之品以增强疗效；临证时可酌加白芷、防风、红花等以加强疏风活血的作用。

3. 现代运用 面神经痉挛、面神经麻痹、三叉神经痛、偏头痛等属风痰痹阻经络者，均可加减应用。

4. 使用注意 口眼喎斜因气虚血瘀或肝风内动所致者，本方忌用。另外，白附子、全蝎为有毒之品，用量不宜过大。

【附方】

1. 三生饮（《医宗金鉴》）南星（生用）一两（30 克），川乌（去皮，生用）、附子（去皮，生用）各五钱（15 克），木香二钱（6 克）。每服五钱（15 克），姜水煎。加人参一两（30 克）。功用：助阳散寒，祛风化痰。主治：素体阳虚痰盛，卒中外风。

2. 祛风至宝汤（《医宗金鉴》）防风、荆芥、连翘、麻黄、薄荷、川芎、当归、白芍、白术、黑山栀、大黄（酒蒸）、芒硝、天麻、白附、羌活、独活、黄柏、黄连、僵蚕各五钱（15 克），黄芩、石膏、桔梗各一两（30 克），甘草二两（60 克），滑石三两（90 克），全蝎、细辛各二钱半（7.5 克）。功用：疏风解表，泻热通便，清热祛风，活血通络。主治：中风热入脏。

3. 羌活愈风汤（《症因脉治》）苍术、石膏、地黄各六分（1.8 克），羌活、独活、防己、防风、当归、蔓荆子、川芎、细辛、

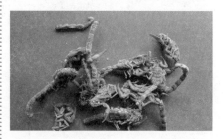

全蝎

黄芪、枳壳、人参、麻黄、白芷、甘菊、薄荷、枸杞子、柴胡、半夏、厚朴、前胡、知母、地骨皮、杜仲、秦艽、黄芩、茯苓、白芍、甘草各四分（1.2克），肉桂二分（0.6克）。上药作一贴，入姜三片水煎，朝夕服。功用：祛风散邪。主治：中风。

玉真散

◆陈实功 《外科正宗》

【组成】天南星、防风、白芷、天麻、羌活、白附子各等份。

【用法】上为细末，每服二钱（6克），热酒一盅调服，更敷伤处。若牙关紧急，腰背反张者，每服三钱（9克），用热童便调服。现代用法：共为细末，每次3～6克，每日3次，用热酒或童便调服；外用适量，敷患处。亦可作汤剂，用量酌定。服药后须盖被取汗，并宜避风。

【功效】祛风化痰，定搐止痉。

【主治】破伤风。牙关紧急、口撮唇紧，身体强直，角弓反张，甚则咬牙缩舌，脉弦紧。

【运用】

1. 辨证要点 本方为治疗破伤风的常用方。临床应用以创伤史、牙关紧急、身体强直、角弓反张、脉弦紧为辨证要点。

2. 加减变化 本方祛风化痰的功较强，而解痉之力不足，运用时常加入全蝎、蜈蚣、蝉蜕等以增强解痉定搐的功效；痰多，可加竹沥、贝母以化痰。

3. 现代运用 本方常用于破伤风、面神经麻痹、三叉神经痛等属于风邪袭于经络者。

4. 使用注意 方中药性偏于温燥，易耗气伤津，

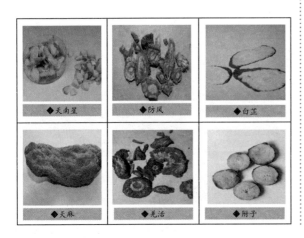

◆天南星	◆防风	◆白芷
◆天麻	◆羌活	◆附子

破伤风而见津气两虚者，不宜使用；肝经热盛动风者忌用。另外，白附子、天南星均有毒性，用量宜慎，孕妇忌服。

【附方】

1. 五虎追风散（《中医杂志》载山西省史传恩家传方）蝉蜕一两（30克），天南星、明天麻各二钱（6克），全蝎（带尾）七个，僵蚕（炒）七条。原方水煎服，用黄酒二两（60克）为引，服前先将朱砂面五分冲下，每服后五心（两手心、两脚心和心窝）出汗即效。但出汗与否，应于第二日再服。连服三日。功用：祛风镇痉。主治：破伤风，牙关紧急，角弓反张者。

方中大量蝉蜕祛风镇痉，《本草纲目》谓其主治"破伤风"，故为君药；天南星祛风痰而镇痉，天麻、全蝎、僵蚕均为祛风镇痉之品，以上共为臣药；朱砂镇心解毒，不使邪毒内攻于心，为佐药；黄酒既能行药势，使其速效，又能有助发汗以排除邪毒，为使药。用本方治疗破伤风，服后汗出与否，与疗效有关。服药后以五心汗出为佳，否则邪毒不得外解，预后多不良。本方祛风镇痉作用较玉真散为强，若加蜈蚣，则镇痉之力更强。

2. 舒筋丸（《中国药典》）马钱子粉115克，麻黄80克，独活、羌活、桂枝、甘草、千年健、牛膝、乳香（醋制）、木瓜、没药（醋制）、防风、地枫皮各6克，杜仲（盐制）、续断各3克。依法制蜜丸，每丸重3克，每次1丸，每日1次，孕妇忌服。功用：祛风除湿，舒筋活血。主治：四肢麻木，筋骨疼痛，行步艰难。

3. 妙济丸（《中国药典》）黑木耳（醋制）300克，茯苓、龟甲（制）各50克，当归、续断、川牛膝（酒蒸）、土茯苓、苍术各32克，杜仲（盐炒）20克，木瓜16克，川芎12克，白芍（酒炒）10克，小茴香（盐炒）、乳香（制）各8克，木香、丁香、母丁香各6克。依法制为大蜜丸，丸重6克，每服1～2丸，每日2次，黄酒送下。功用：强筋壮骨，祛湿通络，活血止痛。主治：四肢麻木拘挛，骨节疼痛，腰腿酸软。

4. 和合丸（《山西省中药成方选辑》） 黑木耳180克，苍术90克，生乳香、生没药各75克，生川乌、生草乌、杜仲炭、牛膝各60克。依法制为水丸，每服6克，每日2次。功用：暖肾搜风，散寒定痛。主治：风湿性关节炎的腰腿麻木、筋骨不利、疼痛等症。

消风散

◆陈实功 《外科正宗》

【组成】荆芥、防风、蝉蜕、牛蒡子、苍术、苦参、知母、石膏、当归、胡麻仁、生地黄各6克，木通、

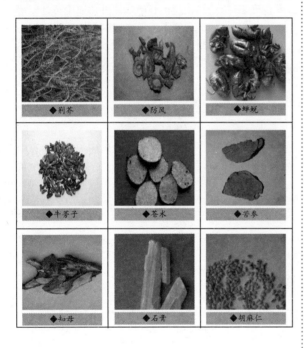

◆荆芥　　　◆防风　　　◆蝉蜕

◆牛蒡子　　◆苍术　　　◆苦参

◆知母　　　◆石膏　　　◆胡麻仁

生甘草各3克。

【用法】水煎服。

【功效】疏风养血，清热除湿。

【主治】风疹、湿疹。皮肤疹出色红，或遍身云片斑点，瘙痒，抓破后渗出津水，苔白或黄，脉浮数。

【运用】

1. 辨证要点 本方为治疗风疹、湿疹的常用方。以皮肤瘙痒、疹出色红或遍身云片斑点、脉浮数为辨证要点。

2. 加减变化 湿热甚者，可加车前子、地肤子以清热利湿；风热偏盛者，可加连翘、金银花以疏风清热解毒；血热甚者，可加牡丹皮、紫草、赤芍等以清热

凉血。

3. 现代运用 本方常用于治疗荨麻疹、过敏性皮炎、稻田性皮炎、药物性皮炎、神经性皮炎等属风湿患者。

4. 使用注意 服用本方时，不宜食辛辣、鱼腥、烟酒、浓茶等，以免影响疗效。

【附方】

1. 当归饮子（《重订严氏济生方》）当归(去芦)、白芍药、川芎、生地黄(洗)、白蒺藜（炒，去尖）、防风、荆芥穗各一两（10克）、何首乌、黄芪（去芦）、甘草炙各半两（5克）。上㕮咀，每服四钱，水一盏半，加生姜五片，煎至八分，去滓温服，不拘时候。功用：养血活血，祛风止痒。主治：风热血燥之皮肤疮疥，或肿或痒，或发赤疹，或作疼痛。

2. 四物消风饮（《医宗金鉴》）生地黄三钱（9克）、当归二钱（6克），荆芥、防风各一钱五分（4.5克），赤芍、川芎、白鲜皮、蝉蜕、薄荷各一钱（3克），独活、柴胡各七分（2.1克）。加红枣肉二枚，水二盅，煎八分，去滓服。功用：养血祛风。主治：血虚风燥之皮肤瘙痒。

第二节　平熄内风

羚角钩藤汤

◆俞根初 《通俗伤寒论》

【组成】羚羊角片4.5克，钩藤、菊花、茯神、生白芍各9克，桑叶6克，川贝母12克，鲜地黄、淡竹茹各15克，生甘草2.4克。

【用法】水煎服。

【功效】凉肝熄风，增液舒筋。

【主治】肝热生风证。高热不退，烦闷躁扰，手足抽搐，发为痉厥，甚则神昏，舌绛而干，或舌焦起刺，脉弦而数。

【运用】

1. 辨证要点 本方专为热极风动而

设。以高热烦躁、手足抽搐、舌绛、脉弦数为辨证要点。

2. 加减变化　邪热内闭、神志昏迷者，可配合清热开窍之剂，如紫雪、安宫牛黄丸等。

3. 现代运用　本方用于妊娠子痫、流行性乙型脑炎以及高血压引起的眩晕、头痛、抽搐等属肝经热盛者。

4. 使用注意　若温病后期，热势已衰，阴液大亏，虚风内动者，不宜应用。

【附方】钩藤饮（《医学衷中参西录》）钩藤9克，天麻6克，人参3克，炙草2克，全蝎（去毒）1克，羚羊角0.5克。水煎服。功用：清热熄风，益气解痉。主治：小儿天钓，牙关紧闭，手足抽搐，惊悸壮热，头目仰视兼见气虚者。

按：本方与羚角钩藤汤均属平肝熄风剂，俱用钩藤、羚羊角为主药，但后者配养阴增液、清化痰热药同用，故宜于热极动风而兼有阴伤者；前者配益气之品，宜于热极动风而兼有气虚者。

镇肝熄风汤

◆ 张锡纯　《医学衷中参西录》

【组成】怀牛膝、生赭石各30克，生龙骨、生牡蛎、生龟板、生白芍、玄参、天冬各15克，川楝子、茵陈、生麦芽各6克，甘草4.5克。

【用法】水煎服。

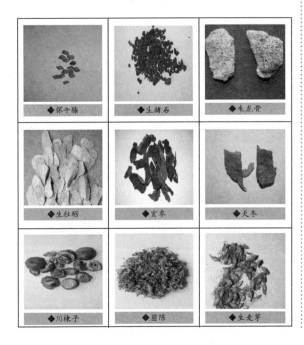

◆怀牛膝　◆生赭石　◆生龙骨
◆生牡蛎　◆玄参　◆天冬
◆川楝子　◆茵陈　◆生麦芽

【功效】镇肝熄风，滋阴潜阳。

【主治】肝阳上亢，气血上逆之类中风。头目眩晕，耳鸣目胀，脑部热痛，心中烦热，面色如醉，或时常嗳气，或肢体渐觉不利，口角渐形喝斜，甚或眩晕颠仆，昏不知人，移时始醒，或醒后不能复原，脉弦长有力。

【运用】

1. 辨证要点　本方为治疗类中风的常用方剂，凡中风前后，辨证为阴虚阳亢、肝风内动者均可运用。以头目眩晕、脑部热痛、面色如醉、脉弦长有力为辨证要点。

2. 加减变化　痰多者，加胆南星以清热化痰；心中热甚者，加生石膏以清热；大便不实者，减赭石、龟板，加赤石脂；尺脉重按虚者，加山萸肉、熟地黄以补益肝肾。

3. 现代运用　本方用于高血压、血管性头痛等属肝肾阴亏、肝阳上亢者。

4. 使用注意　若属气虚血瘀之中风，则不宜使用本方。

【附方】和血熄风汤（《医学衷中参西录》）当归一两（30克），生黄芪六钱（18克），真阿胶（不炒）四钱（12克），防风、荆芥、川芎各三钱（9克），生杭芍二钱（6克），生桃仁（带皮尖捣）一钱半（4.5克），红花一钱（3克）。功用：补助气血，逐邪发表。主治：产后受风发搐。

天麻钩藤饮

◆胡光慈　《中医内科杂病证治新义》

【组成】天麻、山栀、黄芩、杜仲、益母草、桑寄生、夜交藤、朱茯神各9克，钩藤、川牛膝12克，生决明18克。

【用法】水煎，分2～3次服。

【功效】平肝熄风，清热活血，补益肝肾。

【主治】肝阳偏亢，肝风上扰证。头痛，眩晕，失眠多梦，或口苦面红，舌红苔黄，脉弦或数。

【运用】

1. 辨证要点　本方是治疗肝阳偏亢、肝风上扰的常用方。临床应用以头痛、眩晕、失眠、舌红苔黄、脉弦为辨证要点。

2. 加减变化　肝火盛、口苦面赤、心烦易怒，加夏枯草、龙胆草以加强清肝泻火的功效；眩晕头痛剧者，可酌加龙骨、羚羊角、牡蛎等以增强平肝潜阳熄风的功效；脉弦而细者，宜加枸杞子、生地黄、何首乌以滋补肝肾。

3. 现代运用　本方常用于高血压病、内耳性眩晕、急性脑血管病等属于肝阳上亢、肝风上扰者。

【附方】

1. 天麻钩藤汤（《小儿卫生总微论方》）　由钩藤、天麻、蝉蜕、防风、人参、麻黄、僵蚕、蝎尾、炙甘草、川芎、麝香组成。功用：熄风解痉，补脾益气。主治：小儿因吐利脾胃虚而生风，变成慢惊。

2. 钩藤汤（《医宗金鉴》）　钩藤钩、当归、茯神、人参各一两（30克），苦桔梗一两五钱（45克），桑寄生五钱（15克）。上为粗末，每服五六钱。水煎：去二盏，煎至一盏，温服无时。功用：养血熄风，健脾益气。主治：肝血不足、脾气亦虚的子痫证。

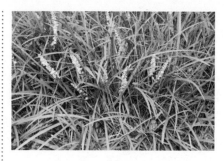

麦冬

4. 使用注意　如阴液亏虚，而邪气犹盛者，非本方所宜。

【附方】小定风珠（《温病条辨》）鸡子黄一枚（1个），阿胶二钱（6克），淡菜三钱（9克），生龟板六钱（18克），童便一杯（30毫升）。水五杯，先煮龟板、淡菜得二杯，去滓，入阿胶，上火烊化，内鸡子黄，搅令相得，再冲童便，顿服之。功用：滋阴潜阳，熄风降浊。主治：温邪久羁下焦，消烁肝阴，扰动冲脉，发为痉厥呃逆，脉细而劲者。

大定风珠

◆ **吴瑭　《温病条辨》**

【组成】生鸡子黄 2 枚、生白芍、干地黄、麦冬各 18 克，生龟板、生鳖甲、生牡蛎、炙甘草各 12 克，阿胶 9 克，麻子仁、五味子各 6 克。

【用法】水煎去渣，入鸡子黄搅匀，分 3 次服。

【功效】滋阴熄风。

【主治】阴虚风动证。温病后期，神倦，手足瘛疭，口眼㖞斜，脉气虚弱，舌绛苔少，有时时欲脱之势者。

【运用】

1. 辨证要点　本方用于温病后期、真阴大亏、虚风内动。以症见神倦、手足瘛疭、口眼㖞斜、脉气虚弱、舌绛少苔为辨证要点。

2. 加减变化　原书指出"喘者加人参，自汗者加龙骨、人参、小麦，悸者加茯神、人参、小麦"。盖喘、汗、悸皆心肺气虚所致，故入上药以养心益肺，敛汗固脱。

3. 现代运用　本方常用于乙脑后遗症、眩晕、放疗后舌萎缩、甲亢、甲亢术后手足搐搦症、神经性震颤等属于阴虚风动者。

阿胶鸡子黄汤

◆ **俞根初　《通俗伤寒论》**

【组成】石决明（杵）五钱（15克），大生地黄、生牡蛎（杵）、茯神木各四钱（12克），生白芍、络石藤各三钱（9克），陈阿胶（烊冲）、双钩藤各二钱（6克），清炙草六分（2克），鸡子黄（先煎代水）二枚（2个）。

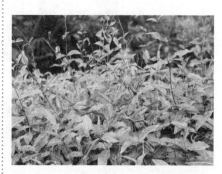

络石藤

【用法】水煎服。

【功效】养血滋阴，柔肝熄风。

【主治】邪热久羁，阴血不足，虚风内动证。筋脉拘急，手足瘛疭，心烦不寐，头目眩晕，舌绛少苔，脉细数。

【运用】

1. 辨证要点　本方为治疗温病后期、阴血大亏、虚风内动的常用方。以手足瘛疭、舌绛苔少、脉细数为辨证要点。

2. 加减变化　兼气阴两虚而喘急者，加五味子、麦冬以滋阴敛气定喘；夜热早凉者，加生鳖甲、青蒿以入络搜邪；心烦不寐甚者，加丹参、黄连以泻心火并凉血补心。

3. 现代运用　本方常用于高血压、神经衰弱、乙型脑炎后遗症、眩晕、甲状腺功能亢进及甲状腺功能亢进术后手足搐搦症、神经性震颤等，证属血虚生风者。

【附方】三甲复脉汤（《温病条辨》）　生龟板一两（30克），生鳖甲八钱（24克），炙甘草、干地黄、生白芍各六钱（18克），麦冬（不去心）、生牡蛎各五钱（15克），阿胶、麻仁各三钱（9克）。水八杯，煮取三杯，分三次服。功用：滋阴复脉，潜阳熄风。主治：温病邪热久羁下焦，热深厥甚，心中儋儋大动，甚则心中痛，或手足蠕动，舌绛少苔，脉细促者。

风引汤

◆ 张仲景　《金匮要略》

【组成】寒水石、滑石、赤石脂、白石脂、紫石英、石膏各六两（18克），大黄、干姜、龙骨各四两（12克），桂枝三两（9克），甘草、牡蛎各二两（6克）。

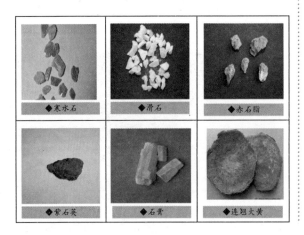

◆寒水石　　◆滑石　　◆赤石脂
◆紫石英　　◆石膏　　◆连翘大黄

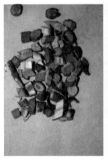
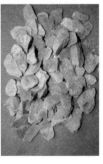

桂枝　　　　　　牡蛎

【用法】上十二味，杵，粗筛，以韦囊盛之，取三指撮，井花水三升，煮三沸。温服一升。

【功效】清肝益阴，潜阳息风。

【主治】昏仆，或两目上视，或四肢抽搐，或手足麻木，或口吐涎沫，头晕，头痛，烦热，四肢无力，急躁，或肌肉筋脉震颤，口苦，口干，舌红，少苔或薄黄，脉弦数。

【运用】

1. 辨证要点　本方以头晕目眩或头痛、四肢抽搐或手足麻木、舌偏红、苔薄黄、脉弦或滑为辨证要点。

2. 加减变化　健忘者，加远志、龙眼肉、石菖蒲以开窍安神；腰膝酸软者，加杜仲、牛膝以补肝肾、强筋骨；肌肤麻木者，加当归、黄芪以益气养血；手足抽搐者，加僵蚕、全蝎以熄风止痛。

3. 现代运用　本方可用于治疗西医临床中的乙型脑炎及其后遗症、流行性脑膜炎及其后遗症、小儿麻痹及其后遗症、流行性出血热等。只要符合其主治病变证机，也可加减运用，辅助治疗如脑血管意外疾病（卒中）、脑梗死、脑出血、高血压、精神分裂症、癫痫、面神经炎、三叉神经痛等。

4. 使用注意　阴血虚证慎用本方。

【附方】定风丹（《医学衷中参西录》）生明乳香、生明没药各三钱（9克），朱砂一钱（3克），全蜈蚣大者一条。共为细末，每小儿哺乳时，用药分许，置其口中，乳汁送下，一日约服药五次。主治：初生小儿绵风，其状逐日抽掣，绵绵不已，亦不甚剧。

第十四章

治燥剂

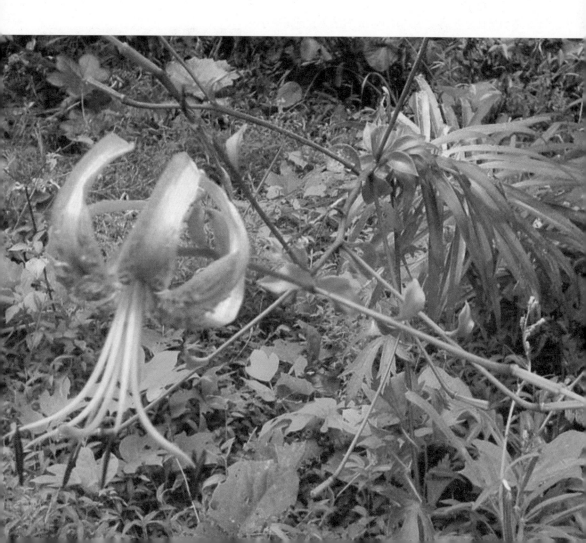

第一节　轻宣外燥

杏苏散

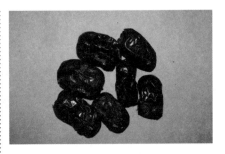

大枣

◆吴瑭 《温病条辨》

【组成】苏叶、半夏、茯苓、前胡、杏仁各9克，苦桔梗、枳壳、橘皮各6克，甘草3克，生姜三片，大枣三枚（原书未著用量）。

【用法】水煎温服。

【功效】轻宣凉燥，理肺化痰。

【主治】外感凉燥证。恶寒无汗，头微痛，咳嗽痰稀，鼻塞咽干，苔白脉弦。

【运用】

1. 辨证要点　本方为治疗凉燥的代表方，也是治疗风寒咳嗽的常用方。临床应用以恶寒无汗、咳嗽痰稀、咽干、苔白、脉弦为辨证要点。

2. 加减变化　汗后咳不止，去羌活、苏叶，加苏梗以降肺气；无汗、脉弦甚或紧，加羌活以解表发汗；头痛兼眉棱骨痛者，加白芷以祛风止痛；兼泄泻腹满者，加厚朴、苍术以化湿除满；热甚者，加黄芩以清解肺热。

3. 现代运用　本方常用于慢性支气管炎、上呼吸道感染、肺气肿等证属外感凉燥（或外感风寒轻证）、肺失宣降、痰湿内阻者。

【附方】杏苏饮（《医宗金鉴》）由杏仁、紫苏、前胡、桔梗、枳壳、桑皮、黄芩、甘草、麦冬、浙贝母、橘红组成。引用生姜，水煎服。功用：疏风解表，宣肺化痰。主治：伤风，发热憎寒，头疼有汗，咳嗽喷嚏，鼻塞声重，脉浮缓。

桑杏汤

◆吴瑭 《温病条辨》

【组成】桑叶、象贝、香豉、栀皮、梨皮各一钱（3克），杏仁一钱五分（4.5克），沙参二钱（6克）。

【用法】水二杯，煮取一杯，顿服之，重者再作服。现代用法：水煎服。

【功效】清宣温燥，润肺止咳。

【主治】外感温燥证。身热不甚，口渴，咽干鼻燥，干咳无痰或痰少而黏，舌红，苔薄白而干，脉浮数而右脉大者。

【运用】

1. 辨证要点　本方为治疗温燥伤肺轻证的常用方。临床应用以身热不甚、干咳无痰或痰少而黏、右脉数大为辨证要点。

2. 现代运用　本方常用于上呼吸道感染、急慢性支气管炎、百日咳、支气管扩张咯血等证属外感温燥、邪犯肺卫者。

【附方】翘荷汤（《温病条辨》）薄荷、连翘、黑栀皮各一钱五分（4.5克），生甘草一钱（3克），绿豆皮二钱（6克），

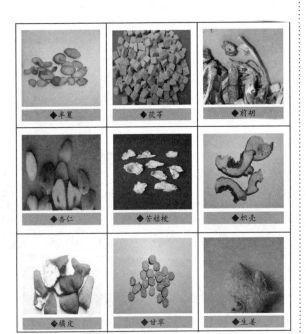

◆半夏　　◆茯苓　　◆前胡

◆杏仁　　◆苦桔梗　　◆枳壳

◆橘皮　　◆甘草　　◆生姜

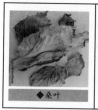

◆桑叶

◆杏仁

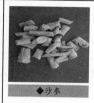

◆沙参

桔梗三钱（9克）。水二杯，煮取一杯，顿服之，日服二剂。甚者日三服。功用：清上焦气分燥热。主治：燥气化火，清窍不利，耳鸣目赤，龈肿咽痛等。

清燥救肺汤

◆喻昌 《医门法律》

【组成】桑叶（经霜者，去枝、梗，净叶）三钱（9克），石膏（煅）二钱五分（8克），麦冬（去心）一钱二分（4克），甘草、胡麻仁（炒，研）各一钱（3克），真阿胶八分（3克），人参、杏仁（泡，去皮尖，炒黄）各七分（2克），枇杷叶（刷去毛，蜜涂，炙黄）一片（3克）。

【用法】水一碗，煎六分，频频二三次，滚热服。现代用法：水煎，频频热服。

【功效】清燥润肺，养阴益气。

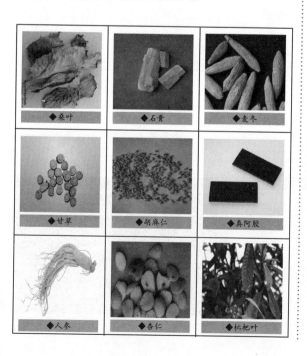

◆桑叶　　◆石膏　　◆麦冬

◆甘草　　◆胡麻仁　　◆真阿胶

◆人参　　◆杏仁　　◆枇杷叶

【主治】温燥伤肺，气阴两伤证。身热头痛，干咳无痰，气逆而喘，咽喉干燥，鼻燥，心烦口渴，胸满胁痛，舌红少苔，脉虚大而数。

【运用】

1. 辨证要点　本方为治疗温燥伤肺重证的常用方。临床应用以身热、干咳无痰、气逆而喘、舌红少苔、脉虚大而数为辨证要点。

2. 加减变化　热甚者，加水牛角、羚羊角以清热凉血；痰多，加瓜蒌、川贝以润燥化痰。

3. 现代运用　本方常用于肺炎、支气管哮喘、支气管扩张、急慢性支气管炎、肺癌等属燥热犯肺、气阴两伤者。

【附方】

1. 沙参麦冬汤（《温病条辨》）沙参、麦冬各三钱（9克），玉竹二钱（6克），冬桑叶、生扁豆、花粉各一钱五分（4.5克），生甘草一钱（3克）。水五杯，煮取二杯，日再服。久热久咳者，加地骨皮三钱。功用：清养肺胃，生津润燥。主治：肺胃阴伤证。燥伤肺胃阴分，或热或咳者。

2. 百花膏（《重订严氏济生方》）百合、款冬花各等份。依法制为蜜丸。现用膏滋剂，每次服20克，每日2次，开水冲服。主治：秋燥咳喘。

第二节　滋阴润燥

增液汤

◆吴瑭 《温病条辨》

【组成】玄参一两（30克），麦冬（连心）、细生地黄各八钱（24克）。

【用法】水八杯，煮取三杯，口干则与饮令尽；不便，再作服。现代用法：水煎服。

【功效】增液润燥。

【主治】阳明温病，津亏便秘证。

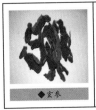
◆玄参

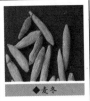
◆麦冬

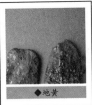
◆地黄

大便秘结，口渴，舌干红，脉细数或沉而无力。

【运用】

1. 辨证要点　本方为治疗津亏肠燥所致大便秘结的常用方，又是治疗多种内伤阴虚液亏病证的基础方。临床应用以便秘、口渴、舌干红、脉细数或沉而无力为辨证要点。

2. 现代运用　本方常用于温热病津亏肠燥便秘以及习惯性便秘、糖尿病、慢性咽喉炎、复发性口腔溃疡、慢性牙周炎、皮肤干燥综合征、肛裂等证属阴津不足者。

3. 使用注意　本方增液有余，攻下不足，是为津液少而燥结不甚者而设，若阳明里实热结所致便秘，则非所宜，如津液不足，燥结正甚者亦非本方所能胜任。

【附方】增液承气汤（《温病条辨》）　玄参一两（30克），麦冬（连心）、细生地黄各八钱（24克），大黄三钱（9克），芒硝一钱五分（4.5克）。水八杯，煮取二杯，先服一杯，不知，再服。功用：滋阴增液，泄热通便。主治：热结阴亏证。燥屎不行，下之不通，脘腹胀满，口干唇燥，舌红苔黄，脉细数。

增液汤与增液承气汤均是吴氏治疗温病阴亏，"无水舟停"大便难的方剂，旨在增水行舟。《温病条辨》指出，阳明温病，大便不通，若属津液枯竭，水不足以行舟而燥结不下者，可间服增液汤以增其津液；若再不下，是燥结太甚，宜予增液承气汤缓缓服之。故增液汤是以滋润为主，为津液大伤，燥结不甚者设；增液承气汤是润下合方，为津液大伤，燥结已甚者设。缓急有别，临证必须斟酌。

麦冬汤

◆张仲景　《金匮要略》

【组成】麦冬七升（42克），半夏一升（6克），人参三两（9克），甘草二两（6克），粳米三合（3克），大枣十二枚（4枚）。

【用法】上六味，以水一斗二升，煮取六升，温服一升，日三夜一服。现代用法：水煎服。

【功效】清养肺胃，降逆下气。

【主治】

1. 虚热肺痿。咳嗽气喘，咽喉不利，咯痰不爽，或咳唾涎沫，口干咽燥，手足心热，舌红少苔，脉虚数。

2. 胃阴不足证。呕吐，纳少，呃逆，口渴咽干，舌红少苔，脉虚数。

【运用】

1. 辨证要点　本方为治疗肺胃阴虚、气机上逆所致咳嗽或呕吐的常用方。临床应用以咳唾涎沫、短气喘促或口干呕逆、舌干红少苔、脉虚数为辨证要点。

2. 加减变化　阴虚胃痛、脘腹灼热者，可加白芍、石斛以增加养阴益胃止痛的功效；津伤甚者，可加玉竹、沙参以养阴液。

3. 现代运用　本方常用于慢性咽喉炎、慢性支气管炎、支气管扩张、矽肺、肺结核等属肺胃阴虚，气火上逆者。亦治慢性萎缩性胃炎、胃及十二指肠溃疡、妊娠呕吐等属胃阴不足、气逆呕吐者。

4. 使用注意　肺痿属于虚寒者不能用本方。

【附方】

1. 玉竹麦冬汤（《温病条辨》）玉竹、麦冬各9克，沙参6克，生甘草3克。水煎，2次分服。功用：养阴润燥。主治：温病燥伤胃阴。

2. 麦冬饮子（《黄帝素问宣明论方》）麦冬7克，茯苓6克，地黄4克，知母、葛根各3克，人参、瓜蒌根各2克，五味子、甘草、竹叶各1克。水煎服。功用：益气生津，养胃止渴。主治：心热移于肺，膈消胸满，津燥心烦，口渴。

3. 麦冬散（《太平圣惠方》）　麦冬（去心）、半夏（汤洗七遍去滑）、

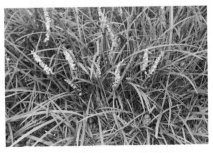
麦冬

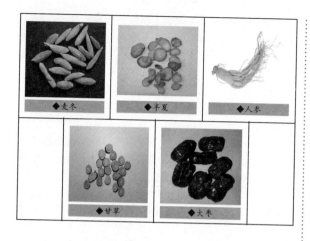

◆麦冬　◆半夏　◆人参

◆甘草　◆大枣

或人参以助益气生津之力；内热较重、烦热渴饮甚者，可加麦冬、石膏以加强清热的功效。

3. 现代运用　本方常用于糖尿病、尿崩症等证属气阴两虚者。

4. 使用注意　服药期间，忌食甜物。

【附方】益胃汤（《温病条辨》）麦冬、细生地黄各15克，沙参9克，玉竹（炒香）4.5克，冰糖适量。水煎，分2次服。功用：养阴益胃。主治：阳明温病，胃阴损伤证。不能食，口干咽燥，舌红少苔，脉细数者。

枇杷叶（拭去毛，炙微黄）各15克，陈橘皮（汤浸，去白、瓤，焙）、白茯苓、人参（去芦头）各22.5克，甘草（炙微赤，锉）7.5克。上药捣筛为散。每服9克，用水300毫升，加生姜4克，大枣三枚，煎至180毫升，去滓，不计时候温服。功用：益气养阴，降逆止呕。主治：反胃，呕哕吐食，烦热。

4. 加味麦冬汤（《医学衷中参西录》）　麦冬15克，人参、生山药各12克，清半夏、白芍、丹参各9克，甘草、生桃仁各6克，大枣三枚。水煎服，每日1剂，每日服2次。功用：养血清热，调经降逆。主治：阴虚肺燥。

玉液汤

◆张锡纯　《医学衷中参西录》

【组成】生山药一两（30克），知母六钱（18克），生黄芪五钱（15克），五味子、天花粉各三钱（9克），生鸡内金（捣细）二钱（6克），葛根一钱半（4.5克）。

【用法】水煎服。

【功效】益气滋阴，固肾止渴。

【主治】消渴之气阴两虚证。口渴引饮，小便频数量多，困倦气短，舌嫩红而干，脉虚细无力。

【运用】

1. 辨证要点　本方为治疗消渴、气阴两虚、脾肾不足证的常用方。以口渴尿多、困倦气短、脉虚细无力为辨证要点。

2. 加减变化　小便频数者，可加菟丝子、山茱萸以增固肾缩尿的功效；气虚较甚、脉虚细者，加西洋参

琼玉膏

◆申铁瓮方，录自洪遵《洪氏集验方》

【组成】新罗人参（春一千下，为末）二十四两（6克），雪白茯苓木（春千下，为末）四十九两（12克），白沙蜜十斤（20克），生地黄（九月采、捣）十六斤（30克）。

【用法】人参、茯苓为细末，蜜用生绢滤过，地黄取自然汁，捣时不得用铁器，取汁尽去滓，用药一处，拌和匀，入银、石器或好瓷器内封町。每晨服二匙，以温酒化服，不饮酒者，自汤化之。现代用法：前三味加水煎3次，合并药液，浓缩至稠膏。另取白蜜加入搅匀，加热微炼，瓶装密封备用。每服9～15克，早晚各服1次，温开水冲服或酒化服。

【功效】滋阴润肺，补脾益气。

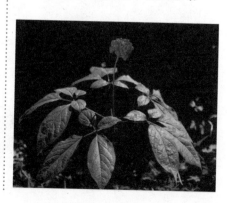

【主治】肺痨之肺肾阴虚证。干咳少痰，咽燥咯血，气短乏力，肌肉消瘦，舌红少苔，脉细数。

【运用】

1. 辨证要点　本方为肺痨之纯虚无邪、阴虚肺燥者而设，乃治本缓图之剂。以干咳咯血、气短乏力、舌红少苔、脉细数为辨证要点。

2. 加减变化　肺气上逆、咳嗽较重者，可加紫菀、百部、桑白皮以加强止咳的功效；虚火损伤肺络、咳血较多者，可加白茅根、白及以凉血止血；虚火灼津成痰、咳痰不爽者，可加瓜蒌仁、川贝母以清肺润燥化痰。

3. 现代运用　本方常用于肺结核、慢性支气管炎等证属阴虚肺燥、脾胃气虚者。

4. 使用注意　因方中药物较为阴柔滋腻，兼有表证或外感所致的咳嗽咯血者非本方所宜。

【附方】吴氏玉女煎（《温病条辨》）　元参、知母各12克，细生地黄、麦冬各18克，生石膏30克。水煎2次分服。主治：太阴温病，气血两燔者。按原书是取张景岳的玉女煎加减而成，但也可视为增液汤加石膏、知母。

养阴清肺汤

◆郑梅涧　《重楼玉钥》

【组成】大生地黄二钱（6克），玄参钱半（9克），麦冬一钱二分（9克），贝母（去心）、丹皮、白芍（炒）各八分（5克），生甘草、薄荷各五分（3克）。

【用法】水煎服。一般每日服1剂，重证可每日服2剂。

【功效】养阴清肺，解毒利咽。

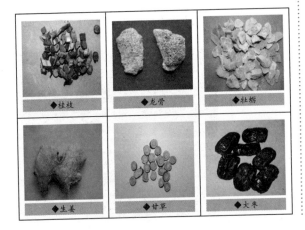

◆桂枝　　◆龙骨　　◆牡蛎

◆生姜　　◆甘草　　◆大枣

【主治】白喉之阴虚燥热证。喉间起白如腐，不易拭去，并逐渐扩展，病变甚速，咽喉肿痛，初起或发热或不发热，鼻干唇燥，或咳或不咳，呼吸有声，似喘非喘，脉数无力或细数。

【运用】

1. 辨证要点　本方是治疗阴虚白喉的常用方。临床应用以喉间起白如腐、不易拭去、咽喉肿痛、鼻干唇燥、脉数无力为辨证要点。

2. 加减变化　阴虚甚者，加熟地黄滋阴补肾；燥热甚者，加鲜石斛、天冬以养阴润燥；热毒甚者，加连翘、金银花以清热解毒。并可配合应用《重楼玉钥》之吹药方：青果炭二钱（6克），川贝母、黄柏、儿茶、薄荷各一钱（3克），冰片、凤凰衣各五分（1.5克）。各研细末，再入乳钵内和匀，加冰片研细，瓶装备用。

3. 现代运用　本方常用于急性咽喉炎、急性扁桃体炎、鼻咽癌等证属阴虚燥热者。

4. 使用注意　白喉忌表，尤忌辛温发汗，据原方后记载："如有内热及发热，不必投表药，照方服去，其热自除。"

【附方】清肺汤（《医宗金鉴》）麦冬、天冬、知母、甘草、橘红、黄芩。水煎服。功用：泻肺清热，止咳平喘。主治：肺虚热咳嗽。

百合固金汤

◆周之干　《慎斋遗书》

【组成】熟地黄、生地黄、归身各三钱（9克），贝母（6克）、麦冬（9克）、百合（12克）各一钱半，白芍（6克）、甘草（3克）各一钱，桔梗（6克）、玄参各八分（3克）。

【用法】水煎服。

【功效】滋养肺肾，止咳化痰。

【主治】肺肾阴亏，虚火上炎证。咳嗽气喘，痰中带血，咽喉燥痛，头晕目眩，午后潮热，舌红少苔，脉细数。

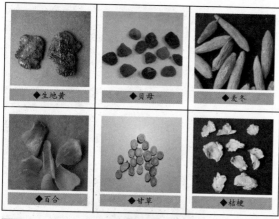

◆生地黄　　◆贝母　　◆麦冬

◆百合　　◆甘草　　◆桔梗

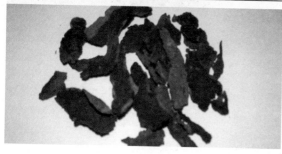

玄参

百合知母汤

◆张仲景 《金匮要略》

【组成】百合（擘）七枚（14克），知母（切）三两（9克）。

【用法】上先以水洗百合，渍一宿，当白沫出，去其水，更以泉水二升，煎取一升，去滓。别以泉水二升煎知母，取一升，去滓。后合和，煎取一升五合，分温再服。

【功效】清肺滋心，除烦润燥。

【主治】咳嗽，痰少而黏或痰带血丝，口燥，鼻干，小便赤，心烦，失眠即欲卧不得卧，或手足烦热，舌红，苔少或薄黄，脉虚数。

【运用】

1. 辨证要点　本方以咳嗽或心烦、口鼻干燥、舌质红、少苔、脉细为辨证要点。

2. 加减变化　阴虚明显者，加麦冬、沙参、生地黄以滋补阴津等；心烦者，加竹叶、栀子、麦冬以清心养阴除烦。

3. 现代运用　本方可用于治疗西医临床中的心神经官能症、心动过速等。只要符合其主治病变证机，也可加减运用，辅助治疗如肺结核、大叶性肺炎恢复期、慢性肝炎、肾炎等。

4. 使用注意　瘀血证、痰热证慎用本方。

【运用】

1. 辨证要点　本方为治疗肺肾阴亏、虚火上炎而致咳嗽痰血证的常用方。临床应用以咳嗽气喘、咽喉燥痛、舌红少苔、脉细数为辨证要点。

2. 加减变化　咳喘甚者，可加五味子、杏仁、款冬花以止咳平喘；痰多而色黄者，加黄芩、胆南星、瓜蒌皮以清肺化痰；咳血重者，可去桔梗之升提，加白茅根、白及、仙鹤草以止血。

3. 现代运用　本方常用于肺结核、慢性咽喉炎、慢性支气管炎、支气管扩张咯血、自发性气胸等属肺肾阴虚、虚火上炎者。

【附方】补肺阿胶汤（《小儿药证直诀》）　阿胶（麸炒）一两五钱（9克），糯米（炒）一两（6克），马兜铃（焙）五钱（6克），黍粘子（牛蒡子，炒香）二钱五分（3克），甘草（炙）二钱五分（1.5克），杏仁（去皮尖）七个（6克）。上为细末，每服一二钱（6克），水煎，食后温服。功用：养阴补肺，清热止血。主治：小儿肺阴虚兼有热证。咳嗽气喘，咽喉干燥，喉中有声，或痰中带血，舌红少苔，脉细数。

百合固金汤与补肺阿胶汤治证均有肺虚有热。但前者主治肺肾阴亏，虚火上炎之咳嗽痰血证，偏于滋肾养阴润肺，并能清热化痰；后者主治小儿肺阴虚兼有热之咳嗽证，偏于补益肺阴，兼以清肺化痰宁嗽。

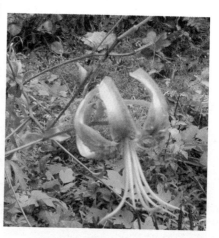

百合

百合地黄汤

◆ 张仲景 《金匮要略》

【组成】百合（擘）七枚（14克），生地黄汁一升（80毫升）。

【用法】上先以水洗百合，渍一宿，当白沫出，去其水，更以泉水二升，煎取一升，去滓，内地黄汁，取其一升五合，分温再服。中病，勿更服，大便当如漆。

【功效】清心润肺，滋补阴血。

【主治】心烦，惊悸，失眠，多梦，干咳，少痰，口干，口燥，心神涣散，大便干，或欲卧不得卧，舌红，少苔，脉细数。

【运用】

1. 辨证要点　本方以心烦或惊悸、干咳或少痰、口燥、舌质红、少苔、脉细数为辨证要点。

2. 加减变化　虚热明显者，加知母、黄柏以清退虚热；血虚明显者，加熟地黄、当归以滋补阴血；阴虚甚者，加五味子、麦冬以滋阴敛阴安神。

3. 现代运用　本方可用于治疗西医临床中的心肌炎、心律失常、心神经官能症、高血压、癔症、自主神经紊乱等。只要符合其主治病变证机，也可加减运用，辅助治疗如肺源性心脏病、肺结核、支气管肺炎、支气管炎、大叶性肺炎恢复期等。

4. 使用注意　瘀血证、痰热证、阳虚证慎用本方。

防己地黄汤

◆ 张仲景 《金匮要略》

【组成】防己一钱（1.5克），桂枝、防风各三钱（4.5克），甘草二钱（3克）。

【用法】上四味，以酒一杯，浸之一宿，绞取汁。生地黄二斤，㕮咀，蒸之如斗米饭久，以铜器盛其汁。更绞地黄汁，和，分再服。

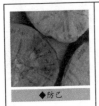
◆防己

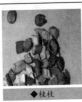
◆桂枝

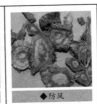
◆防风

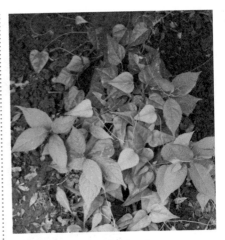
防己

【功效】养心清热，散邪定狂。

【主治】发狂而精神萎靡，善动妄行而困乏，视物模糊如见鬼状，无人独语不休而见人则止，无寒热，舌淡红，脉虚。

【运用】

1. 辨证要点　本方以善动妄行而困倦或言语失常、精神萎靡不振、舌质红、苔薄或腻、脉浮或弱为辨证要点。

2. 加减变化　急躁者，加栀子、黄连以清心除烦；失眠者，加朱砂、生铁落以重镇安神；心阴虚者，加沙参、麦冬、生地黄以滋补阴血；痰盛者，加胆南星、远志以开窍化痰。

3. 现代运用　本方可用于治疗西医临床中的精神分裂症抑郁型、早老性痴呆、老年性痴呆、小儿多动症、小儿发育迟缓等。只要符合其主治病变证机，也可加减运用，辅助治疗如心律失常、心肌炎、心肌缺血等。

4. 使用注意　瘀血证、痰热证慎用本方。

消渴方

◆ 朱震亨 《丹溪心法》

【组成】黄连末2克，天花粉末10克，人乳（或牛乳）80毫升，藕汁50毫升，

◆黄连

◆天花

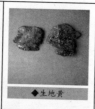
◆生地黄

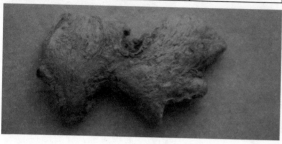
生姜

生地黄汁30毫升，蜂蜜10毫升，生姜汁三滴。

【用法】上药搅拌成膏，开水送服。

【功效】清热生津，滋阴润燥。

【主治】消渴，口渴引饮，多食易饥，舌红苔燥，脉细数。

【运用】

1. 辨证要点　本方以口渴引饮、口干舌燥、多食易饥为辨证要点。

2. 加减变化　可酌加麦冬、葛根、知母以加强生津止渴的功效。

3. 现代运用　本方常用于治疗糖尿病。

【附方】

1. 玉泉丸（《仁斋直指方论》）麦冬（去心，晒）、人参、茯苓、黄芪（半生，半蜜炙）、乌梅肉（焙）、甘草各一两（30克），瓜蒌根、干葛各一两半（45克）。上为末，炼蜜为丸，如弹子大。每服1丸，温汤嚼下。功用：益气养阴，生津止渴。主治：消渴口干。

2. 生地八物汤（《医学心悟》）　生地黄、麦冬各9克，荷叶6克，山药、知母、丹皮各4.5克，黄芩、黄连、黄柏3克。水煎服。功用：清胃泻火，养阴增液。主治：中消。

地黄饮子

◆宋．太医院编　《圣济总录》

【组成】熟干地黄（焙）（12克），巴戟天（去心）、

山茱萸（炒）、石斛（去根）、肉苁蓉（酒浸，切焙）、附子（炮裂，去皮脐）、五味子（炒）、官桂（去粗皮）、白茯苓（去黑皮）、麦冬（去心，焙）、菖蒲、远志（去心）各半两（15克）。

【用法】上为粗末，每服三钱匕（9～15克），水一盏，加生姜三片，大枣二枚，擘破，同煎七分，去滓，食前温服。现代用法：加姜枣水煎服。

【功效】滋肾阴，补肾阳，开窍化痰。

【主治】下元虚衰，痰浊上泛之喑痱证。舌强不能言，足废不能用，口干不欲饮，足冷面赤，脉沉细弱。

【运用】

1. 辨证要点　本方为治疗肾虚喑痱的常用方。临床应用以舌喑不语、足废不用、足冷面赤、脉沉细弱为辨证要点。

2. 加减变化　兼有气虚者，酌加人参、黄芪以益气；喑痱以阴虚为主、痰火偏盛者，去官桂、附子，酌加竹沥、川贝母、天竺黄、胆南星等以清化痰热；属痱而无喑者，减去石菖蒲、远志等宣通开窍之品。

3. 现代运用　本方常用于晚期高血压病、中风后遗症、脑动脉硬化、脊髓炎等慢性疾病过程中出现的阴阳两虚者。

4. 使用注意　本方偏于温补，故对气火上升，肝阳偏亢而阳热之象明显者，不宜应用。

【附方】通幽汤（《兰室秘藏》）桃仁（研）、当归身、升麻各3克，槟榔（研末，冲）、生地黄、熟地黄各2克，甘草、红花各1克。水煎服。功用：养血活血，润燥通幽。主治：幽门不通，大便难。

甘露饮

◆太平惠民和剂局　《太平惠民和剂局方》

【组成】枇杷叶、熟地黄、天冬、炒枳壳、茵陈蒿、生地黄、麦冬、石斛、

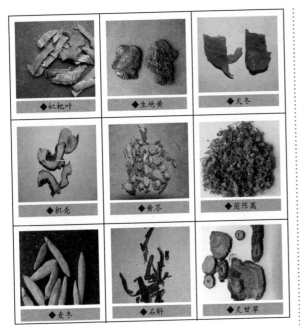

◆枇杷叶　　◆生地黄　　◆天冬
◆枳壳　　◆黄芩　　◆茵陈蒿
◆麦冬　　◆石斛　　◆炙甘草

炙甘草、黄芩各等份。

【用法】上药共研粗末，每服6克，水煎服。也可改作汤剂水煎服，各药用量按常规剂量酌定。

【功效】养阴清热，行气利湿。

【主治】胃中客热，牙宣口气，齿龈肿烂，时出脓血，耳赤肿痛，口舌生疮，咽喉肿痛，疮疹黄疸，肢体微肿，胸满气短，二便秘涩，或时身热。

【运用】

1. 辨证要点　本方以牙龈肿痛、口舌生疮、舌红、脉细数为辨证要点。

2. 加减变化　渴甚，加知母；热盛，加黄连、生石膏；气虚，加人参。

3. 现代运用　本方常用于治疗咽炎、慢性扁桃体炎、口腔溃疡、牙龈肿痛、糖尿病等。

【附方】

1. 小甘露饮（《重订严氏济生方》）　黄芩、升麻、茵陈、栀子仁、桔梗、生地黄、石斛、炙甘草、生姜各等份。上药㕮咀，每服12克，用水220毫升，加生姜五片，煎至180毫升，去滓温服，不拘时候。功用：养阴，清热，利湿。主治：脾劳实热，身体眼目悉黄，舌干，咽喉痛。

2. 滋阴甘露丸（《全国中药成药处方集》）　即本方加玄参组成。功用：养阴，清热，解毒。主治：虚火上炎，齿龈肿烂，吐血衄血，口舌生疮。

启膈散

◆ 程国彭　《医学心悟》

【组成】沙参、丹参各9克，川贝母4.5克，茯苓3克，郁金、杵头糠各1.5克，砂仁壳1.2克，荷叶蒂二个。

【用法】水煎服。

【功效】润燥解郁，化痰降逆。

【主治】噎膈，吞咽梗阻，胸膈痞闷、疼痛，呕吐食物及痰涎，或嗳气呃逆，舌质偏红，苔薄腻，脉弦滑。

【运用】

1. 辨证要点　本方以吞咽困难、胸膈痞闷而痛、呕吐为辨证要点。

2. 加减变化　兼痰积，加广橘红；兼血积，加红花、桃仁或另以生韭汁饮之；兼食积，加麦芽、莱菔子、山楂；口干津少，加麦冬、天花粉、芦根；兼虫积，加芜荑、胡黄连，甚则用河间雄黄散吐之；虚者，加人参；嗳气、呃逆，加代赭石、旋覆花、沉香；食管癌，加半枝莲、急性子、白花蛇舌草、山慈姑；津伤便秘，加玄参、麦冬、生地黄、白蜜。

3. 现代运用　本方常用于治疗食管炎、食管癌、膈肌痉挛、食管贲门失弛缓症、胃神经官能症等。

4. 使用注意

【附方】增损启膈散（《古今名方》）川贝母、郁金、当归、沙参、蜣螂虫、急性子、昆布各9克，丹参、海藻各12克，红花6克。水煎服，每日1剂，每日服2次。功用：化痰软坚，活血散瘀。主治：食管癌中期属痰瘀互结者，吞咽困难，甚则水饮难下，胸膈疼痛，泛吐黏痰，或吐下如赤豆汁，大便干结，形体消瘦，肌肤枯燥，舌红或青紫，脉细涩。

第十五章

祛湿剂

第一节　燥湿和胃

平胃散

◆周应 《简要济众方》

【组成】苍术（去黑皮，捣为粗末，炒黄色）四两（120克），厚朴（去粗皮，涂生姜汁，炙令香熟）三两（90克），陈橘皮（洗令净，焙干）二两（60克），甘草（炙黄）一两（30克）。

【用法】上为散。每服二钱（6克），水一中盏，加生姜二片，大枣二枚，同煎至六分，去滓，食前温服。现代用法：共为细末，每服4～6克，姜枣煎汤送下；或作汤剂，水煎服，用量按原方比例酌减。

【功效】燥湿健脾，行气和胃。

【主治】湿滞脾胃证。脘腹胀满，不思饮食，口淡无味，恶心呕吐，嗳气吞酸，肢体沉重，倦怠嗜卧，大便溏薄，常多自利，苔白厚腻，脉缓。

【运用】

1. 辨证要点　本方为燥湿运脾的常用方。临床以脘腹胀满、苔白厚腻为辨证要点。

2. 加减变化　属寒湿者，宜加肉桂、干姜以温化寒湿；湿郁化热者，宜加黄连、黄芩以清热燥湿；兼食滞者，宜加神曲、山楂以消食化滞；气滞甚者，宜加木香、砂仁以行气宽中；兼表证者，宜加藿香或苏叶以芳香解表。

3. 现代运用　本方常用于治疗慢性胃炎、胃及十二指肠溃疡、胃肠神经官能症、消化不良等属于湿滞脾胃者。

4. 使用注意　本方苦辛温燥，易耗伤阴血，故脾虚无湿或阴虚之人及孕妇，均应忌用。

【附方】

1. 金不换正气散（宋，《太平惠民和剂局方》）苍术、厚朴、陈皮、藿香、半夏、甘草各等份。共为粗末，每次服6克，加生姜三片，大枣二枚，水煎去渣热服。功用：行气化湿，和胃止呕。主治：瘴疫时气，呕吐、泄泻、腹胀等。

2. 柴平汤（《景岳全书》）柴胡、黄芩、人参、半夏、甘草、陈皮、苍术、厚朴各等份。加姜枣煎服。功用：和解少阳，祛湿和胃。主治：湿疟。一身尽疼，手足沉重，寒多热少，脉濡。

3. 调气平胃散（《古今医统大全》）藿香四分（1.2克），白豆蔻、丁香、檀香、木香各二钱（6克），砂仁四钱（12克），厚朴、陈皮各五钱（15克），甘草六钱（18克），苍术八钱（24克）。上为末，每服二钱（6克），加生姜、大枣，煎汤，入盐少许调服。方用木香、蔻仁、砂仁和中理气；丁香、檀香芳香化浊辟秽；藿香健胃行气；陈皮得气；苍术健脾；厚朴散气除湿；甘草和中。主治：卒暴尸厥，触犯邪气，昏晕倒无所知；胃气不和，胀满腹痛。

4. 加味平胃散（《医宗金鉴》）厚朴（姜汁炒）、苍术（米泔浸炒）、陈皮、甘草（炙）、人参各一钱（3克）。上为末，每服三钱（9克），加姜煎服。功用：健脾燥湿，行气止痛。主治：脾虚伤食、积滞不化所致胞阻。

藿香正气散

◆太平惠民和剂局 《太平惠民和剂局方》

【组成】藿香90克，炙甘草75克，半夏曲、白术、陈皮、厚朴、桔梗各60克，白芷、紫苏、茯苓、大腹皮各30克。

【用法】以上药共为细末，每次服6克，生姜、大枣煎汤热服；或作汤剂水煎服。

【功效】解表化湿，理气和中。

【主治】外感风寒，内伤湿滞证。霍乱吐泻，发热恶寒，头痛，胸膈满闷，脘腹疼痛，恶心呕吐，肠鸣泄泻，舌苔白腻，以及山岚瘴疟等。

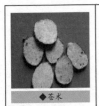
◆苍术

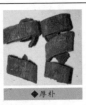
◆厚朴

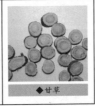
◆甘草

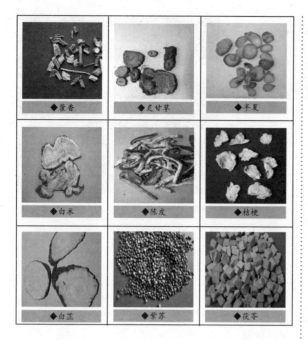

◆藿香　◆炙甘草　◆半夏
◆白术　◆陈皮　◆桔梗
◆白芷　◆紫苏　◆茯苓

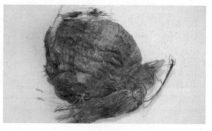

大腹皮

紫苏、白芷，湿阻气机致脘腹疼痛，故以陈皮、大腹皮理气和中。

2. 清胃理脾汤（《医宗金鉴》）苍术、陈皮、厚朴、甘草、黄芩、黄连、大黄。水煎服。方中苍术、陈皮、厚朴理气燥湿健脾；黄芩、黄连清热燥湿；大黄有清热泻下的作用，甘草调和诸药。主治：醇酒厚味，湿热为病，痞胀哕呕，不食，吞酸，恶心，嗳气，更兼大便黏臭，小便赤涩，饮食爱冷，口舌生疮。

第二节　清热祛湿

茵陈蒿汤

◆张仲景　《伤寒论》

【组成】茵陈蒿18克，栀子、大黄各9克。

【用法】水煎服。

【功效】清热，利湿，退黄。

【主治】湿热黄疸。一身面目俱黄，黄色鲜明，腹微满，口中渴，小便不利或小便短赤，舌苔黄腻，脉象滑数。

【运用】

1. 辨证要点　本方为治疗阳黄的常用方。临床以一身俱黄、色黄鲜明、小便不利、苔黄腻、脉滑数为辨证要点。

2. 加减变化　胁痛、脘腹胀痛者，可加枳实、郁金以疏肝理气止痛；兼见寒热往来、头痛口苦者，可加黄芩、柴胡以和解退热；湿邪较重者，可加泽泻、茯苓以利水渗湿；恶心呕吐、食少纳呆

【运用】

1. 辨证要点　本方为治外感风寒、内伤湿滞的常用方。以恶寒发热、呕吐泄泻、脘闷腹痛、舌苔白腻为辨证要点。

2. 加减变化　兼食积、脘闷腹胀，可加莱菔子、神曲以消食导滞；腹泻甚者，可加薏苡仁、白扁豆以祛湿止泻；表邪偏重、恶寒无汗，可加香薷以助其解表；小便短少者，可加车前子、泽泻以利水除湿。

3. 现代运用　本方常用于治疗流行性感冒、夏秋季节性感冒、急性胃肠炎、胃肠型感冒、消化不良等属于外感风寒、内伤湿滞者。

4. 使用注意　湿热霍乱、伤食吐泻均不宜。

【附方】

1. 六和汤（《太平惠民和剂局方》）　缩砂仁、半夏（汤泡七次）、杏仁（去皮尖）、人参、甘草（炙）各一两（30克）、赤茯苓（去皮）、藿香叶（拂去尘）、白扁豆（姜汁略炒）、木瓜各二两（60克）、香薷、厚朴（姜汁制）各四两（120克）。上锉，每服四钱（12克），水一盏半，生姜三片，枣子一枚，煎至八分，去滓，不拘时服。现代用法：亦可作汤剂，水煎服，用量按原方比例酌定。功用：祛暑化湿，健脾和胃。主治：湿伤脾胃，暑湿外袭证。霍乱吐泻，倦怠嗜卧，胸膈痞满，舌苔白滑等。

六和汤与藿香正气散均主治外感兼内湿之霍乱吐泻证。不同之处在于：前者为伤于暑湿，故重用香薷，配以厚朴、扁豆，湿邪伤脾致倦怠嗜卧，故用人参益气健脾以助脾运；后者兼伤于寒，故重用藿香，伍以

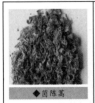
◆茵陈蒿

◆栀子

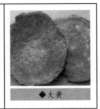
◆大黄

者，可加神曲、竹茹等消食止呕；热邪较盛者，可加龙胆草、黄柏以清热祛湿。

3. 现代运用　本方广泛用于治疗急性黄疸型肝炎、胆石症、胆囊炎、钩端螺旋体病，以及疟疾、伤寒、败血症等所引起的黄疸，属于湿热内蕴者。

4. 使用注意　黄疸有阳黄与阴黄之分，本方所治之证属于阳黄，如属阴黄，则非本方所宜。

【附方】

1. 栀子柏皮汤（《伤寒论》）栀子十五枚（10克），黄柏二两（6克），炙甘草一两（3克）。上三味，以水四升，煮取一升半，去滓，分温再服。功用：清热利湿。主治：黄疸，热重于湿证。身热，发黄，心烦懊侬，口渴，苔黄。

2. 茵陈四逆汤（清，张璐，《张氏医通》）茵陈蒿、炮姜各9克，附子、甘草各6克。水煎服。功用：温里助阳，利湿退黄。主治：阴黄。一身俱黄，黄色晦暗，神倦食少，肢体厥冷，脉沉细无力。

3. 麻黄连轺赤小豆汤（《伤寒论》）麻黄（去节）、连轺、生姜、切炙甘草各二两（30克），赤小豆、生梓白皮各一升，杏仁（去皮尖）四十个，大枣十二枚。原方八味，以潦水一斗，先煮麻黄再沸，去上沫，内诸药，煮取三升，分温三服，半日服尽。功用：解表发汗，清热利湿。主治：湿热内郁，表证未解而发黄者。

栀子大黄汤

◆张仲景 《金匮要略》

【组成】栀子十四枚（14克），大黄一两（3克），枳实五枚（5克），豉一升（24克）。

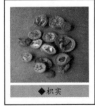
◆枳实

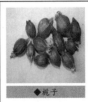
◆栀子

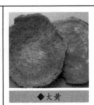
◆大黄

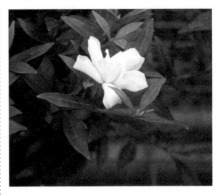
栀子

【用法】上四味，以水六升，煮取三升。分温三服。

【功效】清肝利胆，理气退黄。

【主治】胁痛（即肝区疼痛），腹胀，脘闷，不欲食，胃中热痛，心中懊侬，头晕，目眩，身、目、小便黄，舌红，苔黄腻，脉数。

【运用】

1. 辨证要点　本方以身目黄、头晕目眩、腹胀、舌质红、苔黄腻、脉数为辨证要点。

2. 加减变化　食少者，加莱菔子、生麦芽以消食下气；黄疸明显者，加滑石、茵陈以利湿清热；酒毒者，加绿豆、葛根以清解酒毒。

3. 现代运用　本方可用于治疗西医临床中的急性肝炎、迁延性肝炎、病毒性肝炎、胆囊炎等，还可辅助治疗支原体病、猩红热、流行性出血热等。

4. 使用注意　寒湿黄疸证、气血虚黄疸证慎用本方。

茵陈五苓散

◆张仲景 《金匮要略》

【组成】茵陈蒿末十分（30克），五苓散五分（15克）。

【用法】上二物，和，先食，饮方寸匕，日三服。

【功效】泄湿清热退黄。

【主治】身、目、便黄，小便短少，无汗，身体四肢困重，恶动，或身面黄肿，胃纳呆滞，泛呕，舌淡红，苔黄而厚腻，脉滑或濡缓。

【运用】

1. 辨证要点　本方以身、目、便黄以及无汗、身体四肢困重、舌质淡红、苔黄或腻厚、脉滑或濡缓为辨证要点。

2. 加减变化　腹胀者，加陈皮、苍术以燥湿醒脾行气；湿重者，加车前子、滑石以渗利湿浊；大便溏者，加山药、白扁豆、薏苡仁以健脾渗湿止泻。

3. 现代运用　本方可用于治疗西医临床中的慢性病毒性肝炎、慢性迁延性肝炎、心源性黄疸、胆囊炎、慢性胃炎、病毒性肝炎、高胆素血症等，还可辅助治疗湿疹、荨麻疹、皮肤疮疡等。

4. 使用注意　气血虚弱证慎用本方。

八正散

◆太平惠民和剂局《太平惠民和剂局方》

【组成】瞿麦、萹蓄、车前子、木通、滑石、山栀子、大黄、炙甘草各500克。

【用法】以上诸药共为细末，每次服6～9克，加灯心草少量，水煎温服；亦可作汤剂，用量按原方比例酌定。

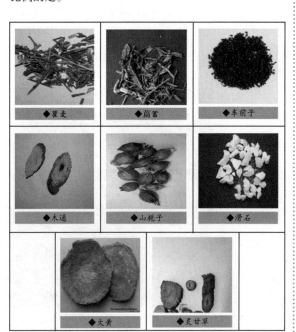

◆瞿麦	◆萹蓄	◆车前子
◆木通	◆山栀子	◆滑石
◆大黄	◆炙甘草	

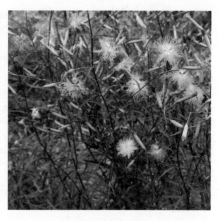

瞿麦

【功效】清热泻火，利水通淋。

【主治】湿热淋证。尿频尿急，溺时涩痛，淋漓不畅，小便浑赤，甚或癃闭不通，小腹急满，口燥咽干，苔黄腻，脉滑数。

【运用】

1. 辨证要点　本方为治疗湿热淋证的常用方剂。临床以尿频尿急、尿时涩痛、小便浑赤、苔黄腻、脉滑数为辨证要点。

2. 加减变化　湿热蕴结而致石淋涩痛者，宜加海金沙、金钱草以化石通淋；热伤膀胱血络、小便出血者，宜加白茅根、小蓟、旱莲草以凉血止血；小便浑浊较甚者，宜加石菖蒲、草薢以分清化浊。

3. 现代运用　本方常用于治疗急性肾地盂肾炎、尿道炎、膀胱炎、急性前列腺炎、泌尿系结石等病属下焦湿热者。

4. 使用注意　肾虚劳淋者，本方不宜使用；孕妇慎用。

【附方】

1. 五淋散（宋，《太平惠民和剂局方》）　当归、甘草各15克，赤茯苓18克，赤芍、山栀子各60克。上药为细末，每次服6克，水煎，食前服。功用：清热凉血，利水通淋。主治：湿热血淋，尿如豆汁，溺时涩痛，或溲如沙石，脐腹急痛。

本方与八正散所治之证，均属湿热蕴结膀胱。但本方重用栀子、赤芍，重在清热凉血，故以治血淋为主；八正散

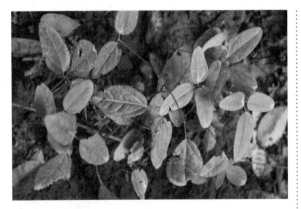

木通

栀子用量轻，配伍木通、滑石，重在清热、利湿、通淋，故以治热淋为主。

2. 石韦散(《外台秘要》引《集验方》) 石韦(去毛)、葵子各二两（6克），瞿麦一两（3克），车前子三两（9克），滑石五两（15克）。上为散，每服方寸匕（6克），一日三次。功用：清热利湿，化石通淋。主治：热淋、石淋，小便不利，溺时刺痛。

3. 十味苍柏散(《丹溪心法》) 苍术、黄柏、香附、青皮、益智仁、甘草、小茴香、山楂、延胡索、桃仁、附子。功用：清热除湿，理气活血，散寒止痛。主治：疝气作痛。

4. 苍柏散（《医宗金鉴》） 苍术、黄柏、牛膝、杜仲、防己、木瓜、川芎。功用：清热利湿，通络止痛。主治：腰痛，湿热注足。

三仁汤

◆吴瑭 《温病条辨》

【组成】生薏苡仁、滑石各 18 克，杏仁、半夏各 15 克，白豆蔻、厚朴、通草、竹叶各 6 克。

【用法】水煎服。

【功效】宣畅气机，清利湿热。

【主治】湿重于热之湿温病。头痛恶寒，身重疼痛，面色淡黄，胸闷不饥，午后身热，苔白不渴，脉弦细而濡。

【运用】

1. 辨证要点 本方为治疗湿温的常用方。临床以头痛恶寒、身重、胸闷不饥、午后身热、苔白不渴、脉弦细而濡为辨证要点。

2. 加减变化 寒热往来者，可加青蒿、草果以退寒热；兼有卫表症状者，可加香薷、藿香以解表化湿；夹有秽浊，可加石菖蒲、佩兰以芳香化浊。

3. 现代运用 本方常用于治疗肠伤寒、胃肠炎、肾盂肾炎、肾小球肾炎、布氏杆菌病，以及关节炎等属湿重于热者。

4. 使用注意 热重湿轻者不可用。

【附方】

1. 藿朴夏苓汤(清，石寿棠，《医原》) 藿香 6 克，半夏、猪苓、泽泻各 4.5 克，厚朴 3 克，赤茯苓、杏仁、淡豆豉各 9 克，生薏苡仁 12 克，白豆蔻 2 克。水煎服。功用：解表化湿。主治：湿温初起。身热恶寒，肢体倦怠，胸闷口腻，舌苔薄白，脉濡缓。

2. 甘露消毒丹 (《续名医类案》) 飞滑石 450 克，绵茵陈 320 克，淡黄芩 300 克，石菖蒲 180 克，木通、川贝母各 150 克，射干、连翘、薄荷、白蔻仁、藿香各 120 克。共研细面，瓶装，每次服 9 克，白开水送服，每日 2 次；现用汤剂，水煎服。功用：利湿化浊，清热解毒。主治：湿温时疫初起，邪在气分，症见身热倦怠、胸闷腹胀、无汗或有汗而身热不退、便秘尿黄；或腹泻而不畅，粪有热臭气；以及黄疸，呕吐卜利，舌苔淡白，或垢腻，或干黄者。

3. 黄芩滑石汤(《温病条辨》) 黄芩、滑石、茯苓皮、猪苓各三钱（9 克），

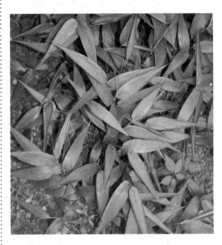

竹叶

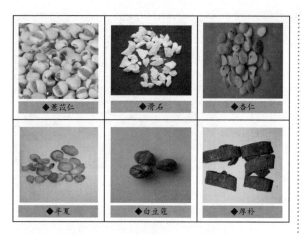

◆薏苡仁　◆滑石　◆杏仁
◆半夏　◆白豆蔻　◆厚朴

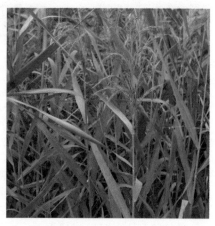

芦根

大腹皮二钱（6克），白蔻仁、通草各一钱（3克）。水煎服。功用：清热利湿。主治：湿温邪在中焦，发热身痛，汗出热解，继而复热，渴不多饮，或竟不渴，舌苔淡黄而滑，脉缓。

连朴饮

◆ 王士雄　《霍乱论》

【组成】川连（姜汁炒）、石菖蒲、制半夏各一钱（3克），制厚朴二钱（6克），香豉（炒）、焦栀各三钱（9克），芦根二两（60克）。

【用法】水煎温服。

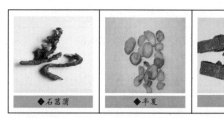

◆石菖蒲　◆半夏　◆厚朴

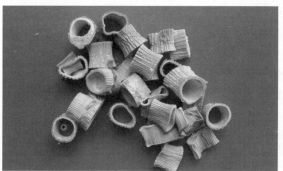

芦根

【功效】清热化湿，理气和中。

【主治】湿热霍乱。上吐下泻，胸脘痞闷，心烦躁扰，小便短赤，舌苔黄腻，脉滑数。

【运用】

1. 辨证要点　本方为治疗湿热并重之霍乱的常用方。临床应用以吐泻烦闷、小便短赤、舌苔黄腻、脉滑数为辨证要点。

2. 加减变化　本方主治湿热霍乱以吐为主者，若腹泻重者，可加薏苡仁、白扁豆以渗湿止泻。

3. 现代运用　本方常用于肠伤寒、急性胃肠炎、副伤寒等证属湿热并重者。

【附方】

1. 蚕矢汤（《霍乱论》）　晚蚕沙五钱（15克），生薏苡仁、大豆黄卷各四钱（12克），陈木瓜、川连（姜汁炒）各三钱（9克），焦栀一钱五分（4.5克），制半夏、黄芩（酒炒）、通草各一钱（3克），陈吴黄（泡淡）三分（1克）。地浆或阴阳水煎，稍凉徐服。功用：清热利湿，升清降浊。主治：湿热霍乱。吐泻，腹痛转筋，口渴烦躁，舌苔黄厚而干，脉濡数。

2. 香连和胃汤（《医宗金鉴》）黄芩、芍药、木香、黄连、甘草、陈皮、白术、缩砂仁、当归。功用：清湿热，养血调血，健脾和中。主治：痢疾攻后病势大减者。

3. 香连平胃散（《医宗金鉴》）黄连、木香、陈皮、苍术、厚朴。功用：清热化湿止痢，健脾燥湿除胀。主治：痢疾。

当归拈痛汤（拈痛汤）

◆ 张元素 《医学启源》

【组成】羌活、甘草、茵陈（酒炒）各五钱（15克），防风、苍术、当归身、知母（酒洗）、猪苓、泽泻各三钱（9克），人参、苦参（酒浸）、葛根各二钱（6克），升麻、白术、黄芩（炒）各一钱（3克）。

【用法】上锉，如麻豆大。每服一两（30克），水二盏半，先以水拌湿，候少时，煎至一盏，去滓温服。待少时，美膳压之。现代用法：水煎服。

【功效】利湿清热，疏风止痛。

【主治】湿热相搏，外受风邪证。遍身肢节烦痛，或肩背沉重，或脚气肿痛，脚膝生疮，舌苔白腻微黄，脉弦数。

【运用】

1. 辨证要点 本方为治疗风湿热痹及湿热脚气属湿邪偏重的常用方。临床应用以肢节沉重肿痛、舌苔白腻微黄、脉数为辨证要点。

2. 加减变化 身痛甚者，可加海桐皮、姜黄以活血通络止痛；脚膝肿甚，可加木瓜、防己以祛湿消肿。

3. 现代运用 本方常用于风湿性关节炎、类风湿性关节炎属湿热内蕴而兼风湿表证者。

【附方】宣痹汤（《温病条辨》）防己、杏仁、滑石、薏苡各五钱（15克），连翘、山栀、半夏（醋炒）、

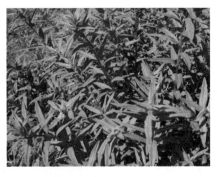

黄芩

晚蚕砂、赤小豆皮（乃五谷中之赤小豆，味酸肉赤，凉水浸取皮用）各三钱（9克）。水八杯，煮取三杯，分温三服。痛甚者加片子姜黄二钱（6克）、海桐皮三钱（9克）。功用：清热祛湿，通络止痛。主治：湿热痹证。湿聚热蒸，蕴于经络，寒战热炽，骨节烦疼，面目萎黄，舌色灰滞。

当归拈痛汤与宣痹汤均为治疗湿热痹证之常用方。前者利湿清热而兼能疏风，故适于湿热痹证而兼风湿表证者；后者利湿与清热并重，且能通络止痛，故主治湿热阻于经络之痹证。

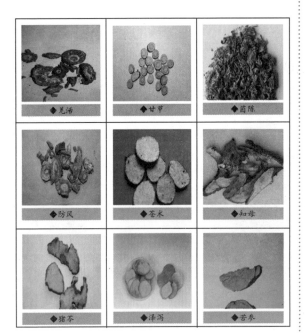

◆羌活　　◆甘草　　◆茵陈
◆防风　　◆苍术　　◆知母
◆猪苓　　◆泽泻　　◆苦参

二妙散

◆ 朱震亨 《丹溪心法》

【组成】黄柏（炒）、苍术（米泔水浸，炒）各15克。

【用法】上二味为末，沸汤，入姜汁调服。现代用法：为散剂，各等份，每次服3～5克，或为丸剂，亦可作汤剂，水煎服。

【功效】清热燥湿。

【主治】湿热下注证。筋骨疼痛，或两足痿软，或足膝红肿疼痛，或湿热带下，或下部湿疮、湿疹，小便短赤，舌苔黄腻者。

【运用】

1. 辨证要点 本方为治疗湿热下注所致痿、痹、脚气、带下、湿疮等病证的基础方，其清热燥湿之力较强，宜于湿热俱重之证。临床应用以足膝肿痛、

小便短赤、舌苔黄腻为辨证要点。

2. 加减变化　运用本方宜根据病证之不同适当加味。湿热脚气，宜加木瓜、薏苡仁、槟榔等以渗湿降浊；湿热痿证，可加木瓜、豨莶草、萆薢等祛湿热，强筋骨；下部湿疮、湿疹，可加土茯苓、赤小豆等清湿热，解疮毒。

3. 现代运用　本方适用于风湿性关节炎、阴道炎、阴囊湿疹等属湿热下注者。

4. 使用注意　湿多热少者，不宜使用。

【附方】

1. 三妙丸（《医学正传》）　苍术（米泔浸一二宿，细切，焙干，六两）180克，黄柏（切片，酒拌，略炒，四两）120克，川牛膝（去芦，二两）60克。上为细末，面糊为丸，如梧桐子大，每服五七十丸（10～15克），空腹，姜、盐汤下。忌鱼腥、荞麦、热面、煎炒等物。功用：清热燥湿。主治：湿热下注之痿痹。两脚麻木或肿痛，或如火烙之热，痿软无力。

2. 四妙丸（《成方便读》）　黄柏、苍术、牛膝、薏苡仁各八两（240克）。水泛为丸，每服6～9克，温开水送下。功用：清热利湿，舒筋壮骨。主治：湿热痿证。两足麻木，痿软，肿痛。

3. 清白散（《古今医鉴》）　当归、黄柏（盐水泡）、白芍（炒）、樗根皮（酒炒）、生地黄、川芎、贝母各一钱（3克），炮姜、甘草各五分（1.5克）。上锉，生姜三片，水煎服。功用：清热化湿，活血化瘀。主治：湿热兼有瘀滞的带下病。

第三节　利水渗湿

五苓散

◆张仲景　《伤寒论》

【组成】泽泻15克，猪苓、茯苓、白术各9克，桂枝6克。

【用法】为散剂，每次服3～6克；或作汤剂，水煎服。

【功效】利水渗湿，温阳化气。

【主治】

1. 伤寒太阳膀胱蓄水证。小便不利，头痛微热，烦渴欲饮，甚则水入即吐，舌苔白，脉浮。

2. 水湿内停。水肿，泄泻，小便不利，以及霍乱等。

3. 痰饮。脐下动悸，吐涎沫而头眩，或短气而咳者。

【运用】

1. 辨证要点　本方是治疗水湿痰饮内停的要方。临床当以水肿或泄泻、小便不利、苔白、脉浮为辨证要点。

2. 加减变化　水气壅盛者，可加桑白皮、生姜皮、大腹皮等加强利水渗湿的功效；水肿兼有表证者，可加苏叶、麻黄以解表宣肺；肾阳不足、腰痛腿弱者，桂枝易肉桂或加附子以温壮肾阳。

3. 现代运用　本方常用于治疗肾炎、心脏病、肝硬化引起的水肿，以及急性肠炎、脑积水、尿潴留、梅尼埃病等病，证属水湿内停者。

4. 使用注意　本方渗利作用强，不宜常服；湿热者忌用。

【附方】

1. 四苓散（《丹溪心法》）　白术、茯苓、猪苓各一两半（45克），泽泻二两半（75克）。四味共为末，每次12克，水煎服。功用：健脾渗湿。主治：脾胃虚弱，水湿内停证。小便赤少，大便溏泄。

2. 春泽汤（《世医得效方》）　人参、白术、茯苓、泽泻、猪苓各10克（原著本方无用量）。水煎服。功用：益气健脾，利水渗湿。主治：脾虚失运，水湿内停证。水肿，泄泻，神疲乏力口渴，小便不利。

3. 附子五苓散（《朱氏集验方》）桂枝、茯苓、猪苓、泽泻、白术、附子。上为细末，用姜汤送下。方用茯苓、猪苓淡味渗水；泽泻利水；白术健脾祛湿；桂枝通阳，化膀胱之气而行水；附子温运下焦阳气，使入里之邪从小便而解。主治：阳气不足，水饮内停，翻胃吐食。

4. 苍术五苓散（《医宗金鉴》）桂枝、茯苓、猪苓、泽泻、白术、苍术。功用：通阳行水，健脾利湿。主治：风寒湿侵入大小肠之肠痹。

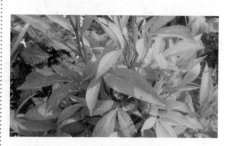

白术

猪苓汤

◆张仲景《伤寒论》

【组成】猪苓（去皮）、茯苓、泽泻、阿胶、滑石（碎）各一两（10克）。

【用法】以水四升，先煮四味，取二升，去滓，内阿胶烊消，温服七合，日三服。现代用法：水煎服，阿胶分二次烊化。

【功效】利水，养阴，清热。

【主治】水热互结证。小便不利，发热，口渴欲饮，或心烦不寐，或兼有咳嗽、呕恶、下利。舌红苔白或微黄，脉细数。又治血淋，小便涩痛，点滴难出，小腹满痛者。

【运用】

1.辨证要点　本方以利水为主，兼以养阴清热，主治水热互结而兼阴虚之证。临床应用以小便不利、口渴、身热、舌红、脉细数为辨证要点。

2.加减变化　本方可用于热淋、血淋、尿血之属于水热互结而兼阴虚者。尿血、血淋，可加大蓟、小蓟、白茅根以凉血止血；热淋，可加车前子、栀子以清热利水通淋。

3.现代运用　本方适用于泌尿系感染、膀胱炎、肾炎、产后尿潴留等属水热互结兼阴虚者。

4.使用注意　因本方为渗利之剂，若内热盛，汗出多而渴者忌用。

【附方】大橘皮汤（《奇效良方》）橘皮9克，滑石12克，赤茯苓5克，木香、槟榔、茯苓、泽泻、白术各3克，肉桂1.5克，甘草1克，生姜五片。水煎服。功用：行气利湿。主治：中焦阳气不宣，湿浊内聚，脘腹胀满，小便不利，大便稀而不畅，腿脚微肿，舌苔厚腻，脉濡者。

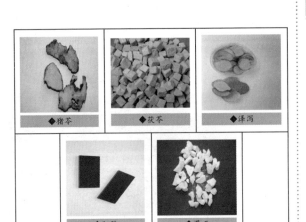

◆猪苓　　◆茯苓　　◆泽泻

◆阿胶　　◆滑石

猪苓散

◆张仲景《金匮要略》

【组成】猪苓、茯苓、白术各等份。

【用法】上三味，杵为散，饮服方寸匕，日三服。

【功效】利水化饮，健脾燥湿。

【主治】呕吐清稀涎水，呕后喜饮，或胸满，或胸闷，膈间逆满，或口渴，舌淡，苔薄，脉沉。

【运用】

1.辨证要点　本方以呕吐清稀涎水、膈间逆满、舌质淡、苔薄、脉沉为辨证要点。

2.加减变化　胸满者，加瓜蒌、薤白以通阳行气除满；胸中水气甚者，加泽泻、桂枝以温阳泻水。

3.现代运用　本方可用于治疗西医临床中的高血压、高脂血症、心律失常等，还可辅助治疗慢性胃炎、幽门水肿、贲门痉挛等。

4.使用注意　阴虚火旺证慎用本方。

【附方】胃疸汤（《医宗金鉴》）茵陈、白术、苍术、陈皮、葛根、茯苓、猪苓、泽泻、防己、黄连、栀子、秦艽。功用：健脾升阳渗湿。主治：黄疸，寒湿阻遏，偏于湿重者。

木防己汤

◆张仲景《金匮要略》

【组成】木防己三两（9克），石膏十二枚鸡子大（48克），人参四两（12克），桂枝二两（6克）。

【用法】上四味，以水六升，煮取二升。分温再服。

【功效】通阳化饮，清热益气。

【主治】胸闷而满，心烦，气喘，心下痞硬坚，面色黧黑，短气，乏力，舌红，苔黄腻，脉迟或沉。

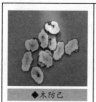
◆木防己

◆石膏

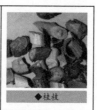
◆桂枝

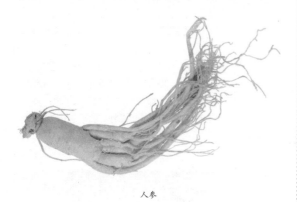
人参

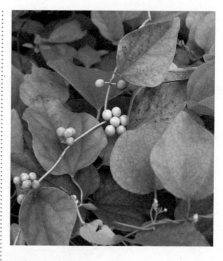

【运用】

1. 辨证要点　本方以胸胁满闷或疼痛、少气乏力、舌质红、苔黄或腻、脉沉或弦为辨证要点。

2. 加减变化　胸中郁热者，加淡豆豉、栀子以清热宣畅气机；小便不利者，加泽泻、滑石以清热泻饮；心烦者，加竹叶、知母以清热除烦。

3. 现代运用　本方可用于治疗西医临床中的冠心病、高血压、心功能不全等，还可辅助治疗支气管哮喘、肺气肿、肺间质纤维化、胸腔积水等。

4. 使用注意　阴血虚证慎用本方。

【附方】苓桂理中汤（《医宗金鉴》）人参、白术、甘草、炮姜、肉桂、茯苓。功用：健脾温中，降火（虚火上泛）利水。主治：中焦阳虚，虚火上泛的口糜泻。

木防己去石膏加茯苓芒硝汤

◆张仲景《金匮要略》

【组成】木防己、桂枝各二两（6克），人参四两（12克），芒硝三合（9克），茯苓四两（12克）。

【用法】上五味，以水六升，煮取二升，去滓，内芒硝，再微煎。分温再服，微利则愈。

【功效】通阳破饮，益气利水。

【主治】胸满闷而痛，胸中滞塞，气喘，气短，

身倦，心下坚满或疼痛，小便不利，面色黧黑，舌淡质胖，苔黄或夹白，脉沉弦。

【运用】

1. 辨证要点　本方以胸胁满闷、少气乏力、或小便不利、舌质红、苔黄或腻、脉沉或弦为辨证要点。

2. 加减变化　胸中郁热者，加淡豆豉、栀子以清热宣畅气机；小便不畅者，加泽泻、滑石以清热泻饮；心烦者，加竹叶、知母以清热除烦。

3. 现代运用　本方可用于治疗西医临床中的冠心病、高血压、高血脂、心律失常、病毒性心肌炎等，还可辅助治疗支气管哮喘、肺气肿、肺纤维化、胸腔积液等。

4. 使用注意　阴血虚证慎用本方。

【附方】胃苓汤（《世医得效方》）五苓散、平胃散各6～10克。上二药合和，苏子、乌梅煎汤送下，未效，加木香、缩砂、白术、丁香煎服。功用：祛湿和胃，行气利水。主治：夏秋之间，脾胃伤冷，水谷不分，泄泻如水，以及水肿、腹胀、小便不利者。

防己黄芪汤

◆张仲景　《金匮要略》

【组成】防己12克，黄芪15克，

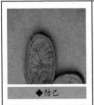

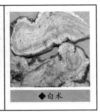

◆防己　◆黄芪　◆白术

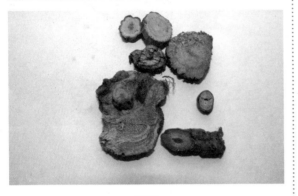

炙甘草

白术9克，炙甘草6克。

【用法】加生姜四片，大枣一枚，水煎服。

【功效】益气祛风，健脾利水。

【主治】气虚之风水或风湿证。汗出恶风，身重或肿，小便不利，舌淡苔白，脉浮。

【运用】

1. 辨证要点　本方是治疗脾虚气弱、风湿郁滞之风水、风湿证的要方。临床以汗出恶风、小便不利、舌淡苔白、脉浮为辨证要点。

2. 加减变化　兼肝脾不和而腹痛者，可加白芍以调肝而缓急止痛；兼见肺气不宣而气喘，可加苏叶、炙麻黄以平喘；湿盛腰腿重者，可加苍术、茯苓以健脾燥湿；肝肾虚寒、腰膝冷痛者，可加杜仲、肉桂、细

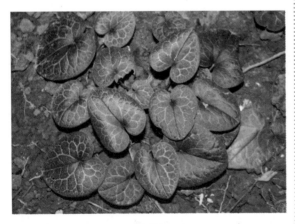

细辛

辛以补肾温阳，温散寒邪；风湿偏甚、全身肢节沉重疼痛较重者，可加独活、秦艽、木瓜以增强祛风除湿的功效。

3. 现代运用　本方常用于治疗心源性水肿、慢性肾小球肾炎、风湿性关节炎等证属表虚湿重者。

4. 使用注意　营卫不和之汗出恶风者，本方忌用。

【附方】防己茯苓汤（《金匮要略》）防己、黄芪、桂枝各三两（9克），茯苓六两（18克），甘草二两（6克）。上五味，以水六升，煮取二升，分温三服。功用：益气温阳利水。主治：皮水，卫阳不足证。四肢肿，水气在皮肤中，四肢聂聂动者。

五皮散

◆华佗　《华氏中藏经》

【组成】生姜皮、桑白皮、陈橘皮、大腹皮、茯苓皮各等份（各9克）。

【用法】上为粗末，每服三钱（9克），水一盏半，煎至八分，去滓，不拘时候温服，忌牛冷油腻硬物。现代用法：水煎服。

【功效】利水消肿，理气健脾。

【主治】脾虚湿盛，气滞水泛之皮水证。一身悉肿，肢体沉重，心腹胀满，上气喘急，小便不利，以及妊娠水肿，苔白腻，脉沉缓。

【运用】

1. 辨证要点　本方药性平和，为治疗皮水之常用方。临床应用以一身悉肿、心腹胀满、小便不利为辨证要点。

2. 加减变化　偏热者，可加木通、滑石等清利湿热；偏寒者，可加干姜、附子等温阳利水；妊娠水肿，可加白术等健脾利湿而安胎。

3. 现代运用　本方常用于心源性水肿、肾炎水肿、妊娠水肿等属脾湿壅盛者。

4. 使用注意　服药期间，忌生冷、油腻、硬物。

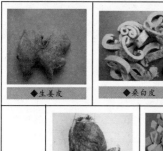
◆生姜皮

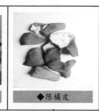
◆桑白皮

◆陈橘皮

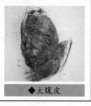
◆大腹皮

◆茯苓

【附方】

1. 五皮饮（《麻疹活人全书》）由本方去桑白皮，加五加皮组成。功用：利水消肿，通络止痛。主治：水肿而身痛。

2. 七皮散（《济生方》）由本方去桑白皮，加地骨皮、青皮、甘草皮组成。其功用、主治与本方基本相同，而行气之力较强。

第四节　温化寒湿

苓桂术甘汤

◆张仲景《金匮要略》

【组成】茯苓 12 克，桂枝 9 克，白术、炙甘草各 6 克。

【用法】水煎服。

【功效】温阳化饮，健脾利湿。

【主治】中阳不足之痰饮病。胸胁支满，目眩心悸，或短气而咳，舌苔白滑，脉弦滑。

【运用】

1. 辨证要点　本方为治疗痰饮的常用方剂。临床以

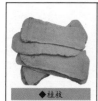
◆桂枝

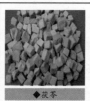
◆茯苓

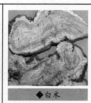
◆白术

胸胁支满、目眩心悸、舌苔白滑为辨证要点。

2. 加减变化　脾气虚甚者，可加黄芪、党参以益气补脾；痰涎较多者，可加陈皮、半夏以理气化痰。

3. 现代运用　本方常用于治疗支气管哮喘、慢性支气管炎、心力衰竭、心律失常、心包积液等属于脾虚痰饮者。

4. 使用注意　本方药性偏温，痰饮兼夹内热者不宜使用。

【附方】木瓜丸（《太平圣惠方》）木瓜、槟榔、人参、陈皮、桂心、丁香。功用：温化寒湿，健脾益气。主治：湿脚气，上攻心胸，痰逆壅闷。

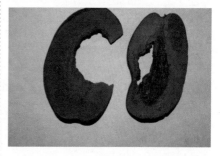
木瓜

甘草干姜茯苓白术汤（又名肾著汤）

◆张仲景《金匮要略》

【组成】甘草、白术各二两（6 克），干姜、茯苓各四两（12 克）。

【用法】上四味，以水五升，煮取三升，分温三服。现代用法：水煎服。

【功效】祛寒除湿。

【主治】肾著病。身重，腰下冷痛，腰重如带五千钱，饮食如故，口不渴，小便自利，舌淡苔白，脉沉迟或沉缓。

【运用】

1. 辨证要点　本方为治寒湿腰痛的常用方。以腰重冷痛、苔白不渴、脉沉迟或沉缓为辨证要点。

2. 加减变化　沉重较甚者，加薏苡

仁、苍术以增祛湿健脾的功效；冷痛较甚者，加附子以助温经散寒止痛的功效。

3. 现代运用　本方常用于风湿性关节炎、类风湿性关节炎、腰肌劳损、坐骨神经痛等，证属寒湿者。

茯苓桂枝白术甘草汤

◆ 张仲景《伤寒论》

【组成】茯苓四两（12克），桂枝（去皮）三两（9克），白术、甘草（炙）各二两（6克）。

【用法】原方四味，以水六升，煮取三升，去滓，分温三服。现代用法：水煎服。

【功效】温阳利水，健脾化饮。

【主治】痰饮，胸胁支满，目眩心悸，短气而咳，舌苔白滑，脉弦滑或沉紧。

【运用】

1. 加减变化　脾虚甚者，当再加党参以益气补脾；痰多者，可加陈皮、制半夏以燥湿化痰。

2. 现代运用　本方常用于治疗慢性支气管炎、支气管哮喘、梅尼埃综合征、肺源性心脏病、神经官能症等证属脾虚有痰饮者。

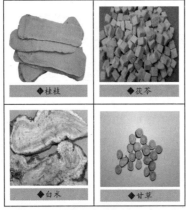

◆桂枝　◆茯苓　◆白术　◆甘草

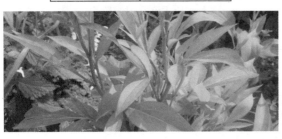

白术

真武汤

◆ 张仲景《伤寒论》

【组成】附子、茯苓、芍药、生姜各9克，白术6克。

【用法】水煎服。

【功效】温阳利水。

【主治】

1. 脾肾阳虚，水饮内停证。小便不利，四肢沉重疼痛，腹痛下利，或肢体水肿，舌淡胖嫩，有齿痕，苔白，脉沉。

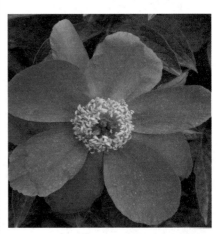

芍药

2. 太阳病发汗太过，阳虚水泛。汗出不解，其人仍发热，心下悸，头眩，身瞤动，振振欲擗地。

【运用】

1. 辨证要点　本方为温阳利水的著名方剂。临床以小便不利、四肢沉重或水肿、苔白脉沉为辨证要点。

2. 加减变化　呕者，去附子，加倍生姜、半夏以温胃止呕；咳者，可加细辛、干姜、五味子以温肺化饮；下利者，可去芍药，加干姜以温脾助运。

3. 现代运用　本方常用于治疗心源性水肿、慢性肾小球肾炎、甲状腺功能低下、慢性肠炎、慢性支气管炎、耳源性眩晕等属脾肾阳虚水泛者。

4. 使用注意　湿热内停所致之小便不利、水肿者忌用。

【附方】渗湿汤(《重订严氏济生方》) 白术60克，人参、炮干姜、白芍药、炮附子、白茯苓、桂枝、炙甘草各15克。研粗末，每服12克，加生姜五片，大枣一枚，水煎服；现用汤剂，水煎服。功用：温补脾肾，通阳除湿。主治：坐卧湿地，或为雨露所袭，身重脚弱，关节痛，发热恶寒；或多汗恶风；或腿膝水肿；或小便不利，大便溏泻。可用于风湿性关节炎及慢性胃肠炎，寒湿较盛者。

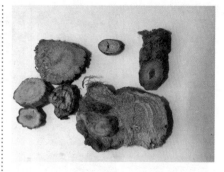

炙甘草

实脾散（又名实脾饮）

◆严用和 《重订严氏济生方》

【组成】附子、干姜、茯苓、白术、木瓜、厚朴、木香、草果仁、大腹皮各6克，炙甘草3克。

【用法】加入生姜五片，大枣一枚，水煎温服。

【功效】温阳健脾，行气利水。

【主治】阳虚水肿。身半以下肿甚，手足不温，口中不渴，胸腹胀满，小便短少，大便溏薄，苔厚腻，脉沉迟。

【运用】

1. 辨证要点 本方为治疗阴水的主要方剂。临床以半身以下肿甚、胸腹胀满、舌淡、苔厚腻、脉沉迟为辨证要点。

2. 加减变化 水肿胀满较甚，合五皮饮以增强行气

利水的功效；小便不利、肿甚者，可加猪苓、泽泻、车前子、桂枝等以加强利水消肿的功效；兼脾肺气虚、神疲食少便溏者，可去大腹皮，加黄芪、人参以增强益气健脾的功效。

3. 现代运用 本方常用于治疗早期肝硬化、慢性肾炎、心源性水肿等属阴水者。

4. 使用注意 阳水证忌用。

【附方】实脾饮（《医宗金鉴》）人参、白术、茯苓、炙甘草、木香、木瓜、川附子、大腹皮、厚朴、草果、炒干姜。功用：温暖脾肾，行气利水。主治：阳虚水肿，兼有胸腹胀满者。

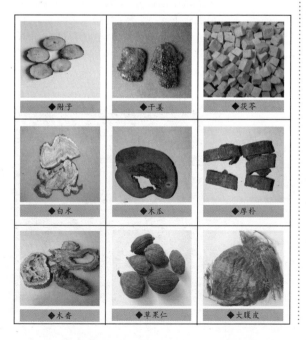

◆附子　　◆干姜　　◆茯苓
◆白术　　◆木瓜　　◆厚朴
◆木香　　◆草果仁　◆大腹皮

鸡鸣散

◆朱佐《类编朱氏集验医方》

【组成】木瓜、陈皮各一两（30克），桔梗、生姜（和皮）各半两（15克），槟榔七枚（15克），紫苏茎叶三钱（9克），吴茱萸二钱（6克）。

【用法】上为粗末，分作八服。隔宿用水三大碗，慢火煎，留一碗半，去滓；用水二碗，煎滓取一小碗。两次以煎相和，安顿床头，次日五更分二三服。只是冷服，冬月略温亦得，服了用饼饵压下。如服不尽，留次日渐渐吃亦可。服此药至天明，大便当下一碗许黑粪水，即是肾家感寒湿毒气下来也。至早饭前后，痛住肿消，但只是放迟吃物，候药力过。此药不是宣药，并无所忌。现代

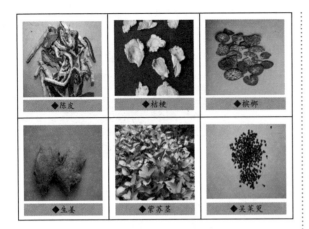

◆陈皮　　◆桔梗　　◆槟榔

◆生姜　　◆紫苏茎　　◆吴茱萸

用法：水煎，两次相和，凌晨空腹分二三次冷服。

【功效】温化寒湿，行气降浊。

【主治】寒湿脚气。足胫肿重无力，麻木冷痛，行动不便，恶寒发热，或挛急上冲，甚至胸闷泛恶。亦治风湿，流注脚足，痛不可忍，筋脉肿大。

【运用】

1. 辨证要点　本方为治疗寒湿脚气的常用方。以足胫肿重无力、麻木冷痛为辨证要点。

2. 加减变化　湿气上冲、胸闷泛恶较重者，可去紫苏叶、桔梗之升散，加厚朴、半夏、茯苓以化湿渗湿，降逆行气；寒湿较甚而冷痛明显者，可加附子、肉桂以增强温散寒湿的功效。

3. 现代运用　本方常用于膝关节疼痛、慢性肾炎等证属寒湿内侵者。

4. 使用注意　干脚气、湿热脚气者不宜使用本方；方中槟榔易耗正气，故不宜久服；孕妇慎用。

【附方】万安丸（《医宗金鉴》）牵牛（头末）、胡椒、木香、小茴香（焙）各等份，焙。上末，水泛为丸，量虚实服。功用：攻下逐湿，散寒止痛。主治：寒湿较重的带下病。

萆薢分清散（萆薢分清饮）

◆杨倓 《杨氏家藏方》

【组成】益智、川萆薢、石菖蒲、乌药各等份（各9克）。

【用法】上为细末，每服三钱（9克），水一盏半，入盐一捻（0.5克），同煎至七分，食前温服。现代用法：水煎服，加入食盐少许。

【功效】温肾利湿，分清化浊。

【主治】下焦虚寒之膏淋、白浊。小便频数，浑浊不清，白如米泔，凝如膏糊，舌淡苔白，脉沉。

【运用】

1. 辨证要点　本方为主治下焦虚寒淋浊的常用方。临床应用以小便浑浊频数、舌淡苔白、脉沉为辨证要点。

2. 加减变化　久病气虚者，可加白术、黄芪以益气祛湿；兼虚寒腹痛者，可加盐茴、肉桂以温中祛寒。

3. 现代运用　本方适用于乳糜尿、慢性前列腺炎、慢性肾炎、慢性肾盂肾炎、慢性盆腔炎等下焦虚寒、湿浊不化者。

4. 使用注意　湿热白浊则非本方所宜。

【附方】萆薢分清饮（《医学心悟》）川萆薢二钱（6克），丹参、车前子各一钱五分（4.5克），茯苓、白术各一钱（3克），莲子心七分（2克），黄柏（炒褐色）、石菖蒲各五分（2克）。水煎服。功用：清热利湿，分清化浊。主治：湿热白浊，小便浑浊，尿有余沥，舌苔黄腻等。

以上两方皆用萆薢、石菖蒲利湿分清化浊。不同者：《杨氏家藏方》萆薢分清散配以益智、乌药，其性偏温，功可温暖下元，主治下焦虚寒之白浊；《医学心悟》萆薢分清饮则伍用黄柏、车前子等，其性偏凉，功可清热利湿，主治湿热白浊。

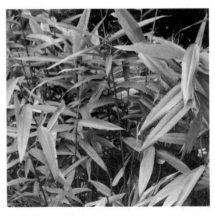

益智

第五节　祛风胜湿

羌活胜湿汤

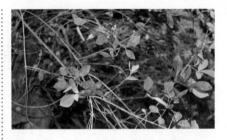
蔓荆子

◆李杲 《脾胃论》

【组成】羌活、独活各一钱（6克），藁本、防风、甘草（炙）各五分（3克），蔓荆子三分（2克），川芎二分（1.5克）。

【用法】上㕮咀，都作一服，水二盏，煎至一盏，去滓，食后温服。现代用法：作汤剂，水煎服。

【功效】祛风，胜湿，止痛。

【主治】风湿在表证。头痛身重，肩背疼痛不可回顾，或腰脊疼痛，难以转侧，恶寒微热，苔白，脉浮。

【运用】

1. 辨证要点　本方为治疗风湿在表、头痛身重的常用方剂。临床以头痛身重、疼痛难以转侧、苔白脉浮为辨证要点。

2. 加减变化　属湿热身重、关节热痛者，可加黄柏、防己、苍术、薏苡仁、忍冬藤等以清热祛湿；身重以腰部为甚者，乃寒湿较重，可加制附片、防己，重者再加川乌以温经散寒，助阳化湿。

3. 现代运用　本方常用于治疗感冒、神经性头痛、风湿性关节炎等证属风湿在表者。

4. 使用注意　服药后应避风寒，不可发汗太过；对于素体阴血俱虚者忌用。

【附方】

1. 五痹汤（《太平惠民和剂局方》）　片子姜黄、羌活、白术、防己各30克，甘草15克。研粗末，每次服15克，加姜十片，水煎服。功用：祛风湿，止痹痛。主治：风寒湿邪，客留肌体，手足缓弱，麻痹不仁；或气血失顺，痹滞不仁。

2. 增味五痹汤（《医宗金鉴》）　麻黄、桂枝、红花、白芷、葛根、附子、虎骨、羚羊角、黄芪、甘草、防风、防己、羌活。功用：祛风散寒利湿，活血补气益肾，健筋骨，养肝解肌。主治：气血实之人所患痹实证。

独活寄生汤

◆孙思邈 《备急千金要方》

【组成】独活9克，肉桂心、防风、细辛、秦艽、桑寄生、杜仲、牛膝、茯苓、川芎、人参、当归、芍药、干地黄、甘草各6克。

【用法】水煎服。

【功效】祛风湿，止痹痛，益肝肾，补气血。

【主治】痹证日久，肝肾两虚，气血不足。腰膝疼痛，四肢屈伸不利，关节疼痛，或肌肉麻木不仁，畏寒喜温，舌淡苔白，脉细弱。

【运用】

1. 辨证要点　本方为治疗痹证日久、肝肾气血不足之证的常用方剂。临床以腰膝疼痛、关节屈伸不利、心悸气短、苔白、脉细弱为辨证要点。

2. 加减变化　寒邪偏重者，可加干姜、附子以温阳散寒；疼痛较甚者，可酌加红花、制川乌、地龙、白花蛇等以

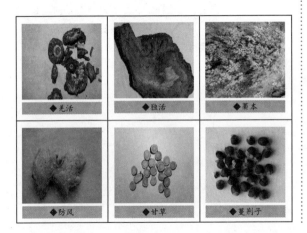

◆羌活　　◆独活　　◆藁本
◆防风　　◆甘草　　◆蔓荆子

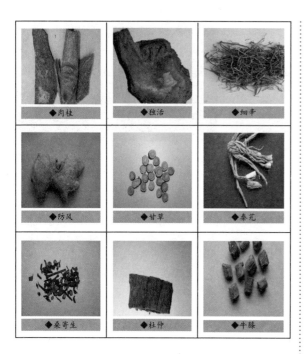

◆肉桂	◆独活	◆细辛
◆防风	◆甘草	◆秦艽
◆桑寄生	◆杜仲	◆牛膝

搜风通络，活血止痛；正虚不甚者，可去人参、地黄；湿邪偏重者，可加苍术、防己以祛风除湿。

3. 现代运用　本方常用于治疗类风湿性关节炎、慢性风湿性关节炎、腰肌劳损、坐骨神经痛等证属肝肾两亏、气血不足者。

4. 使用注意　湿热痹证者本方忌用。

【附方】三痹汤（《校注妇人良方》）　川续断、杜仲（去皮，切，姜汁炒）、防风、桂心、细辛、人参、白茯苓、当归、白芍药、甘草、黄芪、川牛膝各一两（30克），秦艽、生地黄、川芎、川独活各半两（15克）。上为末，每服五钱（15克），水二盏，加姜三片，大枣一枚，煎至一盏，去滓热服，不拘时候，但腹稍空服之。功用：益气活血，祛风除湿。主治：痹证日久耗伤气血证。手足拘挛，或肢节屈伸不利，或麻木不仁，舌淡苔白，脉细或脉涩。

附子汤

◆张仲景《伤寒论》

【组成】附子、茯苓、芍药各9克，人参6克，白术12克。

【用法】水煎服。

【功效】温阳散寒，化湿利痹。

【主治】寒湿内侵，身体骨节疼痛，恶寒肢冷，舌苔白滑，脉沉微无力。

【运用】

1. 辨证要点　本方以寒湿痹痛、畏寒肢冷、苔白脉迟为辨证要点。

2. 加减变化　痹痛日久，血行留滞，加没药、乳香；风湿甚，加独活、羌活、豨莶草、威灵仙；痰湿入络，加白附子、天南星等；寒湿较甚，加制川乌、制草乌、桂枝。

3. 现代运用　本方常用于治疗慢性风湿性关节炎、水肿、羊水过多等。

【附方】蠲痹汤（《杨氏家藏方》）当归（去土，酒浸一宿）、羌活（去芦头）、姜黄、黄芪（蜜炙）、白芍药、防风（去芦头）各一两半（45克），甘草（炙）半两（15克）。上㕮咀，每服半两（15克），水二盏，加生姜五片，枣三枚，同煎至一盏，去滓温服，不拘时候。功用：益气和营，祛风胜湿。主治：风寒湿邪痹阻经络之证。肩项臂痛，举动艰难，手足麻木等。

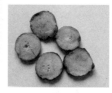
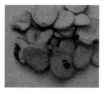

附子　　　　　芍药

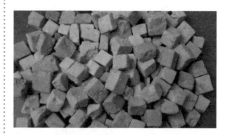

茯苓

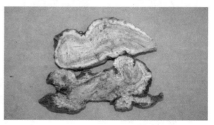

白术

白术附子汤（又名桂枝附子去桂加白术汤）

◆ 张仲景 《金匮要略》

【组成】白术 6 克，附子（炮，去皮）10 克，生姜（切）4.5 克，甘草（炙）3 克，大枣六枚。

【用法】水煎服。

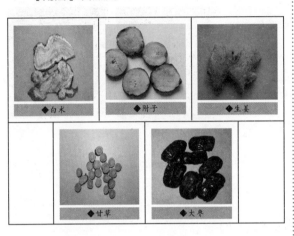

◆白术　◆附子　◆生姜
◆甘草　◆大枣

【功效】散寒化湿，祛风通络。

【主治】风湿相搏，身体疼烦，不能自转侧，不呕不渴，大便硬，小便自利。

【运用】

1. 辨证要点　本方以身体烦疼、不能自转侧、不呕不渴为辨证要点。

2. 加减变化　寒甚者，加制草乌、制川乌；风胜者，加独活、羌活；体虚者，加黄芪、党参、熟地黄；久病入络者，加地龙、红花、赤芍；伴发热者，加知母、

石膏、忍冬藤；疼痛剧烈者，加全蝎、威灵仙。

3. 现代运用　本方常用于治疗类风湿性关节炎、风湿性关节炎、风湿痹痛等。

【附方】桂枝附子汤（《伤寒论》）桂枝（去皮）四两，附子（炮，去皮）三枚，生姜（切）三两，大枣（擘）十二枚，甘草（炙）二两。以水 6 升，煮取 2 升，去滓温服，日 3 次。功用：祛风除湿，温经散寒。主治：伤寒八九日，风湿相搏，身体疼烦，不能自转侧，不呕不渴，脉浮虚而涩者。

防风汤

◆ 刘完素 《宣明论方》

【组成】防风、甘草、当归、赤茯苓、杏仁、桂枝各 30 克，麻黄 15 克，黄芩、秦艽、葛根各 9 克。

【用法】上药研末，每用 15 克，加大枣三枚，生姜五片，水煎服。

【功效】祛风通络，散寒除湿。

【主治】行痹，肢体关节疼痛，游走不定，关节屈伸不利。或见恶寒发热，苔薄白或腻，脉浮。

【运用】

1. 辨证要点　本方以关节痹痛、游走不定或有恶寒发热为辨证要点。

2. 加减变化　发于上肢，加姜黄、羌活；痹痛游走周身，加防己、威灵仙、

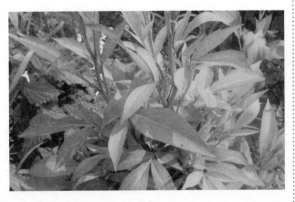

白术

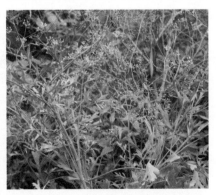

防风

络石藤、枝；恶寒发热、身有汗出者，去麻黄，加芍药；发于下肢，加牛膝、独活。

3. 现代运用 本方常用于治疗类风湿性关节炎、风湿性关节炎、肩关节周围炎等。

薏苡仁汤

【组成】薏苡仁、当归、川芎、生姜、桂枝、羌活、独活、防风、白术、草乌、川乌、麻黄。

【用法】水煎服。原书未著用量，可按常规剂量应用。

【功效】祛风除湿，散寒通络。

【主治】湿痹，关节疼痛重着，痛有定处，手足沉重，或有麻木不仁，舌苔白腻，脉象濡缓等。

【运用】

1. 辨证要点 本方以湿痹疼痛、痛有定处、重着麻木、舌苔白腻为辨证要点。

2. 加减变化 腰椎间盘突出症，加狗脊、细辛、牛

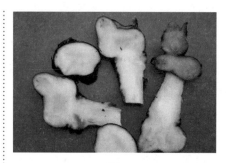

草乌

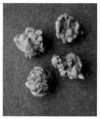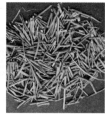

川乌　　　　　　　麻黄

膝等；湿邪明显，加草薢、防己以祛湿利痹。

3. 现代运用 本方常用于治疗类风湿性关节炎、风湿性关节炎、腰椎间盘突出症等。

4. 使用注意 局部红肿、舌苔黄腻，甚则发热者，忌服。

【附方】薏苡仁散（《普济本事方》）薏苡仁一两（30克），当归（洗，去芦，薄切，焙干）、小川芎、干姜（炮）、甘草（炙）、宫桂（去粗皮，不见火）、川乌（炮，去皮尖）、防风（去叉股）、茵芋（去梗，锉，炒）、人参（去芦）、羌活（去芦）、白术、麻黄（去根节）、独活（黄色如鬼眼者，洗，去芦，焙）各半两（15克）。上为细末。每服一钱（6克），空心、临卧温酒调下，每日3次。功用：祛风除湿，活血止痛。主治：风湿痹痛，周身酸痛，四肢不利，或趾甲肿痛，屈伸不利。

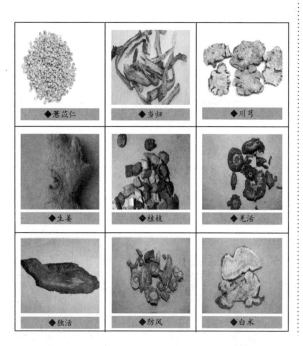

◆薏苡仁　　◆当归　　◆川芎

◆生姜　　◆桂枝　　◆羌活

◆独活　　◆防风　　◆白术

第十六章

祛痰剂

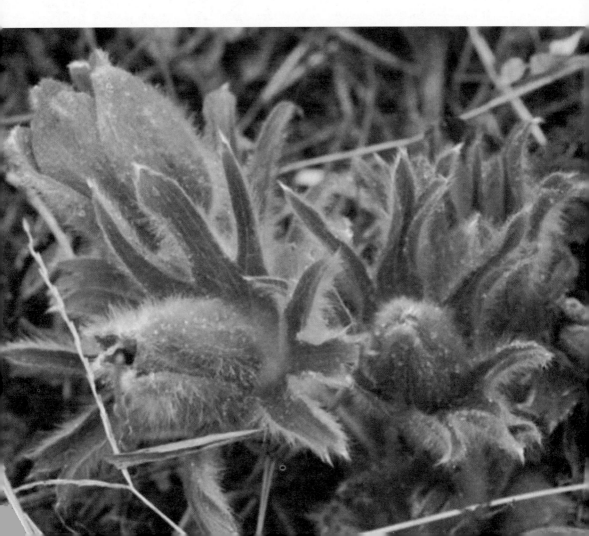

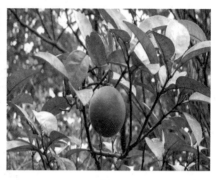

橘红

第一节　燥湿化痰

二陈汤

◆太平惠民和剂局《太平惠民和剂局方》

【组成】半夏、橘红各 15 克，白茯苓 9 克，炙甘草 5 克。

【用法】加生姜 3 克，乌梅一个，水煎服。

【功效】燥湿化痰，理气和中。

【主治】湿痰证。咳嗽痰多，色白易咳出，胸膈痞闷，恶心呕吐，肢体困倦，不欲饮食，或头眩心悸，舌苔白润，脉滑。

【运用】

1. 辨证要点　本方为治疗湿痰的主方。临床以痰多色白易咳出、胸膈痞闷、苔白腻或白润、脉缓滑为辨证要点。

2. 加减变化　肺热而痰黄黏稠者，可加瓜蒌、胆星；咳嗽痰多而兼有恶风发热者，可加前胡、苏叶、荆芥；气滞而胸满较甚者，可加枳壳、桔梗；肺寒而痰白清稀者，可加细辛、干姜、五味子；风痰上扰而头晕目眩者，可加僵蚕、天麻以熄风化痰；脾虚食少便溏者，可加泽泻、白术。

3. 现代运用　慢性支气管炎、慢性胃炎、肺气肿、神经性呕吐、妊娠呕吐、耳源性眩晕等属湿痰为患者，可用本方化裁治疗。

4. 使用注意　本方性偏温燥，如系燥痰或纯属阴虚燥咳，则非本方所宜。

【附方】

1. 导痰汤（《传信适用方》引皇甫坦方）　半夏（汤洗七次）四两（120 克），天南星（细切、姜汁浸）、枳实（去瓤）、橘红、赤茯苓各一两（30 克）。原方为粗末，每服三大钱，水二盏，姜十片，煎至一盏，去滓，温服，食前。功用：祛风导痰，下气开郁。主治：痰厥，

头昏晕。

痰厥之证，多见于形盛气弱之人，平素多湿多痰，复因恼怒气逆，痰随气升，上闭清窍，则忽然眩仆昏厥。痰浊蒙蔽清阳，故头昏晕。

2. 涤痰汤（《奇效良方》）　南星（姜制）、半夏（汤洗七次）各二钱半（7.5 克），枳实（麸炒）、茯苓（去皮）二钱（6 克），橘红一钱半（4.5 克），石菖蒲、人参各一钱（3 克），竹茹七分（2 克），甘草半钱（1.5 克）。上作一服。水二盅，生姜五片，煎至一盅，食后服。现代用法：加生姜三片，水煎服。功用：涤痰开窍。主治：中风痰迷心窍证。舌强不能言，喉中痰鸣，辘辘有声，舌苔白腻，脉沉滑或沉缓。

3. 理中化痰丸（明，王纶，《明医杂著》）　白术、茯苓、半夏各 9 克，人参 6 克，干姜、炙甘草各 3 克。以上诸药共研细末，水泛为丸，如梧桐子大，每次服 6～9 克，温开水送下，每日 2～3 次；亦可作汤剂，用量酌定。功用：益气健脾，温中化痰。主治：脾胃虚寒，痰饮内停，呕吐少食，或大便不实，饮食难化，咳唾痰涎，舌苔白滑，脉沉弦。

4. 金水六君煎（《景岳全书》）　熟地黄三五钱（9～15 克），当归、半夏、茯苓各二钱（6 克），陈皮一钱半（4.5 克），炙甘草一钱（3 克）。水二盅，生姜三五七片，煎七八分，食远温服。功用：滋养肺肾，祛湿化痰。主治：肺肾阴虚，湿痰内盛证。咳嗽呕恶，喘急痰多，痰带咸味，或咽干口燥，自觉口咸，舌质红，苔白滑或薄腻。

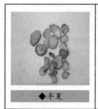
◆半夏

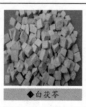
◆白茯苓

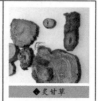
◆炙甘草

香附旋覆花汤

◆吴瑭 《温病条辨》

【组成】生香附、旋覆花、苏子霜、茯苓各9克，半夏、薏苡仁各15克，广陈皮6克。

【用法】水煎服。

【功效】燥湿化痰，理气和络。

【主治】伏暑湿温，饮停胁下，胁痛，或咳或不咳，无寒，但潮热，或竟寒热如疟状。

【运用】

1. 辨证要点　本方以胸胁疼痛、胸闷、咳嗽、潮热或寒热如疟状、脉弦为辨证要点。

2. 加减变化　痰气郁阻，胸闷苔腻，加枳壳、瓜蒌；腹满者，加厚朴；痛甚者，加降香末；水饮不净，加路路通、通草、冬瓜皮；久痰入络，胸胁刺痛，加赤芍、红花、桃仁、当归须、乳香、没药。

3. 现代运用　本方常用于治疗悬饮、胸膜炎等。

【附方】

1. 旋覆花汤（《医宗金鉴》）　旋覆花、赤芍药、荆芥穗、半夏曲、前胡、甘草（炙）、茯苓、五味子、杏仁（去皮尖，麸炒）、麻黄各等份。上㕮咀，每服四钱，水一盏半，生姜三片，枣一枚，煎至七分去滓，食前温服。有汗不宜用。功用：祛风散寒，化痰止咳。主治：感冒风寒、咳嗽痰多患者。

2. 六安煎（《景岳全书》）　半夏6～9克，茯苓6克，陈皮4.5克，甘草、杏仁（去皮、尖，切）各3克，白芥子1.5～2.1克（老年气弱者不用）。用水220毫升，加生姜三至七片，煎至200毫升，空腹时服。功用：化痰止咳。主治：外感咳嗽，痰多不易出，气滞胸闷等症。

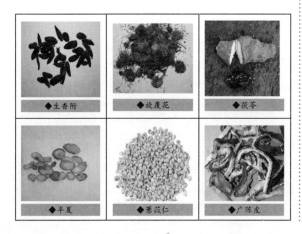

◆生香附　◆旋覆花　◆茯苓
◆半夏　◆薏苡仁　◆广陈皮

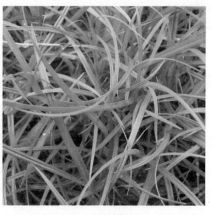

香附

第二节　清热化痰

清气化痰丸

◆吴昆 《医方考》

【组成】胆南星、半夏各9克，瓜蒌仁、黄芩、陈皮、枳实、茯苓、杏仁各6克。

【用法】姜汁为小丸，每次服6克，温开水送服。

【功效】清热化痰，理气止咳。

【主治】痰热咳嗽。咳嗽痰黄，咳之不爽，胸膈痞满，甚则气急呕恶，舌质红，苔黄腻，脉滑数。

【运用】

1. 辨证要点　本方为治疗热痰的常用方剂。临床以咳嗽咳痰、痰黄稠、咳之不爽、苔黄腻、脉滑数为辨证要点。

2. 加减变化　热伤津液见大便干燥、秘结者，宜重用瓜蒌仁或加大黄泻热通便；津伤肺燥见咽喉干燥、痰黏难咳者，可加沙参、天花粉以养阴化痰；肺热炽盛见呼吸息粗者，可加知母、石膏、桑白皮以清泻肺热。

3. 现代运用　肺炎、慢性支气管炎急性发作、急性支气管炎、肺脓肿、肺结核等属于痰热内结者，可用本方加减

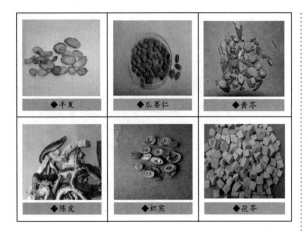

◆半夏　◆瓜蒌仁　◆黄芩

◆陈皮　◆枳实　◆茯苓

治疗。

【附方】

1.清金降火汤（《古今医鉴》）　陈皮、杏仁（去皮尖）一钱五分（4.5克），半夏（泡）、茯苓、桔梗、枳壳（麸炒）、贝母（去心）、前胡、黄芩（炒）、石膏、瓜蒌仁各一钱（3克），甘草（炙）三分（1克）。上锉一剂，加生姜三片，水煎，食远，临卧服。功用：清金降火，化痰止嗽。主治：热痰咳嗽。

2.清金化痰汤（《杂病广要》）桔梗二钱（10克），黄芩、山栀各一钱半（8克），麦冬（去心）、桑皮、贝母、知母、瓜蒌仁、炒橘红、茯苓各一钱（5克），甘草四分（3克）。用水二盅，煎八分，食后服。功用：清金化痰。主治：咳嗽，因火者。咽喉干痛，面赤，鼻出热气，其痰嗽而难出，色黄且浓，或带血丝，或出腥臭。

3.清热化痰汤（《症因脉治》）人参、白术、茯苓、甘草、橘红、半夏、麦冬、枳实、石菖蒲、木香、竹茹、黄芩、黄连、天南星。上药清水煎，加竹沥、姜汁冲服。主治：中风痰热，神识不清，舌强难言，及痰火内发，神识恍惚，言语失常，头眩脚软。

4.泻肺丸（《医宗金鉴》）瓜蒌仁、半夏、郁金、浙贝母、苦葶苈子、黄芩、杏仁、川黄连、大黄。研末为丸。功用：泻火清热解毒。主治：肺部的实热积滞病证。

5.保肺汤（《医宗金鉴》）白及、薏苡、贝母、金银花、陈皮、苦桔梗、苦葶苈、甘草节。水煎服。方中白及收敛止血；苦桔梗、陈皮、苦葶苈、贝母止咳化痰；薏苡、金银花清热解毒；甘草为使药。主治：肺痈，咳吐脓血。

小陷胸汤

◆张仲景《伤寒论》

【组成】黄连一两（6克），半夏（洗）半升（12克），瓜蒌实大者一枚（20克）。

【用法】上三味，以水六升，先煮瓜蒌，取三升，去滓，内诸药，煮取二升，去滓，分温三服。现代用法：先煮瓜蒌，后纳他药，水煎温服。

【功效】清热化痰，宽胸散结。

【主治】痰热互结之结胸证。心下痞闷，按之则痛，或心胸闷痛，或咳痰黄稠，舌红苔黄腻，脉滑数。

【运用】

1.辨证要点　本方为治疗痰热结胸的常用方。临床应用以胸脘痞闷、按之则痛、舌红苔黄腻、脉滑数为辨证要点。

2.加减变化　方中加入破气除痞的枳实，可提高疗效。咳痰黄稠难咳者，可减半夏用量，加杏仁、胆南星、贝母等以清润化痰；心胸闷痛者，加桔梗、柴胡、赤芍、郁金等以行气活血止痛。

3.现代运用　本方常用于急性胃炎、肝炎、胆囊炎、冠心病、急性支气管炎、肺心病、胸膜炎、胸膜粘连等属痰热互结心下或胸膈者。

4.使用注意　阳明腑实之胃肠热结症与中气虚兼扶湿热症也可见痞病，舌苔黄，但非本方治症之胸腺有痰热实邪之象，故不宜用，另脾胃虚寒，大便溏者均不宜用。

【附方】

1.调气汤（《施今墨对药》）桔梗、枳壳、薤白、杏仁各6～10克。水煎服。功用：行气消胀，散结止痛。主治：气机不调，胸膈胀闷，脘胀不适，甚则疼痛，食欲缺乏，大便不利等症。

2.小陷胸加枳实汤（《温病条辨》）黄连、枳实各6克，瓜蒌9克，半夏15克。上药用急流水1升，煮取400毫升，分两次服。功用：清热化痰，降气开结。主治：阳明暑湿，水结在胸，面赤身热头晕，不恶寒，但恶热，渴欲凉饮，饮

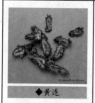

◆黄连

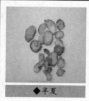

◆半夏

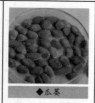

◆瓜蒌

不解渴，得水则呕，按之胸下痛，小便短，大便闭，苔黄滑，脉洪滑。

3. 柴胡陷胸汤（《重订通俗伤寒论》）柴胡、苦桔梗各一钱（3克），小川连八分（2.5克），黄芩、小枳实各钱半（4.5克），姜半夏三钱（9克），瓜蒌仁（杵）五钱（15克）。生姜汁四滴，分冲水煎服。功用：和解清热，涤痰宽胸。主治：邪陷少阳，痰热结胸证。寒热往来，胸胁痞满，按之疼痛，呕恶不食，口苦且黏，目眩，或咳嗽痰稠，苔黄腻，脉弦滑数。

第三节　润燥化痰

贝母瓜蒌散

◆程国彭　《医学心悟》

【组成】贝母一钱五分（4.5克），瓜蒌一钱（3克），花粉、茯苓、橘红、桔梗各八分（2.5克）。

【用法】水煎服。

【功效】润肺清热，理气化痰。

【主治】燥痰咳嗽。咳嗽呛急，咳痰不爽，涩而难出，咽喉干燥哽痛，苔白而干。

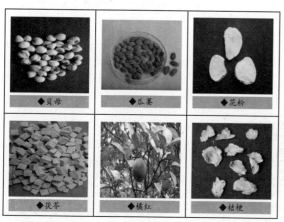

◆贝母　　◆瓜蒌　　◆花粉
◆茯苓　　◆橘红　　◆桔梗

【运用】

1. 辨证要点　本方为治疗燥痰证的常用方。临床应用以咳嗽呛急、咳痰难出、咽喉干燥、苔白而干为辨证要点。

2. 加减变化　燥热较甚、咽喉干涩哽痛明显者，可加玄参、麦冬、生石膏等清燥润肺；兼感风邪、咽痒而咳、微恶风者，可加杏仁、桑叶、牛蒡子、蝉蜕等宣肺散邪；声音嘶哑、痰中带血者，可去橘红，加阿胶、南沙参、白及等养阴清肺，化痰止血。

3. 现代运用　本方可用于肺结核、肺炎等属燥痰证者。

4. 使用注意　对于肺肾阴虚、虚火上炎之咳嗽，则非所宜。

【附方】

1. 止嗽化痰丸（《中药制剂手册》）紫菀、米壳、贝母各1.5千克，知母、杏仁、玄参、百合、麦冬各3千克，款冬花4.5千克。依法制为蜜丸，每丸重4.5克，每次服2丸，每日2次。功用：润肺化痰，止嗽定喘。主治：肺气不足引起的咳嗽痰黏、气喘，夜卧不安。方中之米壳即罂粟壳，有毒，不宜多服久服。

2. 润肺饮（《医宗必读》）贝母（糯米拌炒）、天花粉各9克，生地黄7.5克，麦冬（去心）、橘红（去白）、茯苓（去皮）各4.5克，桔梗3克，知母（酒炒）2.1克，甘草1.5克。用水400毫升，加生姜三片，煎至210毫升，食后服。功用：润肺化痰。主治：肺燥痰涩难出。

3. 润肺降气汤（《医醇剩义》）沙参、瓜蒌仁各12克，杏仁9克，桑皮、苏子、郁金、合欢花各6克，旋覆花（绢包）、橘红各3克，鲜姜皮1.5克。水煎服。功用：润肺降气化痰。主治：肺受燥凉，咳而微喘，气郁不下。

4. 橘红丸（《中国药典》）化橘红75克，陈皮、茯苓、瓜蒌皮、浙贝母、地黄、麦冬、石膏、苦杏仁各50克，制半夏、桔梗、炒紫苏子、紫菀各37.5克，甘草、款冬花各25克。依法制为蜜丸或水蜜丸，小蜜丸每次服12克，水蜜丸每次服7.2克，大蜜丸每次服2丸，每日2次。功用：清肺，化痰，止咳。主治：咳嗽痰多，痰不易出，胸闷口干。

第四节　温化寒痰

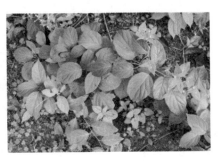

五味子

苓甘五味姜辛汤

◆张仲景《金匮要略》

【组成】茯苓12克，干姜、细辛各9克，五味子、甘草各6克。

【用法】水煎服。

【功效】温肺化饮。

【主治】寒痰或寒饮证。咳嗽痰多，清稀色白，或喜唾清涎，胸膈不快，舌苔白滑，脉弦滑或沉迟。

【运用】

1. 辨证要点　本方为治疗寒痰的常用方剂。临床以咳嗽咳痰、痰多色白清稀、舌苔白滑、脉象弦滑或沉迟为辨证要点。

2. 加减变化　肺中痰阻见咳嗽较重者，可加苏子、紫菀、杏仁以止咳；脾虚食少者，可加白术、人参、陈皮以益气健脾；咳嗽痰多、胃气上逆而欲呕者，可加半夏、陈皮以降逆止呕；咳甚喘急者，可加厚朴、杏仁以降气止咳。

3. 现代运用　慢性支气管炎、肺气肿证属寒痰水饮的患者，用本方加减治疗。

4. 使用注意　痰热津伤者本方忌用。

【附方】

1. 厚朴麻黄汤（《金匮要略》）厚朴五两（15克），麻黄四两（12克），石膏（如鸡子大）30克，小麦（一升）10克，杏仁（半升）、五味子（半升）、半夏（半升）各9克，干姜二两6克，细辛二两（3克）。水煎服。功用：宣肺化饮，止咳平喘。主治：咳喘气逆，胸满烦躁，咽喉不利，痰声漉漉，头汗出，苔滑，脉浮者。

2. 麻杏二三汤（《焦树德临床经验辑要》）茯苓12克，化橘红9～12克，炒苏子、杏仁、半夏、炒莱菔子各9克，炙麻黄5～9克，炒白芥子6克，炙

甘草1.5克。水煎服。功用：宣肺化痰止咳。主治：肺失肃降，气喘咳嗽，痰白而多者。

3. 冷哮丸（《张氏医通》）麻黄泡、川乌（生）、细辛、蜀椒、白矾（生）、牙皂（去皮弦子，酢炙）、半夏曲、陈胆星、杏仁（去双仁者，连皮共用）、甘草（生）各一两（30克），紫菀茸、款冬花各二两（60克）。共为细末，姜汁调神曲末打糊为丸，每遇发时，临卧生姜汤服二钱（6克），羸者一钱（3克），更以三建膏贴肺俞穴中。服后时吐顽痰，胸膈自宽。服此数日后，以补脾肺药调之，候发如前，再服。功用：散寒涤痰。主治：寒痰哮喘。背受寒邪，遇冷即发，喘嗽痰多，胸膈痞满，倚息不得卧。

第五节　化痰熄风

半夏白术天麻汤

◆程国彭　《医学心悟》

【组成】半夏9克，白术15克，天麻、茯苓、橘红各6克，甘草3克。

【用法】加生姜一片，大枣二枚，水煎服。

【功效】燥湿化痰，平肝熄风。

【主治】风痰上扰证。眩晕头痛，恶心呕吐，胸脘痞闷，舌苔白腻，脉弦滑。

【运用】

1. 辨证要点　本方为治疗风痰眩晕、

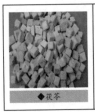

◆茯苓

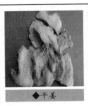

◆干姜

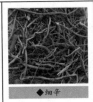

◆细辛

头痛的常用方。临床以眩晕头痛、呕恶、舌苔白腻、脉弦滑为辨证要点。

2. 加减变化 头痛甚者，可加白蒺藜、蔓荆子以祛风止痛；眩晕较甚者，可加钩藤、僵蚕、胆南星以增强化痰熄风的功效；肝经有热见目赤口苦者，可加夏枯草、菊花；兼气虚者，可加黄芪、党参。

3. 现代运用 耳源性眩晕、神经性眩晕、高血压病属风痰而见上述症状者，可用本方治疗。

4. 使用注意 肝肾阴虚，气血不足所致的眩晕，忌用本方。

定痫丸

◆程国彭 《医学心悟》

【组成】丹参（酒蒸）、麦冬（去心）各二两（60克），明天麻、川贝母、半夏（姜汁炒）、茯苓（蒸）、茯神（去木，蒸）各一两（30克），陈皮（洗，去白）、远志（去心，甘草水泡）各七钱（21克），胆南星（九制者）、石菖蒲（杵碎，取粉）、全蝎（去尾，甘草水洗）、僵蚕（甘草水洗，去咀，炒）、真琥珀（腐煮，灯草研）各五钱（15克），辰砂（细研，水飞）三钱（9克）。

【用法】用竹沥一小碗，姜汁一杯，再用甘草四两煮膏，和药为丸，如弹子大，辰砂为衣，每服一丸。现代用法：共为细末，用甘草120克煮膏，加竹沥汁100毫升与生姜汁50毫升为丸，每次9克；亦可作汤剂，加甘草水煎，去渣，入竹沥、姜汁、琥珀、朱砂冲服，用量按原方比例酌定。

【功效】涤痰熄风，开窍安神。

【主治】风痰蕴热之痫病。忽然发作，眩仆倒地，目睛上视，口吐白沫，喉中痰鸣，叫喊作声，甚或手足抽搐，舌苔白腻微黄，脉弦滑略数。亦可用于癫狂。

【运用】

1. 辨证要点 本方为治疗风痰蕴热痫病发作的常用方。临床应用以舌苔白腻微黄、脉弦滑略数为辨证要点。

2. 加减变化 对久病频发者，须调补正气，于"方内加人参三钱尤佳"。原书在定痫丸之后，附有河车丸一方，并曰："既愈之后，则用河车丸以断其根"。附：河车丸 紫河车一具，茯苓、茯神、远志各一两（30克），丹参七钱（21克），人参五钱（15克）。炼蜜为丸，每早开水下三钱（9克）。

3. 现代运用 本方常用于癫痫病发作期属风痰蕴热者。

4. 使用注意 因本方着重涤痰熄风先治其标，一俟痫病缓解，则须化痰熄风与培本扶正兼顾，并应注意饮食，调摄精神，以收全功。

【附方】定痫丹（《医宗金鉴》）茯神、枣仁（炒）、白术（土炒）各五钱（15克），天竺黄、钓藤钩各四钱（12克），人参、当归、白芍（炒）、远志（去心）、琥珀、橘红、半夏（姜制）、天麻各三钱（9克），甘草（炙）二钱（6克）。上为细末，炼蜜为丸，如榛子大。每服1丸，淡姜汤化下。功用：化痰熄风，镇惊安神，益气养血。主治：小儿阴痫。

◆丹参

◆麦冬

◆天麻

◆川贝母

◆半夏

◆茯苓

◆茯神

◆陈皮

◆石菖蒲

神仙解语丹

◆陈自明 《妇人大全良方》

【组成】白附子（炮）、石菖蒲（去毛）、远志（去心，甘草水煮十沸）、天麻、全蝎（酒炒）、羌活、白僵蚕（炒）、胆南星各一两（6克），木香半两（3克）。

【用法】上为细末，面糊为丸，如梧桐子大，辰砂为衣。每服二十至三十丸，生姜、薄荷汤下，不拘时候。现代用法：上药为末，水丸，每服6～9克，生姜、薄荷煎汤送服；亦可作汤剂，加薄荷少许，水煎服，朱砂冲服。

【功效】开窍化痰，通络熄风。

【主治】风痰阻络之中风不语。中风，言语謇涩，咳唾痰浊，舌苔厚腻，脉弦滑。

【运用】

1. 辨证要点 本方为风痰阻络之中风不语而设。以言语謇涩、咳唾痰浊、舌苔厚腻、脉弦滑为辨证要点。

2. 加减变化 口角流涎者，加半夏、白芥子以燥湿化痰；瘀血明显者，加红花、丹参、川芎以活血化瘀；大便秘结者，加大黄、瓜蒌仁以润肠通便。

3. 现代运用 本方常用于脑血管病所致之失语症，证属风痰阻络者。

4. 使用注意 本方偏于温散，且有一定毒性，故不宜久服、多服。

海藻玉壶汤

◆ 陈实功 《外科正宗》

【组成】海藻、贝母、陈皮、昆布、青皮、川芎、当归、连翘、半夏、甘草节、独活各3克，海带1.5克。

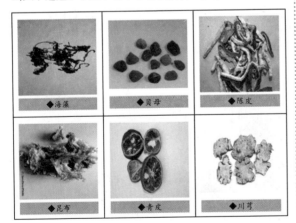

◆海藻　◆贝母　◆陈皮
◆昆布　◆青皮　◆川芎

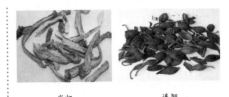

当归　　　连翘

 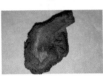

半夏　　　独活

【用法】水煎服。

【功效】化痰行气，消瘿散结。

【主治】瘿瘤初起，或肿或硬，或赤或不赤，但未破者。

【运用】

1. 辨证要点 本方以瘿瘤初期未溃为辨证要点。

2. 加减变化 胸闷不舒，加香附、郁金；肿块坚硬，加黄药子、莪术、三棱、露蜂房、山甲片；脉数、心悸易汗，加酸枣仁、茯神、熟地黄；烦热、舌红苔黄脉数，加丹皮、夏枯草、玄参；纳差便溏，加茯苓、白术、怀山药。

3. 现代运用 本方常用于治疗单纯性甲状腺肿、甲状腺腺瘤、甲状腺炎、甲状腺功能亢进症、乳腺增生病等。

4. 使用注意 服药期间，先断厚味荤腥，次宜绝欲虚心。

【附方】四海舒郁丸《疡医大全》陈皮、海蛤粉各9克，青木香15克，海带、海藻、昆布、海螵蛸各60克。上药共研细末，为丸。每服9克，每日服3次，温开水送服。也可作汤剂水煎服，用量按原方配伍比例酌情增减。功用：理气舒郁，化痰消瘿。主治：瘿瘤、瘰疬。

第十七章

消食剂

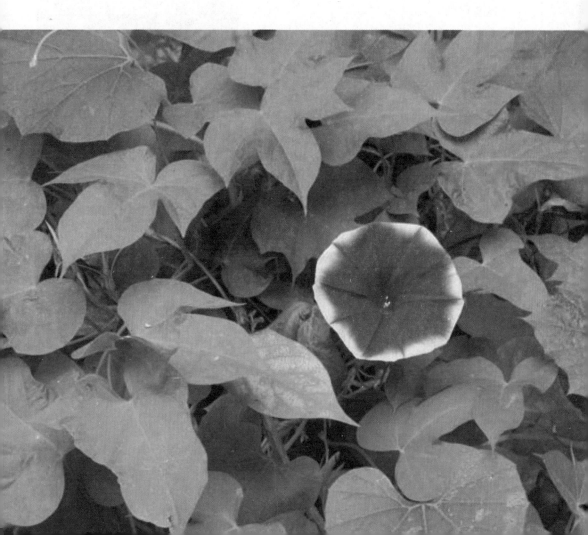

第一节　消食化滞

保和丸

◆朱震亨 《丹溪心法》

【组成】山楂 18 克，半夏、茯苓各 9 克，神曲、莱菔子、陈皮、连翘各 6 克。

【用法】以上诸药共为细末，水泛为丸，每次服 6～9 克，温开水或麦芽煎汤送服；亦可作汤剂，用量按原方比例酌定。

【功效】消食和胃。

【主治】食积。脘腹痞满，甚或胀痛，嗳腐吞酸，厌食，恶心呕吐，或大便泄泻，舌苔厚腻，脉滑。

【运用】

1. 辨证要点　本方功可消食导滞，是治疗各种食积的通用方剂。临床以脘腹痞满、嗳腐厌食、苔厚腻、脉滑为辨证要点。

2. 加减变化　食积化热者，可加黄连、黄芩以清热泻火；食积较甚者，可加槟榔、枳实等以增强行气消积的功效；兼脾虚者，则需加白术等以益气健脾，消中兼补；积滞成实、大便秘结者，可加槟榔、大黄以通便导滞。

3. 现代运用　本方主要用于消化不良、肠炎、慢性胆囊炎、急慢性胃炎、婴幼儿消化不良腹泻等属食积内停者。

4. 使用注意　本方虽由消导药为主组成，但药力较缓，宜于食积之伤胃轻证者；脾虚食滞者不宜单独应用。

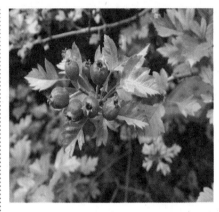

山楂

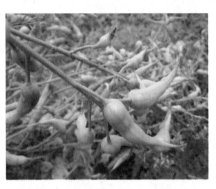

莱菔子

【附方】

1. 大安丸（《丹溪心法》）　山楂、白术各二两（6 克），神曲（炒）、半夏、茯苓各一两（3 克），陈皮、萝卜子、连翘各半两（3 克）。上为末，粥糊丸服。功用：消食健脾。主治：食积而有脾虚证。饮食不消，脘腹胀满，大便泄泻，以及小儿食积。

2. 大山楂丸（《中国药典》）　附：山楂化滞丸　山楂 1000 克，麸炒六神曲、炒麦芽各 150 克。依法制为蜜丸，每丸重 9 克，每次服 1～2 丸，每日 1～3 次；小儿酌减。功用：开胃消食。主治：食欲缺乏，消化不良，脘腹胀闷。本方加槟榔、莱菔子、牵牛子为山楂化滞丸（《中国药典》），用于治疗饮食停滞、食少、纳呆、大便秘结、脘腹胀满。

3. 五疳消积丸（《全国中药成药处方集》）　川黄连、芜荑、龙胆草各 9 克，炒麦芽、焦山楂、炒六神曲、广陈皮各 30 克。依法制为水丸，每次服 6 克，每

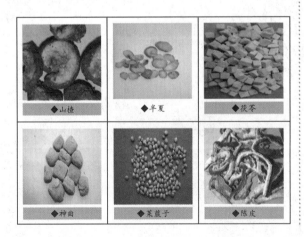

◆山楂　◆半夏　◆茯苓　◆神曲　◆莱菔子　◆陈皮

日2次，温开水送服。功用：消食杀虫。主治：小儿疳积，面黄肌瘦，牙疳口臭，腹大筋青，食少胀满，虫积腹痛。

枳实导滞丸

◆ 李东垣 《内外伤辨惑论》

【组成】大黄一两（30克），枳实（麸炒）、神曲（炒）各五钱（15克），茯苓（去皮）、黄芩（去腐）、黄连（拣净）、白术各三钱（9克），泽泻二钱（6克）。

【用法】上为细末，汤浸蒸饼为丸，如梧桐子大，每服五十至七十丸，温开水送下，食远，量虚实加减服之。现代用法：共为细末，水泛小丸，每服6~9克，温开水送下，每日2次。

【功效】消导化积，清热利湿。

【主治】湿热食积证。脘腹胀痛，下痢泄泻，或大便秘结，小便短赤，舌苔黄腻，脉沉有力。

【运用】

1. 辨证要点　本方为治疗湿热食积、内阻胃肠证的常用方。临床应用以脘腹胀满、大便失常、苔黄腻、脉沉有力为辨证要点。

2. 加减变化　腹胀满较甚、里急后重者，可加槟榔、木香等以助理气导滞之功。

3. 现代运用　本方常用于胃肠功能紊乱、慢性痢疾等属湿热积滞者。

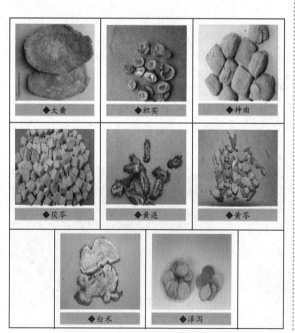

◆大黄　◆枳实　◆神曲
◆茯苓　◆黄连　◆黄芩
◆白术　◆泽泻

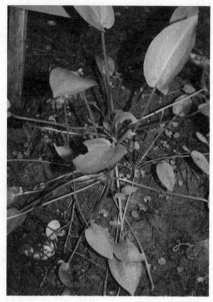

泽泻

4. 使用注意　泄泻无积滞及孕妇均不宜使用。

【附方】

1. 木香导滞丸（《医学正传》）即枳实导滞丸加木香、槟榔各二钱（6克）。研为细末，汤浸蒸饼为丸，如梧桐子大，每服五十丸至七十丸，用温开水送下。功用：消积导滞，行气消胀。主治：湿热积滞内停。脘腹痞胀，闷乱不安，大便不通，及湿热积滞成痢，里急后重者。

2. 四消丸（《中药制剂手册》）醋炙香附、炒黑白丑、醋炙五灵脂、牙皂各30克。依法制为水丸，每次服3~6克，每日2次。主治：食滞停积的胸膈饱闷，癥瘕积聚，脘腹胀满作痛。

3. 小儿化食丸（《中国药典》）莪术（醋制）、三棱（制）各50克，六神曲（炒焦）、山楂（炒焦）、麦芽（炒焦）、大黄、槟榔（炒焦）各100克，牵牛子（炒焦）200克。共研细粉，依法制为大蜜丸，每丸1.5克，周岁内小儿每次服1丸，周岁以上每次服2丸，每日2次，忌食辛辣油腻。功用：消食化滞，泻火通便。主治：小儿胃热停食，肚腹胀满，恶心呕吐，烦躁口渴，大便干燥。

木香槟榔丸

◆ 朱震亨 《丹溪心法》

【组成】大黄15克，木香、槟榔、青皮、陈皮、莪术、枳壳、黄连、黄柏各30克，牵牛子、香附各60克。

【用法】以上诸药共为细末，水泛为丸，每次服6克，生姜汤或温开水送下，每日2次。

【功效】行气导滞，攻积泄热。

【主治】湿热积滞证。脘腹痞满胀痛，赤白痢，里急后重，或大便秘结，舌苔黄腻，脉沉实。

【运用】

1. 辨证要点　本方行气攻积之力较强，适用于湿热食积之重证。以脘腹胀满、大便秘结或痢下赤白、里急后重、苔黄腻、脉沉实为辨证要点。

2. 加减变化　气滞腹胀、疼痛明显者，加砂仁、厚朴以行气消胀；食积不化、嗳腐厌食者，加麦芽、山楂、鸡内金以消食和胃。

3. 现代运用　急慢性胆囊炎、急性胃肠炎、急性细菌性痢疾、早期肝硬化属湿热食积者，可予本方加减治之。

4. 使用注意　本方药多破泄，宜用于积滞较重而形气俱实者；对于脾胃虚弱及孕妇当予慎用或禁用。

【附方】

1. 秘方化滞丸（《丹溪心法附余》）　南木香（坚实者，不见火）、丁香（去苞，不见火）、青皮（四

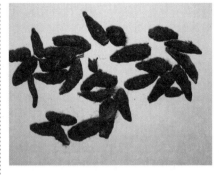

香附

花者，去瓤）、红橘皮（水浸，去白）、黄连（大者）、半夏曲（拣白净半夏研末，生姜自然汁和为饼，晒干）各7.5克，京三棱（慢火煨）、莪术（慢火煨）各15克。上药八味，晒干，和研为细末。用巴豆去壳，滚汤泡，逐一研开，去心膜，以瓦器盛，用好醋浸过一宿，慢火熬至醋干，称18克重，研细，将前药末和入再研匀。再加乌梅用肉厚者，打碎核，细锉，火焙干，为细末，称15克重，用米醋调略清，慢火熬成膏，和入前药，上统和匀了，用白面24克，水调成糊为丸，如粟米大。每服5～7丸，体强10丸，五更空腹时用橘皮汤调下。功用：理气化积。主治：食积气滞，心腹胀痛。孕妇勿服。

2. 开胸顺气丸（《中国药典》）炒牵牛子400克，槟榔300克，陈皮、醋制三棱、醋炙莪术、姜制厚朴各100克，木香75克，猪牙皂50克。依法制为水丸，每次服3～9克，每日1～2次，温开水送下。功用：消积化滞，行气止痛。主治：饮食内停，气郁不舒引起的胸胁胀满、胃脘疼痛。

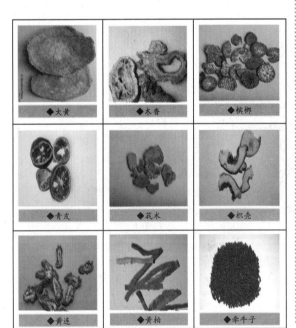

◆大黄　◆木香　◆槟榔
◆青皮　◆莪术　◆枳壳
◆黄连　◆黄柏　◆牵牛子

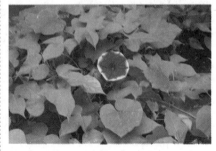

牵牛子

第二节　健脾消食

健脾丸

◆ 王肯堂　《证治准绳》

【组成】白术 75 克，白茯苓 60 克，人参 45 克，神曲、麦芽、山楂、陈皮、砂仁、山药、肉豆蔻各 30 克，甘草、木香、黄连各 22 克。

【用法】上药共碾为末，做成糊丸或水泛为丸，每次服 6 ~ 9 克，温开水送下，每日 2 次。

【功效】健脾和胃，消食止泻。

【主治】脾胃虚弱，食积内停证。饮食不思，食少难消，脘腹痞满，大便溏薄，苔腻微黄，脉象虚弱。

【运用】

1. 辨证要点　本方为消补兼施之剂，以食少难消、痞闷便溏、苔腻微黄、脉虚弱为辨证要点。

2. 加减变化　脾胃虚寒明显者，可加吴茱萸、干姜；无热象者，可去黄连；湿盛者，可加泽泻、车前子。

3. 现代运用　消化不良、慢性肠胃炎、胃溃疡、胃肠功能紊乱、十二指肠球部溃疡、慢性痢疾及胆囊炎等见有脾虚食积者，均可投以本方。

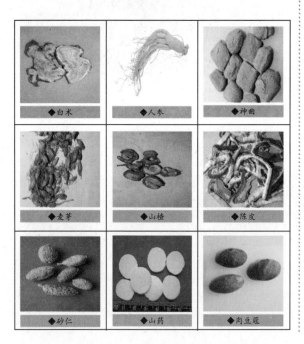

◆白术　　◆人参　　◆神曲

◆麦芽　　◆山楂　　◆陈皮

◆砂仁　　◆山药　　◆肉豆蔻

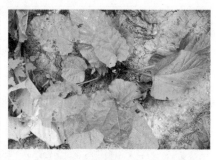

木香

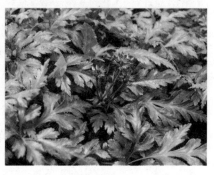

黄连

【附方】

1. 启脾丸（《中国药典》）　茯苓、炒白术、炒莲子、人参、山药各 100 克，炒神曲 80 克、炒山楂、炒麦芽、泽泻、陈皮、甘草各 50 克。共研细面，炼蜜为丸，每丸 3 克，每次服 1 丸，每日 2 ~ 3 次，白开水送下；3 岁内儿童酌减。功用：健脾和胃。主治：脾胃虚弱，消化不良，腹胀便溏。

2. 消食健脾丸（《医宗金鉴》）　苍术、厚朴、甘草、陈皮、炒盐、白蒺藜、胡椒、山楂、麦芽、神曲。研末，白蜜为丸。功用：消化食积。主治：胃强脾弱，能食而不化。

葛花解酲汤

◆ 李东垣　《内外伤辨惑论》

【组成】青皮三分（1 克），木香五分（1.5 克），人参（去芦）、猪苓（去皮）、白茯苓、橘皮（去白）各一钱五分（4.5

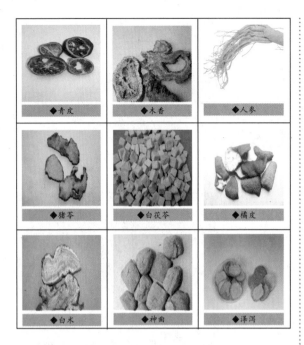

◆青皮	◆木香	◆人参
◆猪苓	◆白茯苓	◆橘皮
◆白术	◆神曲	◆泽泻

克）、白术、干生姜、神曲（炒黄）、泽泻各二钱（6克）、缩砂仁、白豆蔻仁、葛花各五钱（15克）。

【用法】上为极细末，和匀，每服三钱匕，白汤调下，但得微汗，酒病去矣。现代用法：共为极细末，和匀，每服9克，温开水调下。或作汤剂，水煎服。

【功效】分消酒湿，理气健脾。

【主治】酒积伤脾证。眩晕呕吐，胸膈痞闷，食少体倦，小便不利，大便泄泻，舌苔腻，脉滑。

【运用】

1. 辨证要点 本方为治疗酒积伤脾证的常用方。临床应用以眩晕呕吐、胸膈痞闷、食少体倦、小便不利等为辨证要点。

2. 加减变化 伤酒为病，随人体之阴阳而有寒化、热化之分。湿从热化，湿热内盛而见面赤烦热、口渴饮冷等证，又当减去辛燥之品，改用黄连、黄芩等清热燥湿之药；偏寒者，加吴茱萸以温中祛寒。此外，枳椇子善利湿热，解酒毒，酒湿热化者亦可选用。

3. 现代运用 本方常用于饮酒过量致醉或嗜酒成性者。

【附方】

1. 开胃进食汤（《医宗金鉴》）人参、白术、茯苓、炙甘草、半夏、陈皮、丁香、木香、藿香、厚朴、砂仁、麦芽、神曲、莲子。功用：开胃进食。主治：不思饮食，少食不能消化，脾胃两虚之证。

2. 茵陈解醒汤（《医宗金鉴》）木香五分（1.5克），青皮、砂仁、蔻仁各一钱（3克），人参、猪苓、茯苓、橘皮各一钱半（4.5克），白术、干姜、神曲、泽泻各二钱（6克），葛花、茵陈各五钱（15克）。上药为极细末，每服三钱（9克），白汤调下。功用：温中健脾，分消醒酒。主治：酒疸虚者。

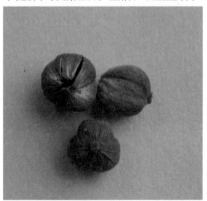

白豆蔻仁

第十八章

驱虫剂

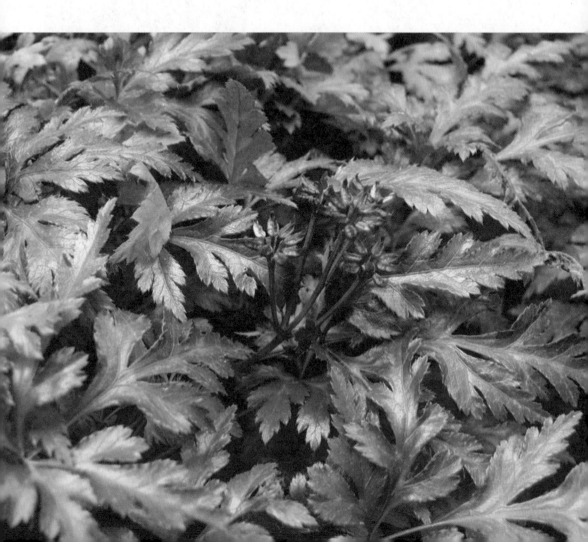

乌梅丸

◆张仲景《伤寒论》

【组成】乌梅、黄连各480克，干姜300克，细辛、黄柏、附子、人参、桂枝各180克，蜀椒、当归各120克。

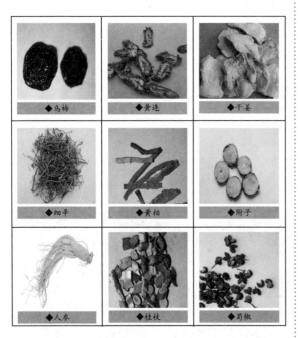

◆乌梅　◆黄连　◆干姜
◆细辛　◆黄柏　◆附子
◆人参　◆桂枝　◆蜀椒

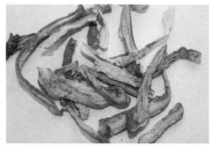

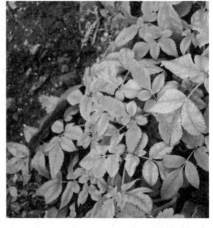

当归

【用法】乌梅用50%醋浸一宿，去核打烂，余药为细末，一起混合，打匀，烘干或晒干，研末，加蜜制丸，每次服9克，每日1～3次，空腹温开水送下；亦可作汤剂水煎服，用量按原方比例酌减。

【功效】温脏安蛔。

【主治】蛔厥证。脐腹疼痛，或右上腹痛，时发时止，心烦呕吐，或食入吐蛔，手足厥冷；又治久泻、久痢。

【运用】

1.辨证要点　本方对寒热错杂、正虚邪实之蛔厥证，确有良效。临床以腹痛时作、烦闷呕吐、常自吐蛔、手足厥冷为辨证要点。

2.加减变化　体不虚者，可去当归、人参；寒重者，可去黄柏、黄连；热重者，可去附子、干姜；呕吐甚者，可加生姜、半夏；腹痛甚者，可加川楝子、木香；欲加强杀虫之力时，加用苦楝皮、使君子、榧子等，则驱蛔之力更强。

3.现代运用　本方常用于加减治疗胆道蛔虫症、蛔

虫性肠梗阻、慢性痢疾等、慢性胃肠炎属寒热错杂证候者。

4.使用注意　本方以安蛔为主，杀蛔力量较弱，若加用杀虫药时，切记不可过量，以防中毒；若蛔虫腹痛证属湿热者，本方不宜。

【附方】

1.理中安蛔汤（《类证治裁》）人参三钱（9克），乌梅三个（6克），白术、茯苓、干姜（炒黑）各一钱半（4.5克），川椒十四粒（1克）。水煎服。

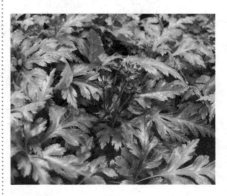

黄连

功用：温中安蛔。主治：中阳不振，蛔虫腹痛。便溏尿清，腹痛肠鸣，四肢不温，饥不欲食，甚则吐蛔，舌苔薄白，脉沉迟。

2. 连梅安蛔汤（《通俗伤寒论》）胡黄连一钱（3克），川椒（炒）十粒（2克），白雷丸三钱（9克），乌梅肉二枚（5克），生川柏八分（2克），尖槟榔（磨汁冲）二枚（9克）。水煎服。功用：清热安蛔。主治：肝胃郁热，虫积腹痛。饥不欲食，食则吐蛔，甚则蛔动不安，脘痛烦躁，手足厥逆，面赤口燥，舌红，脉数。

乌梅丸、理中安蛔汤、连梅安蛔汤三方均为安蛔驱虫之剂，均可治疗蛔虫证，但因蛔虫证的病机不同，制方亦各异。乌梅丸治疗寒热错杂之蛔厥重证，故方中苦辛酸合用，寒热并调，邪正兼顾，以温肠胃为主，兼清郁热而安蛔；理中安蛔汤即理中汤去甘草，加茯苓健脾化湿，用川椒温中散寒、乌梅安蛔，故能用治中焦虚寒的蛔虫腹痛；连梅安蛔汤治肝胃热盛之蛔厥证，故方以苦辛酸并用，清降肝胃之热，兼以驱蛔。

肥儿丸

◆太平惠民和剂局《太平惠民和剂局方》

【组成】神曲（炒）、黄连（去须）各十两（300克），肉豆蔻（面裹，煨）、使君子（去皮）、麦芽（炒）各五两（150克），槟榔（不见火，细锉，晒）二十个（150克），木香二两（60克）。

【用法】原方为细末，猪胆为丸如粟米大，每服三十丸，量岁数加减，熟水下，空心服。现代用法：诸药共为细末，取猪胆汁和丸，每丸重3克。三岁以上者每服二丸，二岁者每服一丸，周岁以内者每服半丸，空腹时以温开水化服。

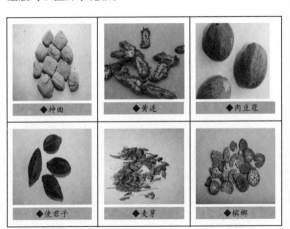

◆神曲　　◆黄连　　◆肉豆蔻
◆使君子　　◆麦芽　　◆槟榔

【功效】杀虫消积，健脾清热。

【主治】小儿虫疳，消化不良，面黄形瘦，肚腹胀大，口臭发热，舌苔黄腻。

【运用】

1. 加减变化　脾气虚弱者，可酌加白术、党参、茯苓；无郁热，可去猪胆汁、黄连，用面糊丸即可；大便秘结者，可加枳实、大黄。服后虫积得去，便当调补脾胃，使正气恢复。

2. 现代运用　本方能杀灭多种肠寄生虫，而以杀绦虫、蛔虫为最效。方中木香、黄连、肉豆蔻能止泻痢，故对于小儿因为蛔虫而致的虫痢，服用本方，

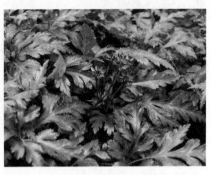

黄连

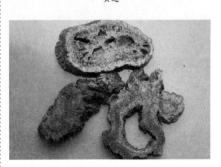

木香

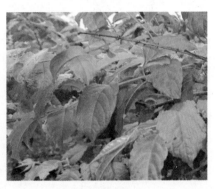

使君子

更为合适。据原书记载："一方黄连、使君子、神曲各一两，肉豆蔻、槟榔各半两，木香二钱，面糊丸，如萝卜子大，熟水吞下。"对于积热不甚者尤宜。

3.使用注意　小儿身体瘦弱而非虫积所致者，不可误用本方。

【附方】鸡肝散（《常用中成药》）　使君子肉、雷丸各9克，鲜鸡肝1具。依法制为散，每次服5克，每日2次。功用：消疳，杀虫，明目。主治：小儿疳积、虫积腹痛、食少泄泻，面黄肌瘦，视物模糊等症。

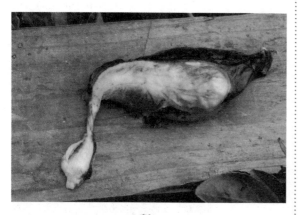

猪胆

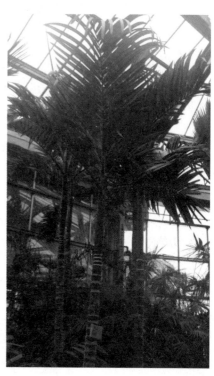

槟榔

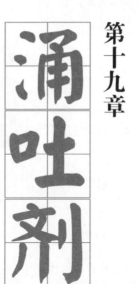

第十九章

涌吐剂

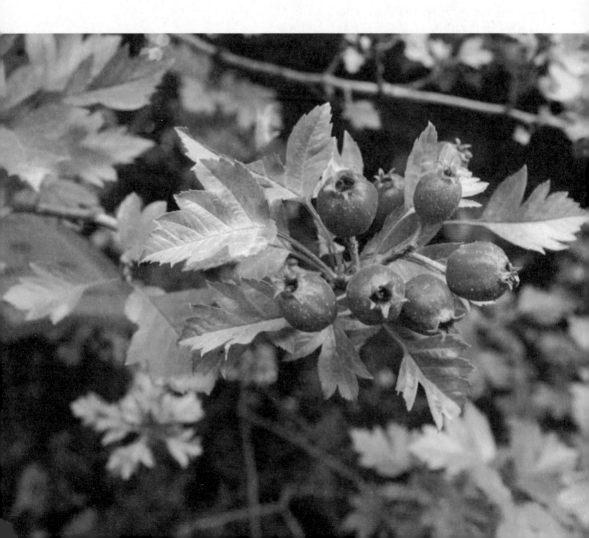

瓜蒂散

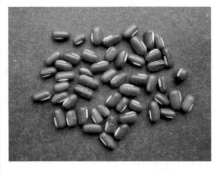

赤小豆

◆ 张仲景 《伤寒论》

【组成】瓜蒂、赤小豆各 1 克。

【用法】将瓜蒂、赤小豆研细末和匀，每次服 1 ~ 3 克，以淡豆豉 9 克煎汤送服。不吐者，药后可用洁净羽毛探喉取吐。

【功效】涌吐痰食。

【主治】痰涎、宿食壅滞脘腹证。腹中痞硬，烦懊不安，气上冲咽喉不得息，寸脉微浮。

【运用】

1. 辨证要点　本方临证以胸脘痞硬、烦懊不安、气逆欲吐为辨证要点。

2. 现代运用　本方常用于暴饮暴食导致的急性胃炎、神经官能症、精神错乱、口服药物中毒早期等病证。

3. 使用注意　本方瓜蒂苦寒有毒，易伤正气，应注意用量不宜过大，中病即止；年老、体虚、孕妇、产后，以及有吐血史者应慎用；若宿食或毒物已离胃入肠，痰涎不在胸膈者，均需禁用；恐吐后伤胃，可服稀粥少许以自养。

【附方】三圣散(《儒门事亲》) 防风三两(5 克)，瓜蒂(炒黄用)三两 (3 克)，藜芦 (去苗心)加减用之，或一两，或半两，或一分（3 克）。共为粗末，水煎徐徐服之，以吐为度，不必尽剂。亦可鼻内灌之。功用：涌吐风痰。主治：中风闭证。失音闷乱，口眼㖞斜或

不省人事，牙关紧闭，脉浮滑实者。对于癫痫，浊痰壅塞胸中，上逆时发者，及误食毒物停于上脘等证，亦可用之。

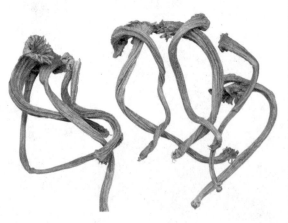

瓜蒂

盐汤探吐方

◆ 张仲景 《金匮要略》

【组成】食盐。

【用法】用开水调成饱和盐汤，每次服 2000 毫升，服后用洁净羽毛或手指探喉助吐。

【功效】涌吐宿食。

【主治】宿食、秽浊、毒物停滞上脘之证。腹痛连胸脘，痞闷不通；或干霍乱，脘腹胀痛，欲吐不得吐，欲泻不得泻；或误食毒物，毒物尚停留在胃中者。

【运用】

1. 辨证要点　本方临证以脘腹胀痛不舒、欲吐不得吐、欲泻不得泻为辨证要点。

2. 加减变化　癃闭，可加防风以助肺气宣发，进而通利水道；食厥，可加姜汁以其辛辣之性，豁痰醒神。

3. 现代运用　本方常用于暴饮暴食导致的急性胃扩张、食物中毒早期及干霍乱、癃闭等病证。